药品质量检测技术探索

孔德娟　王艳楠　闫凤杰◎著

吉林科学技术出版社

图书在版编目（CIP）数据

药品质量检测技术探索 / 孔德娟，王艳楠，闫凤杰
著. -- 长春：吉林科学技术出版社，2024. 8. -- ISBN
978-7-5744-1817-2

Ⅰ. R927. 11

中国国家版本馆 CIP 数据核字第 2024G8D158 号

药品质量检测技术探索

著　孔德娟　王艳楠　闫凤杰
出 版 人　宛　霞
责任编辑　隋云平
封面设计　金熙腾达
制　版　金熙腾达
幅面尺寸　170mm×240mm
开　本　16
字　数　430 千字
印　张　26.5
印　数　1~1500 册
版　次　2024年8月第1版
印　次　2024年12月第1次印刷

出　版　吉林科学技术出版社
发　行　吉林科学技术出版社
地　址　长春市福祉大路5788 号出版大厦 A 座
邮　编　130118
发行部电话/传真　0431-81629529 81629530 81629531
　　　　　　　　　81629532 81629533 81629534
储运部电话　0431-86059116
编辑部电话　0431-81629510
印　刷　三河市嵩川印刷有限公司

书　号　ISBN 978-7-5744-1817-2
定　价　98.00元

编　委　会

主　编

孔德娟（通辽市市场检验检测中心）

王艳楠（通辽市市场检验检测中心）

闫凤杰（通辽市市场检验检测中心）

副主编

安文源（通辽市市场检验检测中心）

井佳楠（通辽市市场检验检测中心）

盛　雪（通辽市市场检验检测中心）

王红红（通辽市市场检验检测中心）

郭凤英（通辽市市场检验检测中心）

任娅婷（通辽市市场检验检测中心）

王燕燕（通辽市市场检验检测中心）

包长龙（通辽市市场检验检测中心）

嵇增云（通辽市市场检验检测中心）

郝俊生（通辽市市场检验检测中心）

前　言

随着我国医药工业的不断发展，人们对药品质量的要求不断提高，而检验技术的不断更新，也对药品检验工作提出了更高的要求。药品质量与人的生命健康密切相关。只有符合法定质量标准的合格药品，才能保证其应有的疗效；反之，则会对人体产生副作用，甚至危及生命。优质的药品能够确保患者用药的安全性和有效性，提高治愈率，而劣质的药品则可能给患者带来不必要的风险。药品质量还关系到药品生产和经营者的切身利益及医生的用药选择。合格的药品能够赢得消费者的信任，提高市场竞争力，同时为医生提供了更多的治疗选择。因此，无论是从患者的角度还是从药品生产者和经营者的角度来看，药品质量都是至关重要的。为了保障药品质量，需要进行严格的生产管理和质量控制，其包括药品的原料采购、生产工艺与生产设备的管理和药品的检测等方面。同时，药品监管者也要履行自身职责，加强药品监管，严厉打击制售假冒伪劣药品的行为。不断提高药品质量，切实保障用药安全，是人民群众的强烈愿望。因此，迫切需要药品检验工作者紧跟现代科学技术的发展，努力学习新知识，掌握药品检验新理论、新方法、新技术，保证药品检验结果的科学性和可靠性。药品质量检测技术是将分析化学和药物分析的内容整合而成的一门实践课程，以药品生产企业和药品检验所涉及药品检验岗位的工作流程为主线，从最基本的分析技术开始，循序渐进地培养专业技术人员掌握药品检验的方法与操作技能，使其具备药品检验岗位的工作能力。

本书主要探索了药品质量检测技术，书中首先从药品检验基本知识入手，结合药品检验工作要求对性状检查及药品鉴别进行了简要说明；其次全面地阐述了药品检验前的准备，并对药品的杂质检查、含量测定及制剂检验做了研究；另外探讨了药品的安全性检查，并着重介绍了生物药物和中药制剂的检测；最后探索了典型药物分析、现代药物分析技术与方法。在本书写作过程中，虽坚持与时俱进、理论从简，使之通俗易懂、融会贯通，体现实用性和先进性，但因时间仓促和作者水平有限，书中难免存在疏漏或不妥之处，恳请读者批评指正。

目　录

第一章 药品检验基本知识

第一节 药品检验工作要求

一、药品质量检验人员基本素质与职业道德

（一）药品质量检验人员基本素质

1. 思想素质

热爱祖国，忠于人民，服务健康。具有科学的世界观、人生观、价值观。能吃苦耐劳，乐于奉献，有事业心和责任感。遵纪守法，自觉遵守职业道德、社会公德和家庭美德。诚实守信、谦虚谨慎、勤奋好学、追求卓越，团结协作、不断进取。

2. 业务素质

（1）爱岗敬业，尽职尽责

对工作和事业极端负责。药品质量检验工作服务的对象是人民群众，其各项工作直接或间接地与患者健康状况，甚至与其生命有关。这就要求每位药品质量检验人员在工作中必须严肃认真，一丝不苟，细致谨慎，准确无误，严格执行法律法规、规章制度和技术操作规程。任何不负责任、马虎敷衍、粗枝大叶的行为，都可能直接或间接对患者、对药学事业造成损害。

（2）对技术精益求精

药品质量检验人员要有刻苦学习的精神，不但要学习本学科国内外最新的发展动态和科研成果，而且要努力学习掌握与本学科相关的其他学科知识，以加速药学学科的发展，推动我国制药工业研究开发和生产的现代化，大大提高药品质量，确保药品的安全、有效。

（二）药品质量检验人员职业道德与职业守则

1. 药品质量检验人员职业道德

（1）科学求实，公正公平

遵循科学求实原则，检测要公正公平，数据真实、准确，报告规范，保证工作质量。

（2）程序规范，注重实效

根据技术监督法规、标准、规程从事科技和检测，不推不拖，讲求实效，热情服务，注重信誉。

（3）秉公检测，严守秘密

严格按照规章制度办事，工作认真负责，遵守纪律，保守技术、资料秘密。

（4）遵章守纪，廉洁自律

严格按照规定范围检测，不徇私情，遵守财经纪律，执行国家及物价部门批准的收费标准。

2. 药品质量检验人员职业守则

（1）热爱检验事业，遵纪守法；牢固树立为人民健康服务的意识，培养高度的职业责任感。

（2）质量为本，精益求精；严把药品质量关，坚持客观、公正、科学、严谨的办事原则，不弄虚作假。

（3）严格按照管理体系文件要求开展工作，圆满完成各自岗位工作内容。

（4）爱岗敬业，自觉遵守劳动纪律，不迟到、不早退，不擅自离岗、串岗，工作时间不做与工作无关的事。严格遵守各项规章制度。

（5）按规定着装，衣着整洁，仪表端庄，语言文明，平等待人，热情服务，服从安排，顾全大局。

（6）有法必依，坚持原则。清正廉洁，秉公办事，不以权谋私，不徇私枉法。

（7）刻苦钻研，虚心好学，努力提高业务水平。

（8）严格遵守药品质量检验工作的规章制度和办事程序。

（9）尊重同行，团结协作，相互支持、帮助，自觉维护集体荣誉。讲团结，识大体，顾大局，互相支持，主动配合，密切协作。

（10）保守秘密，严禁擅自泄露送检单位提供的技术资料和检测数据。

（11）艰苦奋斗，勤俭节约，爱护仪器设备和一切公物。

二、药物基础知识

（一）药品及其特殊性

1. 药品的概念

药品是指用于预防、治疗、诊断人的疾病，有目的地调节人的生理功能并规定有适应证、用法和用量的物质，是一种关系人民生命健康的特殊商品。包括中药材、中药饮片、中成药、化学原料药及其制剂、抗生素、生化药品及其制剂、放射性药品、血清制品和诊断药品等。

2. 药品的特殊性

药品是特殊商品，其特殊性表现在以下四方面。

（1）专属性

药品的专属性表现在对症治疗，患什么病用什么药。药品是按处方药和非处方药管理的。处方药必须在执业医师的检查、诊断、指导下合理使用，非处方药必须根据病情，患者可自我诊断、自我治疗，合理选择药品，按照药品说明书、标签使用。药品不像一般商品，故彼此之间不可相互替代。

（2）二重性

药品具有防病治病的一面，也有造成不良反应的一面。管理有方，用之得当，可以治病救人，造福人类；若失之管理，使用不当，则可致病，危害人民健康，甚至危及生命。所以要合理用药，重视执业药师的作用。

（3）质量的重要性

药品是治病救人的物质，只有符合法定质量标准的合格药品才能保证疗效；否则，疗效不能保证。因此，药品只能是合格品，不能像其他商品一样可分为一级品、二级品、等外品和次品。药品的真伪必须由专业人员依照法定的药品标准和测试方法进行鉴别。一般来说，患者不具备鉴定药品的能力。

（4）实效性

人们只有防病治病时才须用药，但药品生产、经营部门平时就应有适当储备，做到药等病，不能病等药。有些药品虽然需求量少、有效期短，宁可到期报废，也要有所储备；有些药品即使利润小或无利润，也必须保证其生产和供应。

（二）药物的分类

1. 按物质形态分类

（1）液体剂型

通常是将药物溶解或分散在一定的溶媒中制成。如芳香水剂、溶液剂、注射剂、合剂、洗剂、搽剂等。

（2）固体剂型

通常将药物和一定的辅料经过粉碎、过筛、混合、成型而制成，一般需要特殊的设备。如散剂、丸剂、片剂、膜剂等。

（3）半固体剂型

将药物和一定的基质经熔化或研匀混合制成。如软膏剂、糊剂、凝胶剂等。

（4）气体剂型

将药物溶解或分散在常压下沸点低于大气压的医用抛射剂，压入特殊的给药装置制成，称为气雾剂。

2. 按分散系统分类

（1）真溶液型

药物以分子或离子状态分散在一定的分散介质中，形成均匀分散体系。如芳香水剂、溶液剂、糖浆剂、甘油剂和注射剂等。

（2）胶体溶液型

以高分子分散在一定的分散介质中形成的均匀分散体系，也称为高分子溶液。如胶浆剂、火棉胶剂和涂膜剂等。

（3）乳剂型

油类药物或药物的油溶液以微小液滴状态分散在分散介质中形成的非均匀分散体系。如口服乳剂、静脉注射脂肪乳剂、部分软膏剂、部分搽剂等。

（4）混悬型

固体药物以微粒状态分散在分散介质中形成的非均匀分散体系。如合剂、混悬剂等。

3. 按给药途径分类

（1）经胃肠道给药剂型

药物制剂经口服给药，经胃肠道吸收发挥作用。如口服溶液剂、乳剂、混悬剂、散剂、胶囊剂、丸剂、颗粒剂、片剂等。

（2）非经胃肠道给药剂型（指除口服给药外的其他途径的给药剂型）

①注射给药

使用注射器直接将药物溶液、混悬液或乳剂等注射到不同部位的给药。如静脉注射、肌内注射、皮下注射、皮内注射、脊椎腔内注射等。

②呼吸道给药

利用抛射剂或压缩气体使药物雾化吸入或直接利用吸入空气将药物粉末雾化吸入肺部的给药。如气雾剂、喷雾剂等。

③皮肤给药

给药后在局部起作用或经皮吸收发挥全身作用。如外用溶液、洗剂、搽剂、硬膏剂、糊剂、贴剂等。

④黏膜给药

在眼部、鼻腔、舌下等部位的给药，药物在局部作用或经黏膜吸收发挥全身作用。如滴眼剂、滴鼻剂、眼用软膏、含漱剂、舌下片剂等。

⑤腔道给药

用于直肠、阴道、尿道、鼻腔、耳道等部位的给药。腔道给药可起局部作用或经吸收发挥全身作用。

三、药品质量检验

（一）药品质量检验工作概述

1. 药品质量检验概念

药品质量检验是指依据药品质量标准，借助一定的检测手段，对药品进行定性、定量，以及有效性、均一性、纯度要求与安全性检查，并将结果与规定的质量标准比较，最终判断被检验药品是否符合质量标准的质量控制活动。

由于药品是一种特殊的商品，其质量的优劣不仅影响到对患者的疗效，还与人们的用药安全有直接关系。为了保障人们用药的安全性和有效性，对药品必须持严格管理和控制态度，并依法进行质量检验。药品质量检验工作是药品质量控制的重要组成部分，其根本目的就是保证人们用药的安全、有效。

2. 药品质量检验对象及条件

（1）质量检验的对象

质量检验的对象包括原辅料、包装材料、中间产品、成品及工艺用水等。

（2）开展药品质量检验的要求

开展药品质量检验必须达到以下三点基本要求：第一，要有足够数量的、合乎要求的检验人员，第二，要有可靠而完善的检测条件和手段，第三，要有明确而清楚的检验标准和检测方法。

（二）药品质量检验的基本职能

1. 保证职能

保证职能是药品质量检验最基本、最重要的职能。通过对原辅料、中间产品及成品的检验和判定，保证不合格的原辅料不投入生产使用；不合格的中间产品不流入下道工序；不合格的产品不出厂。

2. 预防的职能

预防的职能是通过检验获得大量的数据和信息，经过分析整理，及时发现质量变化的规律，为质量控制和质量提高提供依据，防止可能出现的质量问题，消除质量隐患。

3. 报告的职能

报告的职能是为使企业领导和有关职能部门及时而正确地掌握药品生产过程、贮藏保管过程、流通使用过程的质量状态，评价和分析质量的绩效。质量检验部门必须将检验结果与数据经过整理和分析形成质量信息，并向有关领导和职能部门报告，以便采取改进和监控措施，以保证和提高药品质量。

（三）药品质量检验工作的基本程序

药品检验工作是药品质量控制的重要组成部分，接收的检验品要求检验目的明确、包装完整、标签批号清楚、来源确切，中药材应注明产地或调出单位。接受检品后，首先，核对检品与检验卡是否相符，确认无误后做检品登记，按照质量标准及其方法与有关实验室标准操作规范（SOP）进行检验，并按要求记录；其次，常规检验以国家药品标准为检验依据，进口药品按注册标准检验，出口药品、新药、仿制药品、医院制剂按合同或所附资料进行检验；最后，接受检验的检验品必须留样，留样数量不得少于一次全项检验用量。

药品检验的基本程序一般为：取样、性状评价、鉴别、检查、含量测定、撰写检验记录和检验报告书。判断一个药物的质量是否符合要求，必须全面考虑鉴别、检查与含量测定三者之间的检验结果。

1. 取样

从大量的样品中取出少量样品进行分析，应考虑取样的科学性、真实性和代表性。取样的基本原则是均匀、合理。如固体原料药，用取样探子取样。

2. 性状评价

性状评价是指性状项目下记述药品的外观、臭、味和一般的稳定性情况，溶解度、黏稠度及物理常数等，具体如下。

（1）药品的外观、臭、味和稳定性。

（2）溶解度、黏稠度。

（3）物理常数：包括相对密度、馏程、熔点、凝点、比旋度、折光率、黏度、吸收系数、碘值、皂化值和酸值等。其测定结果不仅对药品具有鉴别意义，也反映药品的纯度，是评价药品质量的主要指标之一。

3. 鉴别

药物的鉴别是利用其分子结构所表现的特殊化学属性或光谱、色谱特征来判断药品的真伪。当进行药物分析时，首先应对供试品进行鉴别，必须在鉴别无误后，其次再进行检查、含量测定等分析，否则结果是没有意义的。

其鉴别方法必须准确、灵敏、简便、快速，能准确无误地做出结论。

4. 检查

检查包括纯度要求、有效性、均一性及安全性四方面。

（1）纯度要求

纯度要求即药物的杂质检查，亦称限度检查、纯度检查，主要是对生产或储存过程中可能引起或产生的杂质，按药品质量标准规定的项目进行"限度检查"，以判断药物的纯度是否符合限量规定要求，从而判定药物的优劣。

（2）有效性

有效性是以动物实验为基础，最终以临床疗效来评价。

（3）均一性

均一性包括含量均匀性、溶出度、释放度、装量差异、生物利用度等。

（4）安全性

安全性包括热源检查、毒性试验、刺激性试验、过敏试验、升压或降压物质检查等。

5. 含量测定

采用理化分析方法或生物学分析法，通过测定确定药物中的主要有效成分是否符合规定的含量（效价）标准，这种方法也可用来判定药物优劣的。

6. 检验记录与检验报告书

（1）检验记录

检验记录是记载分析工作过程中各项实验的方法、操作、条件、数据及结果等的原始资料，也是判断药品质量合格与否的依据。药品检验记录必须真实、完整。检验记录包括供试品名称、批号、数量、来源（送检或抽检单位）、取样方法、包装情况、外观性状、检验目的、检验依据、收到日期、报告日期等，应逐一填写清楚。在检验过程中应将观察到的现象、操作步骤、检验数据、结果、结论、处理意见等完整记录并书写，不得涂改。如果记录写错，应将错处画出（用钢笔画），并在其旁边改正。记录本在规定时间内应妥善保存，以供备查。

（2）检验报告书

在检验结束后出具检验报告书，其内容包括药品信息、检验依据及结果、结论、检验者与复核者签章等。药品检验报告书的填写包括表头栏目、表头之下的检验项目和报告书结论。

检验报告书表头栏目主要有报告书编号、检品编号、检品名称、规格、生产单位或产地、包装、批号、效期、报检单位或供样单位、报检数量、抽样数量或检品数量、检验目的（抽检、委托检验、复核检验、审核检验等）、检验项目（全检、部分检验、单项检验）、检验依据、收检日期、报告日期等。

表头之下首行横向列出三个栏目："检验项目""标准规定"和"检验结果"。"检验项目"下，按质量标准列出性状、鉴别、检查与含量测定等大项目；每一个大项目下所包含的具体检验项目名称和排列顺序，按质量标准上的顺序书写。

报告书的结论应包括检验依据和检验结论。如全检合格，结论写"本品按××××检验，结果符合规定"；如全检中只要有 1 项不合格，即判为不符合规定，结论写"本品按××××检验，结果不符合规定"。如非全项检验，合格的写"本品按××××检验上述项目，结果符合规定"；如有 1 项不合格时，则写"本品按××××检验上述项目，结果不符合规定"。

第二节 药品检验概述

一、药品检验的性质和任务

药品是用于治病救人、保护健康的特殊商品，药品的特殊性表现在以下四方面。

第一，药品具有与人的生命相关性。不同药品有不同的适应证、用法和用量。患者只有通过医师检查诊断，并在医师指导下合理用药，才能达到防治疾病、保护健康的目的。不依照适应证用药或者用法用量不当，均会影响人的健康，严重的甚至会威胁生命。

第二，药品具有严格的质量要求。为保证药品质量，针对药品安全性、有效性与质量可控性制定各种检查项目和限度指标，并对检查和测定方法等做出明确规定，这种技术性规定称为药品标准。药品质量标准对其外观性状、鉴别、检查项目、含量限度等做了明确规定，并对影响其稳定性的储藏条件有明确要求，能够判定真伪、控制纯度和确定品质限度，保障临床使用的安全和有效。

第三，药品具有社会公共福利性。药品的研究开发成本很高，有些药品的需求量却有限，导致药品的成本高。由于药品是用于防治疾病、维护人类健康的商品，具有社会公共福利性质，特别是应对公共健康威胁的药品不能实施高定价。在我国，国家对基本医疗保险药品目录中的药品实行政府定价。

第四，药品检验。药品检验就是通过药物分析方法，对药品的性状、杂质、药物含量等质量指标进行考察，确保药品质量符合规定要求。同时，药品的质量与其研究控制、生产过程控制直接相关，与药品检验相关的药品质量控制应深入药品生命周期的全过程，不仅要对最终产品进行质量检验，而且对药品的研发、生产过程、经营和使用都应有相应的质量控制措施。

（一）药品检验在药物研发中的应用

创新药物的研发是一项复杂的高科技系统工程，从先导化合物的发现到创新药物的临床试验和上市，涉及药学、化学、生物学、临床医学、统计学和行政管理学等多个领域。药品检验工作是这项系统工程中各个单元相互衔接、关联及紧密合作的重要纽带，对创新药物的结构分析鉴定、有关物质研究、稳定性研究及体内样品的分析研究，为新药的发现提供技术保障，为新药的开发提供质量控制手段，确保新药的有效性和安全性。

（二）药品检验在药品生产过程中的应用

对药品的生产过程进行全程的质量控制和管理：药品生产所需的原料和辅料必须符合药用要求；必须按照报批的生产工艺路线、工艺参数生产药品；需要对入库的原辅料开展质量监控；对药品生产过程中的中间体进行必要的质量分析和控制；对成品按质量标准进行全面检验，不符合质量标准的产品不得出厂。

（三）药品检验在药品经营中的应用

药品在流通过程中，受温度、相对湿度和光照等外界因素的影响，往往会发生降解，引起质量变化。为了保证药品的有效性和安全性，药品在流通与经营过程中必须严格按照规定的条件进行运输和储藏，定期对药品进行必要的分析检验，考察其质量变化，并在规定的有效期内销售和使用。

（四）药品检验在药品使用中的应用

药品质量合格是临床使用安全、有效的首要保障。患者的生理因素、病理状态影响药物在患者体内的药效和药物代谢，开展临床治疗药物的分析监测，研究药物进入体内后的动态行为，指导医师合理用药和个体化用药，是保障临床用药安全、有效的重要措施。

（五）药品检验在药品监督管理中的应用

药品是保护人类健康的特殊商品，药品质量关系到用药人群的健康，各国政府都加强药品监管，保证药品质量，保障人体用药安全，设立专门机构对药品的研制、生产、经营和使用进行质量与安全的指导、监督和管理工作。对药品生产、经营和进出口均应实行行政许可制度。

综上，药品检验是药学研究的技术手段，发挥着"眼睛"的重要作用。药品检验的任务就是建立合理有效的药品质量控制方法和手段，按照药品质量标准对药品质量开展研究，保障药品质量，确保药品使用的有效、安全和合理。

二、药品检验中常用的术语、符号及计量单位

（一）误差

1. 误差的定义和分类

由于任何测量都是利用被测组分的某种理化性质，使用各种仪器和试剂对部

分样品进行测量来获得数据，客观上存在着难以避免的误差。也就是说，任何测量都不可能绝对准确。在一定条件下，测量结果只能接近真实值，而不能达到真实值。因而，我们在实际工作中就必须对实验结果的可靠性做出合理的判断，并予以正确表达。

（1）真实值

真实值是个可以接近而不可能达到的理论值。在实际工作中，常把纯的化学试剂的理论含量作为真实值，而实际上并无绝对纯的试剂。所谓的真实值，实际上是利用有经验的人使用的最可靠方法，对试样进行多次测定所得的平均值。

（2）测量误差

测量值和真实值之差称为测量误差。可用两种方法表示，即绝对误差和相对误差。绝对误差是测量值与真实值之差。相对误差是以真实值的大小为基础表示误差所占的比例，它没有单位。

误差可分为系统误差和偶然误差两大类。系统误差也叫可定误差，它是由于某种确定的原因，一般有固定的方向和大小，重复测定时重复出现。偶然误差也称不可定误差或随机误差，它是由偶然的原因引起的，如实验室的温度变化所造成的误差，其大小和正负都不固定，但可以通过增加平行测定的次数，减免测定结果中的偶然误差；也可通过统计学方法估计出偶然误差值，并在测定结果中予以正确表达。

根据系统误差的来源，可将其分为方法误差、仪器误差、试剂误差及操作误差四种。

①方法误差

方法误差是分析方法本身不完善或选用不当所造成的，如重量分析中的沉淀溶解、共沉淀等因素造成的误差。为了知道某些分析方法的误差，可用标准品做对照试验，以求得方法误差的大小。

②仪器误差

仪器误差即仪器不够准确所造成的误差，如天平的灵敏度较低带来的称量误差。可以将这些仪器先加以校正，并求出其校正值以克服这些误差，或是测定中始终使用同一仪器，以抵消仪器误差。

③试剂误差

试剂误差即试剂不纯所造成的误差。可以通过更换试剂来克服，或用空白试验的方法测知误差的大小再加以校正。

④操作误差

操作误差即分析者操作不符合要求所造成的误差，如分析者对滴定终点颜色改变的判断不当，习惯偏深或偏浅，便会产生这种误差。可以通过做对照试验或者经过有经验的分析人员校正来避免。在操作误差中有一部分属于偶然误差的范畴。

2. 准确度

准确度是指测量值与真实值接近的程度。它表示该法测量的准确性，其用回收试验来衡量。测量值与真实值越接近越准确。准确度的大小用误差表示。误差越大，准确度越低。例如某物体的真实质量是 1.0001 g，某人称为 1.0008 g，另一人称成 1.0002 g；前者的绝对误差为 0.0007 g，后者的绝对误差为 0.0001 g，所以后者比前者更准确。

3. 精密度

精密度是指测得的一组测量值彼此符合的程度。它们越接近就越精密。

由于真实值通常是不知道的，在实际工作中经常用多次分析结果的算术平均值作为衡量标准，与各个测得的数值进行比较，之间的差值称为偏差，有绝对偏差与相对偏差之分。

（二）有效数字及运算法则

1. 有效数字的定义

在科学实验中，对于任一物理量的测定，其准确度都有一定的限度。测量值的记录必须与测量的准确度相符合。在分析工作中，实际能测量到的数字就称为有效数字。在记录有效数字时，规定只允许数的末位欠准，而且只能上下差 1。因为有效数字须反映测量准确到什么程度，所以记录测量值时，一般只保留一位可疑值，不可夸大。记录的位数超过恰当的有效数字的位数再多，也不能提高测量值的实际可靠性，反而给运算带来许多麻烦。

从 0 到 9 这十个数字中，只有 0 既可以是有效数字，又可以是只做定位用的无效数字（在 1 到 9 这九个数字后面的 0 都是有效数字），其余都是有效数字。例如在数据 0.08040 g 中，8 后面的两个 0 都是有效数字，而 8 前面的两个 0 都不是。

很小的数或很大的数，不便用 0 定位，可以用 10 的次方表示。如 0.08040 g 可写成 8.040×10^{-2} g，仍然是四位有效数字；又如 2400 L，若有三位有效数字，

则写成 2.40×10^3 L。

变换单位时，有效数字的位数不变。

首位为 8 或 9 的数据，有效数字可多计一位。例如 98 可以认为是三位有效数字。

pH、logk 等对数数值，其有效数字的位数仅取决于小数部分数字的位数，因为整数部分只代表原值的次方。例如 pH 值 = 7.06 的有效数字应为两位。

2. 有效数字的修约规则

按运算法则确定有效位数后，舍弃多余的尾数，称为数的修约。其基本原则如下。

（1）四舍六入五成双（或尾留双）规则规定。测量值中被修约的那个数等于或小于 4 时舍弃，等于或大于 6 时进位，等于 5 时，分两种情况，5 后面无数，若进位后量值的末位数成偶数，则进位，若进位后成奇数，则舍弃；5 后面还有数，说明修约数比 5 大，宜进位。

（2）只允许对原测量值一次修约至所需位数，不能分次修约。例如将 3.25464 修约为 3 位数，不能先修约成 3.255 再修成 3.26，只能为 3.25。

（3）运算过程中，为了减少舍入误差，可多保留 1 位有效数字（不修约），在算出结果后，再按运算法则，将结果修约至应有的有效数学位数。

（4）在修约标准偏差值或其他表示不确定度时，修约的结果应使准确度的估计值变得更差一些。

3. 运算法则

在计算分析结果时，每个测量值的误差都要传递到结果中。必须根据误差传递规律，按照有效数字运算法则合理取舍，才不至于影响结果准确度的表达。

做数学运算时，对有效数字的处理，加减法与乘除法不同。

做加减法是各数值绝对误差的传递，所以结果的绝对误差必须与各数中绝对误差最大的那个相当。通常为了便于计算，可按照小数点后位数最少的那个数保留其他各数的位数，然后再相乘除。例如在 0.12×9.678234 的运算中，可先写成 0.12×9.7，然后相乘。正确的结果是 1.2，不是 1.164。

4. 可疑数据的取舍

在测量中有时会出现过高或过低的测量值，这叫可疑数据或逸出值，需要进行舍弃，但要有根据。在准备舍弃某测量值之前，首先，应检查该数据是否记错，核对计算有无错误，回想实验过程中是否有不正常现象发生等。其次，如果找到了原因，就有了舍弃这个数据的明确理由。最后，若不能找到确实原因，就要用统计学检验的方法确定可疑数值是否源于同一总体，以决定取舍。

（三）溶解度、温度及储藏条件

1. 溶解度

溶解度是药品的一种物理性质，指药品在溶剂中的溶解能力。药典中的溶解度是指在各品种项下选用的溶剂的溶解性能。

药品的溶解度以下列名词表示。①极易溶解，系指 1 g 或 1 ml 溶质能在不到 1 ml 的溶剂中溶解；②易溶，系指 1 g 或 1 ml 溶质能在 1~10 ml（不包含 10 ml）的溶剂中溶解；③溶解，系指 1 g 或 1 ml 溶质能在 10~30 ml（不包含 30 ml）的溶剂中溶解；④略溶，系指 1 g 或 1 ml 溶质能在 30~100 ml（不包含 100 ml）的溶剂中溶解；⑤微溶，系指 1 g 或 1 ml 溶质能在 100~1000 ml（不包含 1000 ml）的溶剂中溶解；⑥极微溶解，系指 1 g 或 1 ml 溶质能在 1000~10000 ml（不包含 10000 ml）的溶剂中溶解；⑦几乎不溶或不溶，系指 1 g 或 1 ml 溶质不能在 10000 ml 的溶剂中完全溶解。

2. 温度

温度以"℃"（摄氏度）表示。水浴温度，除另有规定外，均指 98℃~100℃；热水，系指 70℃~80℃；微温或温水，系指 40℃~50℃；室温，系指 10℃~30℃；冷水，系指 2℃~10℃；冰浴，系指约 0℃；放冷，系指放冷至室温。

3. 储藏条件

遮光，系指用不透光的容器包装，如棕色容器或黑纸包裹的无色透明、半透明容器；避光，系指避免日光直射；密闭，系指将容器密闭，以防止尘土及异物进入；密封，系指将容器密封以防止风化、吸潮、挥发或异物进入；熔封或严封，系指将容器密封或用适宜的材料严封，以防止空气与水分的侵入，并防止污染；阴凉处，系指不超过 20℃；凉暗处，系指避光并不超过 20℃；冷处，系指 2℃~10℃；常温，系指 10℃~30℃。除另有规定外，储藏项下未规定储藏温度的一般系指常温。

（四）滴定液和溶液的浓度

通常滴定液和溶液的浓度以 mol/L［摩（尔）/升］表示。精密标定的滴定液用"×××滴定液（×××mol/L）"表示，如氢氧化钠滴定液（0.1 mol/L）。不需要精密标定的溶液用"×××mol/L×××溶液"表示，如0.1 mol/L 氢氧化钠溶液。

（五）百分比、"1→N"等符号、液体的滴

1. 关于百分比（%）

（1）固体的%。系指重量的比例。

（2）溶液的%。除另有规定外，系指溶液100 ml 中含有溶质若干克。

（3）乙醇的%。系指在20℃时容量的比例。

（4）除上述规定外，根据需要，还可采用下列符号：①%（g/g），表示溶液100 g 中含有溶质若干克；②%（ml/ml），表示溶液100 ml 中含有溶质若干毫升；③%（ml/g），表示溶液100 g 中含有溶质若干毫升；④%（g/ml），表示溶液100 ml 中含有溶质若干克。

2. 溶液后记示的"1→N"等符号

"1→N"系指固体溶质1.0 g 或液体溶质1.0 ml 加溶剂使成 N ml 的溶液；未指明用何种溶剂时，均系指水溶液；两种或两种以上液体的混合物，名称间用半字线"-"隔开，其后括号内所示的"："符号，系指各液体混合时的体积（重量）比例，如甲醇-水（70：30）。

3. 液体的滴

系指在20℃时，以1.0 ml 水为20滴进行换算。

（六）检测限、定量限、选择性及耐用性

1. 检测限

检测限是一种限度试验的参数，用以表示测量方法在所述条件下对样品中供试物的最低检出浓度，无须定量测定，只须指出高于或低于该规定浓度即可。常用百分数、mg/kg 或 μg/kg 表示。

根据采用的方法来确定检测限度。当用仪器分析方法时，可用已知浓度的样品与空白试验对照，以信噪比为2：1或3：1来确定检测限的最低水平。也可通过多次空白试验，求得其背景响应的标准差，再乘以2或3，作为检测限的估计值，然后根据估计值制备相应检测限浓度的样品，反复测试来进行确定。如用非仪器分析方法时，则通过已知浓度的样品分析来确定可检出的最低水平，作为检测限。

2. 定量限

定量限是指在样品介质中可定量测得的某一化合物的最低水平参数。例如原料药中的杂质或成药中的降解产物等。它与上述检测限的不同在于，定量限规定的最低测得的浓度应该符合一定的精密度和准确度的要求。定量限也往往用百分数、mg/kg 或 μg/kg 表示。

3. 选择性

选择性也可称为专属性，是指在样品介质中有其他组分共存时，对供试物准确而专属的测定能力。选择性常用来表示含有添加杂质、降解产物、相关化合物或其他组分的样品与未曾添加的样品所得分析结果的偏离程度。这种偏离表现为两组样品的含量测定结果不同。因此，选择性是指该方法用于复杂样品分析时相互干扰程度的度量。

4. 耐用性

分析方法的耐用性是指利用该方法在各种各样正常试验条件下，对同一样品进行分析所得结果的重现程度。所谓各种各样条件，包括不同实验室、不同分析人员、不同仪器装置、不同批号试剂试药、不同测试耗用时间、不同温度、不同日期等。耐用性表示工作者与环境的变化对分析方法没有多大影响，它是衡量实验室和工作人员之间在正常情况下试验结果重现性的尺度。

（七）线性与线性范围

分析方法的线性是其在给定范围内获得与样品中供试物浓度成直线关系的试验结果的能力，也就是供试物浓度（或质量）的变化与试验结果（或测得的响应信号）成线性关系。通常，线性是用最小二乘法处理数据求得回归方程的相关系数来表示。回归方程的相关系数越接近 1.00，表明越成线性。

所谓线性范围是指利用算法取得精密度、准确度均符合要求的试验结果，而且成线性的供试物浓度的变化范围，是其最大量与最小量之间的间隔。

（八）标准品、对照品与试药的区别及选用

标准品、对照品系指用于鉴别、检查、含量测定的标准物质。标准品与对照品（不包括色谱用的内标物质）均由中国药品监督管理部门指定的单位制备、标定和供应。标准品系指用于生物检定、抗生素或生化药品中含量或效价测定的标准物质，以效价单位（或 xg）计算，用国际标准品进行标定；对照品除另有

规定外，均按干燥品（或无水物）进行计算后使用。

标准品与对照品的建立或变更其原有活性成分和含量，应与原标准品、对照品或国际标准品进行对比，并经过协作标定和一定的工作程序进行技术审定。

标准品与对照品均应附有使用说明书、质量要求（包括水分等）、使用有效期和装量等。试药系指除另有规定外，均应根据药典附录试药项下的规定，选用不同等级并符合国家标准或国务院有关行政主管部门规定的试剂标准。

第三节　药品性状检查

一、外观与溶解度检查

（一）概述

性状项下记载药品的外观、臭、味、溶解度及物理常数等，在一定程度上反映药品的质量特性。外观性状是药品的色泽外表感观的规定。

在进行药品开发的过程中，原料药的溶解度是一项非常重要的参数，对药物制剂处方和工艺的设计、药物的稳定性、药物的溶出度和释放度检查、药物的质量标准的制定等具有重要的指导意义，同时与药物的晶型，甚至手性等方面具有密切联系。

（二）原理

药品的近似溶解度用下列名词术语表示。

极易溶解：系指溶质 1 g（ml）能在溶剂不到 1 ml 中溶解。

易溶：系指溶质 1 g（ml）能在溶剂 1~不到 10 ml 中溶解。

溶解：系指溶质 1 g（ml）能在溶剂 10~不到 30 ml 中溶解。

略溶：系指溶质 1 g（ml）能在溶剂 30~不到 100 ml 中溶解。

微溶：系指溶质 1 g（ml）能在溶剂 100~不到 1000 ml 中溶解。

极微溶解：系指溶质 1 g（ml）能在溶剂 1000~不到 10 000 ml 中溶解。

几乎不溶或不溶：系指溶质 1 g（ml）在溶剂 10 000 ml 中不能完全溶解。

（三）测定法及其适用性

1. 外观检查法

目视或显微镜观察。

2. 溶解度检查法

除另有规定外，称取研成细粉的供试品或量取液体供试品，于（25±2）℃一定容量的溶剂中，每隔 5 min 强力振摇 30 s；观察 30 min 内的溶解情况，如无目视可见的溶质颗粒或液滴时，即视为完全溶解。

二、物理常数测定

（一）能测定相对密度

1. 概述

纯物质的相对密度在特定的条件下是不变的常数。但如果物质的纯度不够，则其相对密度的测定值会随着纯度的变化而改变。因此，测定药品的相对密度，用以检查药品的纯杂程度。这里的内容涉及的相对密度仅指液体药品。液体药品的相对密度，一般采用比重瓶法测定；测定易挥发液体的相对密度，用韦氏比重秤法。用比重瓶法测定时的环境（指比重瓶和天平的放置环境）温度应略低于20℃或各品种项下规定的温度。液体药品的相对密度也可采用振荡型密度计法测定。

2. 原理

（1）比重瓶法测定相对密度的原理

比重瓶具有一定的容积，在恒定温度下，用同一比重瓶分别称取等体积的待测液体和新沸过的冷水的质量，就可以求得待测液体的相对密度。

（2）韦氏比重秤法测定相对密度的原理

根据阿基米德定律，一定体积的物体（如比重秤的玻璃锤），在不同液体中所受的浮力与该液体的相对密度成正比。

（3）振荡型密度计法测定相对密度的原理

通过测定 U 形振荡管中液体样品的振荡周期（或频率）可以测得样品的密度。振荡频率（T）与密度（ρ）、测量管常数（c）、振荡管的质量（M）和体积（V）之间存在下述关系：

$$T^2 = \frac{M + \rho \times V}{c} \times 4\pi^2 \tag{1-1}$$

如果将 $c/(4\pi^2 \times V)$ 定义为常数 A，M/V 定义为常数 B，则上述公式（1-1）可简化如下：

$$\rho = A \times T^2 - B \qquad (1-2)$$

常数 A 和 B 可以通过往振荡管中加入两种已知密度的物质进行测定，常用的物质为新沸放冷的水和空气。分别往样品管中加入干燥空气和新沸放冷的水，记录测得的空气振动周期 T_a 和水的振动周期 T_w，由下式计算出空气的密度值 d_a：

$$d_a = 0.001293 \times \frac{273.15}{t} \times \frac{P}{101.3} \qquad (1-3)$$

式中：d_a ——测试温度下的空气密度，g/ml；

t ——测试温度，K；

P ——大气压，kPa。

3. 测定法及其适用性

（1）比重瓶法

①比重瓶重量的称定

将比重瓶洗净并干燥，称定其重量，准确至毫克（mg）数。

②供试品重量的测定

取上述已称定重量的比重瓶，装满供试品（温度应低于20℃或各品种项下规定的温度）后，插入中心有毛细孔的瓶塞，用滤纸将从塞孔溢出的液体擦干，置于20℃（或各品种项下规定的温度）的恒温水浴中放置若干分钟，随着供试液温度的上升，过多的液体不断从塞孔溢出，随时用滤纸将瓶塞顶端擦干，待液体不再由塞孔溢出（此现象意味着温度已平衡），迅即将比重瓶自水浴中取出，再用滤纸擦干瓶壁外的水，迅速称定重量准确至毫克（mg）数，减去比重瓶的重量，即得供试品重量。

采用带温度计的比重瓶时，应在装满供试品（温度低于20℃或各品种项下规定的温度）后插入温度计（瓶中应无气泡），置于20℃（或各品种项下规定的温度）的恒温水浴中放置若干分钟，使内容物的温度达到20℃（或各品种项下规定的温度），用滤纸擦去溢出侧管的液体，待液体不再由侧管溢出，立即盖上罩。将比重瓶自水浴中取出，用滤纸擦干瓶壁外的水，迅速称定重量准确至毫克（mg）数，减去比重瓶的重量，即得供试品重量。

③水重量的测定

称得供试品重量后，将比重瓶中的供试品倾倒掉，洗净比重瓶。装满新沸过的冷水，再按照供试品重量的测定法测定同一温度时水的重量。

（2）韦氏比重秤法

①仪器的调整

将20℃时相对密度为1的韦氏比重秤安放在操作台上，放松调节器螺丝，将托架升至适当高度后拧紧螺丝，横梁置于托架玛瑙刀座上，将等重游码挂在横梁右端的小钩上，通过调整螺丝调整水平，使指针与支架左上方另一指针对准即为平衡，将等重游码取下，换上玻璃锤，此时必须保持平衡（允许有±0.005 g的误差），否则应予以校正。

②用水校准

取洁净的玻璃圆筒将新沸过的冷水装至八分满，置于20℃（或各品种项下规定的温度）的水浴中，搅动玻璃圆筒内的水，调节温度至20℃（或各品种项下规定的温度），将悬于秤端的玻璃锤浸入圆筒内的水中，秤臂右端悬挂游码于1.0000处，调节秤臂左端螺丝使之平衡。

③供试品的测定

将玻璃圆筒内的水倾倒掉，拭干，装入供试品至相同的高度，并用上述相同的方法调节温度后，再把拭干的玻璃锤沉入供试液中，调节秤臂上游码的数量与位置使之平衡，读取数值至小数点后4位，即为供试品的相对密度。

如使用4℃时相对密度为1的比重秤测定20℃时供试品的相对密度，则用水校准时的游码应悬挂于0.9982处，并应将供试品在20℃测得的数值除以0.9982。如测定温度为其他温度时，则用水校准时的游码应悬挂于该温度水的相对密度处，并应将在该温度测得的数值除以该温度水的相对密度。

（3）振荡型密度计法

①对仪器的一般要求

用于相对密度测定的仪器读数精度应不低于±0.001 g/ml，并应定期采用已知密度的两种物质（如空气和水）在20℃下对仪器常数进行校准。建议每次测量前用新沸放冷的水对仪器的读数准确性进行确证，可根据仪器的精度设定偏差限度，例如精确到±0.0001 g/ml的仪器，水的测定值应在0.9982±0.0001 g/ml的范围内，如超过该范围，应对仪器重新进行校准。

②测定法

对照仪器操作手册所述方法，取供试品，在与仪器校准时相同的条件下进行测定。测量时应确保振荡管中没有气泡形成，同时应保证样品实际温度和测量温度一致。如必要，测定前可将供试品温度预先调节至约20℃，这样可降低在U

形振荡管中产生气泡的风险，同时可缩短测定时间。

（二）能测定熔点

1. 概述

熔点是物质的重要物理常数之一，一种物质由固态转变为液态（熔化相变）的过程中，固液两相平衡共存时的温度，也称为熔化温度，在这个温度以上固体就会熔化。物质的熔点受两个因素影响：一是压强，通常的熔点是指一个大气压时的情况，如果压强变化，熔点也要发生变化；二是纯度，熔点是与纯净物质相对应的物理量。物质的纯度是相对的，如含有其他物质或杂质即使数量很少，物质的熔点也会有很大的变化，通常是熔点下降且熔距加长。固体从开始熔化到完全熔化会有个温度范围，称为熔距。每种物质各有相对恒定的熔点和熔距，所含其他物质或杂质越多，物质熔点则越低且熔距越长。因此，测量药品的熔点可以鉴别其真伪或检查其纯度。

根据被测物质的不同性质，在药典通则"熔点测定法"项下列有三种不同的测定方法，分别用于测定易粉碎的固体药品、不易粉碎的固体药品或凡士林及其他类似物质，并在正文各该品种项下明确规定应选用的方法。遇有在正文中未注明方法时，均系指采用第一法。在第一法中，又因熔融时是否同时伴有分解现象，而规定有不同的升温速度和观测方法，由于测定方法受热条件和判断标准的不同，常导致测得的结果有明显差异，因此，在测定时必须根据药典正文该品种项下的规定选用方法，并严格遵照该方法中规定的操作条件和判断标准进行测定，才能获得准确的结果。

2. 测定法及其适用性

（1）第一法

测定易粉碎的固体药品。

①传温液加热法（A）

供试品研成细粉、干燥后置于熔点测定用毛细管中，将毛细管置于放有温度计的传温液中，按照一定的升温速率，加热传温液。记录供试品由初熔变为全熔的温度。重复测定3次，取平均值。

②电热块空气加热法（B）

该方法是采用自动熔点仪测定供试品的熔点，供试品研成细粉、干燥后置于熔点测定用毛细管中，将毛细管置于自动熔点仪中。设置初始温度和升温速率，读取仪器上显示的温度即可。

自动熔点仪的温度示值要定期采用熔点标准品进行校正。

若对 B 方法测定结果持有异议，应以 A 方法测定结果为准。

（2）第二法

测定不易粉碎的固体药品（如脂肪、脂肪酸、石蜡、羊毛脂等）。

供试品首先熔融，其次装入两端开口的毛细管，在冷处静置使之凝固，置于放有温度计的传温液中，按照一定的升温速率，加热传温液。记录供试品由初熔变为全熔的温度。重复测定 3 次，取平均值。

（3）第三法

测定凡士林及其他类似物质的熔点，方法如下：供试品经加热放冷高于熔点上限 8℃~10℃ 处理后，用温度计黏附供试品，测定近似熔点，连续 3 次测得近似熔点的极差（最大值与最小值之差）未超过 1℃ 时，即取 3 次的平均值（加上温度计的校正值）作为该供试品的熔点；如连续 3 次测得近似熔点的极差超过 1℃ 时，可再测定 2 次，并取 5 次的平均值（加上温度计的校正值）作为该供试品的熔点。

（三）能测定旋光度

1. 概述

许多有机化合物具有光学活性，即平面偏振光通过其液体或溶液时，能引起旋光现象，使偏振光的平面向左或向右发生旋转，偏转的度数称为旋光度。这种特性是由于物质分子中含有不对称元素（通常为不对称碳原子）所致。使偏振光向右旋转者（顺时针方向，朝光源观测）称为右旋物质，常以"+"号表示；使偏振光向左旋转者则称为左旋物质，常以"−"号表示。影响物质旋光度的因素很多，除化合物的特性外，还与测定波长、偏振光通过的供试液浓度和液层的厚度及测定时的温度有关。

2. 原理

测定旋光度，通常用旋光计进行测定。旋光计一般由光源、起偏镜、测定管、检偏器、半影板调零装置和支架组成。光线通过起偏镜后得到平面偏振光，经样品管后进入检偏器。测定前，先将光量调到最大（仪器调节零点）；放入被测物质后，如果光经被测物质后透射量仍是最大，此物质即不具旋光性。如果被测物质有旋光性，就会使偏振面改变，使光的透射量减小。这种减小的程度反映了该物质使偏振面改变的大小。而旋转起偏镜使其镜轴与新的振动面一致，光的透射量重新成为最大；此时检偏镜旋转的角度就是该物质的旋光度数，其旋转方向即为该物质的旋光方向。

3. 测定法及其适用性

按各品种项下的规定进行操作。除另有规定外，供试液的测定温度应为 20℃±0.5℃，使用波长 589.3 nm 的钠 D 线（汞的 404.7 nm 和 546.1 nm 也有使用）。纯液体样品测定时以干燥的空白测定管校正仪器零点，溶液样品则用空白溶剂校正仪器零点。供试液与空白溶剂用同一测定管，每次测定应保持测定管方向、位置不变。旋光度读数应重复 3 次，取其平均值，按规定公式计算结果。以干燥品（药品标准中检查干燥失重）或无水物（药品标准中检查水分）计算。

（四）能测定紫外吸收系数

1. 概述

紫外-可见分光光度法是在 190～800 nm 波长范围内测定物质的吸光度，用于鉴别、杂质检查和定量测定的方法。紫外吸收光谱是由于分子中价电子的跃迁而产生的，由分子中价电子的分布和结合情况决定。通常情况下，这些电子都处在各自的成键轨道上，当分子接受了一定的外界能量（通常是光能）后，价电子就会跃迁到具有较高能量的反键轨道上，并产生相应的吸收光谱。含有 π 电子和反键电子的分子能吸收紫外光或可见光，激发电子到更高的反键分子轨道，电子越易被激发，它能吸收光的波长就越长。因为这些吸收光谱位于紫外光和可见光区，因此称为紫外-可见吸收光谱，简称紫外光谱。

紫外吸收系数为物质的物理（特性）常数。紫外吸收系数越大，物质对紫外可见光区某波长的光的吸收能力越强。

2. 原理

一定浓度范围内，一定条件下，当一束平单色光通过均匀的非散射试样时，被该物质吸收的光量（吸光度 A）与该物质溶液的浓度（c）和液层厚度（L）成正比：

$$A = -\lg \frac{I}{I_0} = -\lg T = \lg \frac{1}{T} = Ecl \tag{1-4}$$

这就是光吸收定律，也称为朗伯-比尔定律。

式中：T——透光率，透过光与入射光强度之比；

A——吸光度，透光率的负对数；

L——液层厚度，单位 cm；

c——被测物质的浓度，其单位为 "mol/L" 或 "g/100 ml"；

E——吸收系数。

3. 测定法及其适用性

（1）按照各品种项下规定的方法配制供试品溶液，在规定的波长处测定吸光度，按朗伯-比尔定律公式计算吸收系数。

（2）下面方法适合新化合物吸收系数的测定。取精制样品，精密称取适量配制供试品溶液，使溶液的吸光度读数在 0.6~0.8，1 cm 吸收池中，在规定波长处测出吸光度读数，然后再用同批溶剂将溶液稀释 1 倍，使吸光度在 0.3~0.4，再按上述方法测定。样品应同时测定 2 份，同一台仪器测定的 2 份结果，相对平均偏差应不超过±0.3%，否则应重新测定。测定时，先按仪器正常灵敏度测试，然后再减小狭缝测定，直到减小狭缝宽度至吸光度不再增大为止，取吸光度不改变的数据。再用 4 台不同型号的仪器复测。

第四节　药品的鉴别

一、概述

药品的鉴别试验是根据药品的组成、分子结构和理化性质，采用化学、物理化学或生物学方法来判断药品的真伪。《中国药典》和世界各国药典所收载的药品项下的鉴别试验方法，均为用来证实储藏在有标签容器中的药品是否为其所标示的药品，而不是对未知物进行定性分析。它是药品质量检验中的首项工作，只有在药品鉴别无误的情况下，进行药品的杂质检查、含量测定等分析才有意义。这些试验方法虽有一定的专属性，但不足以确证其化学结构，因此不能用以鉴别未知物。化学药物的结构确证不同于药物鉴别试验，其主要任务是确认所制备的原料药结构是否正确，适用于未知化合物的鉴别或目标对象的结构确认。

（一）药品鉴别的特点

药品鉴别的特点：药品鉴别是已知药品的确证试验；药品鉴别是个项分析，它仅是系统试验的一部分；鉴别制剂时，须考虑赋形剂和其他有效成分之间的相互干扰；对某一药品须综合分析试验结果，方可做出判断。

（二）药品鉴别的内容

药品的鉴别试验通常包括性状和鉴别两方面的内容。药品的性状通常反映药品特有的物理性质。一般的鉴别试验均是以某些类别药品的共同化学结构和其理化性质为依据，通过化学反应来鉴别其药品的真伪，以区别不同类别的药品。专属鉴别试验是确证某一药物的依据，是在一般鉴别试验的基础上，利用各种药品的化学结构的差异来鉴别药品，以区别同类药品或具有相同化学结构部分的各个药品单体，达到最终确证药品的目的。

（三）鉴别试验的灵敏度

鉴别试验的灵敏度是指在一定的条件下，在尽可能稀释的溶液中检测出最少量的供试品。此反应对这一要求所能满足的程度称为反应的灵敏度。如果鉴别试验的灵敏度越高，则所需要的药品量就越少。

需要指出的是，反应的灵敏度与分析方法、观察方式、反应条件及操作人员的技能等因素有关。

在药品分析工作中，通常可采取以下措施来提高反应的灵敏度：①降低沉淀的溶解度；②使反应产生的颜色易于识别；③改进观测方法。

二、鉴别方法

药物鉴别方法要求专属性强、耐用性好、灵敏度高、操作简便及快速。化学药物常用鉴别方法包括化学法、光谱法、色谱法、显微鉴别和生物学法。原料药的鉴别试验常用的方法有化学反应法、色谱法和光谱法。光学异构体药物的鉴别应具有专属性。对一些特殊品种，如可采用粉末 X 射线衍射方法鉴别晶型。制剂的鉴别试验，方法要求同原料药，但应排除制剂中辅料的干扰，有些制剂主药含量非常少，必须采用灵敏度高的方法，如色谱法等。

（一）化学鉴别法

化学鉴别法必须具有反应迅速、现象明显的特点才有实用价值，至于反应是否完全则不是最重要的。在研究结构相似的系列药物时，应注意与可能存在的结构相似的化合物的区别，并要进行试验验证。其包括测定生成物的熔点，在适当条件下产生颜色、荧光或使试剂褪色，发生沉淀反应或产生气体。

1. 呈色反应鉴别法

呈色反应鉴别法系指供试品溶液中加入适当的试剂溶液，在一定条件下进行反应，生成易于观测的有色产物。在鉴别试验中最为常用的反应类型如下。

（1）三氯化铁呈色反应

具有此反应的药品，一般都含有酚羟基或水解后产生酚羟基。如阿司匹林溶液加三氯化铁试液，即显紫堇色；羟丁酸钠的水溶液，加三氯化铁试液 3~5 滴，即显红色。

（2）异羟肟酸铁反应

具有此反应的药品一般多为芳酸及其酯类、酰胺类。如氯贝丁酯碱水解后与盐酸羟胺生成异羟肟酸盐，在弱酸性条件下加三氯化铁试液，即呈紫色的异羟肟酸铁；联苯双酯碱水解后与盐酸羟胺生成异羟肟酸盐，在弱酸性条件下加三氯化铁试液，即呈暗紫色的异羟肟酸铁。

（3）茚三酮呈色反应

具有此反应的药品，一般在其化学结构中含有脂肪氨基。如硫酸庆大霉素溶液加 0.1%茚三酮的水饱和正丁醇溶液与吡啶，在水浴中加热即呈紫蓝色；羧甲司坦水溶液，加茚三酮试液数滴，加热，溶液即显紫色。

（4）重氮化偶合显色反应

具有此反应的药品，一般都有芳伯氨基或能产生芳伯氨基。如对乙酰氨基酚在稀盐酸溶液中，与亚硝酸钠试液进行重氮化反应，生成的重氮盐与碱性 β-萘酚试液即显红色。

（5）其他呈色反应

如盐酸氯米帕明滴加硝酸数滴，即显深蓝色；硝西泮甲醇溶液加氢氧化钠试液两滴，溶液即显鲜黄色；桂利嗪加 2%甲醛硫酸溶液数滴，即显红色；联苯双酯加变色酸试液数滴，置于水浴中加热片刻，即显紫色。

2. 沉淀生成反应鉴别法

沉淀生成反应鉴别法系指供试品溶液中加入适当的试剂溶液，在一定条件下进行反应，生成不同颜色的沉淀，有的具有特殊的沉淀性状。常用的沉淀反应如下。

（1）与重金属离子的沉淀反应

在一定条件下，药品和重金属离子反应，生成不同形式的沉淀。如维生素 C 取适量置于试管中加水溶解，加硝酸银试液，即产生黑色银沉淀；磺胺醋酰钠取适量加水溶解，加硫酸铜试液，即生成蓝绿色的沉淀；葡萄糖水溶液，缓缓滴入微温的碱性酒石酸铜试液中，即生成氧化亚铜的红色沉淀；葡萄糖酸亚铁水溶液，加铁氰化钾试液，生成暗蓝色沉淀。

（2）与硫氰酸铬铵的沉淀反应

这类药品多为生物碱及其盐，具有芳香环的有机碱及其盐。如盐酸尼卡地平加适量甲醇溶解，加硫氰酸铬铵试液，即生成粉红色沉淀；氯化琥珀胆碱在酸性条件下，加硫氰酸铬铵试液，生成淡红色沉淀。

（3）其他沉淀反应

如替硝唑在酸性条件下，与三硝基苯酚试液生成黄色沉淀；牛磺酸适量加水溶解后，加二氯化汞试液，逐滴加氢氧化钡试液，即产生白色沉淀，继续加氢氧化钡试液，沉淀变为黄色；盐酸金刚烷胺在盐酸条件下，滴加硅钨酸试液，即析出白色沉淀；盐酸美西律水溶液加碘试液数滴，即生成棕红色沉淀。

（3）荧光反应鉴别法

常用的荧光发射形式有以下四种类型。

①药品本身可在可见光下发射荧光。如马来酸麦角新碱的水溶液显蓝色荧光，维生素 B_2 水溶液在透射光下有强烈的黄绿色荧光。

②药品溶液加硫酸使呈酸性后，在可见光下发射荧光。如甲睾酮加硫酸-乙醇溶解，即显黄色，并带有黄绿色荧光。

③药品和溴反应后，遇可见光可发射出荧光。

④药品和间苯二酚反应，经加热可发射出荧光。如糖精钠与间苯二酚反应，显绿色荧光。

（4）气体生成反应鉴别法

①大多数的胺（铵）类药品、酰脲类药品及某些酰胺类药品，可经强碱处理后，加热，产生氨气。如天冬酰胺加 10%氢氧化钠溶液微热至沸，产生的蒸气能使湿润的红色石蕊试纸变蓝色，并有氨臭。

②化学结构中含硫的药品，可直接加热或经强酸处理后加热，产生硫化氢或二氧化硫气体。如升华硫经燃烧时火焰为蓝色，并有二氧化硫的刺激性臭气；盐酸吡硫醇经直火缓缓加热，即产生硫化氢的臭气。

③含碘有机药品，经直火加热，可生成紫色碘蒸气。如泛影酸小火加热，即分解产生紫色的碘蒸气；盐酸胺碘酮在硫酸条件下，微热，即产生碘的紫色蒸气。

④含乙酸酯和乙酰胺类药品，经硫酸水解后，加乙醇可产生乙酸乙酯的香

味。如乙酰唑胺加乙醇与硫酸，经加热，即产生乙酸乙酯的香气。

（5）测定生成物的熔点

该方法操作烦琐、费时，应用较少。如苯巴比妥钠的鉴别：取本品约 0.5 g，加水 5 ml 溶解后，加稍过量的稀盐酸，即析出白色结晶性沉淀，过滤；沉淀用水洗净，在温度 105℃ 干燥后，依法测定，熔点为 174℃ ~ 178℃。

（二）光谱鉴别法

1. 紫外光谱鉴别法

多数有机药物分子中含有能吸收紫外可见光的基团而显示特征吸收光谱，可作为鉴别的依据。但吸收光谱较为简单，曲线形状变化不大，用作鉴别的专属性远不如红外光谱。具体方法如下。

（1）测定最大吸收波长，或同时测定最小吸收波长。

（2）规定一定浓度的供试液在最大吸收波长处的吸收度。

（3）规定吸收波长和吸收系数法。

（4）规定吸收波长和吸收度比值法。

（5）经化学处理后，测定其反应产物的吸收光谱特性。

以上方法可以单个应用，也可几个方法结合起来使用，以提高方法的专属性。如地蒽酚的紫外鉴别：取本品溶液，于 200~400 nm 的波长范围内测定吸光度，在 257nm、289 nm 和 356 nm 的波长处有最大吸收。在 257 nm 与 289 nm 处的吸光度比值应为 1.06 ~ 1.10，在 356 nm 与 289 nm 处的吸光度比值应为 0.90~0.94。

2. 红外光谱鉴别法

红外光谱法是一种专属性很强、应用较广的鉴别方法，主要适用于组分单一、结构明确的原料药，特别适合于用其他方法不易区分的同类药物，如磺胺类、甾体激素类、半合成抗生素类药物。如阿莫西林红外鉴别：取本品，经干燥后用溴化钾压片法测定，所得图谱与阿莫西林对照品的图谱一致。

3. 近红外光谱法

通过测定被测物质在近红外谱区 750~2500 nm（12800~4000 cm^{-1}）的特征光谱并利用适宜的化学计量学方法提取相关信息后，对被测物质进行定性、定量分析的一种分析技术。

4. 原子吸收法

利用原子蒸气可以吸收由该元素作为阴极的空心阴极灯发出的特征谱线，根据供试溶液在特征谱线处的最大吸收和特征谱线的强度减弱程度可以进行定性、定量分析。如氯化锌注射液的鉴别：按氯化锌注射液含量测定项下方法配制的对照液和供试液，以水为空白进行原子吸收测定，在锌的发射波长 213.8 nm 处应有最大吸收。

5. 磁共振法

磁共振（NMR）法是利用原子核的物理性质，结合先进电子和计算机技术，用于各种分子物理和化学结构的研究。NMR 可以检测的原子很多，最常用的是^{1}H-NMR，其光谱中的化学位移 δ、偶合常数、弛豫时间均是检定化合物结构的重要参数，峰面积和峰高可直接用于被测组分定量。基于超导强磁场的多脉冲 FT-NMR 技术，尤其是二维 NMR 技术的开发应用，显著提高了检测灵敏度，使^{1}H-NMR 和^{13}C-NMR 谱相互关联，可获得关于分子骨架、构型及构象等直接信息，如亚硝酸戊酯可采用 NMR 法鉴别，亚硝酸戊酯是 3-甲基-1-丁醇和 2-甲基-1-丁醇的亚硝酸异戊酯混合物。

按照含量测定项下的 NMR 定量测定法记录 NMR 谱，以四甲基硅烷的单峰化学位移值（δ）为 0×10^{-6}，在 δ 约为 1×10^{-6} 处应显示甲基质子的双重峰，在 δ 约为 4.8×10^{-6} 处应显示亚硝基 α 位的亚甲基质子的多重峰。

6. 质谱法

质谱法是将被测物质离子化后，在高真空状态下按离子的质荷比（m/e）大小分离，实现物质成分和结构分析的方法。质谱图通过离子谱峰及相互关系，提供与分子结构有关的信息。质谱信息是物质的固有特征之一，可以利用质谱进行定性分析。如果一个中性分子丢失或得到一个电子，则分子离子的质荷比与该分子的质量数相同，使用高分辨率质谱可以得到离子的精确质量数，然后计算出该化合物的分子式。分子离子的各种化学键发生断裂后形成碎片离子，由此可推断其裂解方式，得到相应的结构信息。质谱法可广泛用于药物的定性鉴别和定量测定。

质谱法常用的鉴别方式为用准分子离子峰确认化合物，进行二级质谱扫描，推断结构化合物断裂机制，确定碎片离子的合理性，并结合其他相关信息，推测化合物分子结构。

7. X射线粉末衍射法

X射线是波长为0.01~1 nm的电磁波。X射线可以产生衍射。一束准直的单色X射线照射旋转单晶或粉末晶体时，便发生衍射现象，发生衍射条件应符合布拉格方程：$2d_{hkl}\sin\theta = n\lambda (n = 1, 2, 3...)$；$d_{hkl} = n\lambda/\sin\theta$，式中，$d_{hkl}$为晶面间距；$hkl$为晶面指数，即晶面与晶轴截距的倒数之比，也叫米勒指数（Miller indices）；θ为掠射角。

衍射极大点（或线）间的距离及其相对强度可用于结晶物质的定性或定量分析。其中X射线粉末衍射用于结晶物质鉴别和纯度检查，X射线单晶衍射主要用于分子量和晶体结构的测定。如硫酸氯吡格雷晶型的X射线衍射鉴别，不同厂家生产的硫酸氯吡格雷存在A、B两种晶型，须建立其晶型的鉴别方法。

（三）色谱鉴别法

色谱鉴别法是利用不同物质在不同色谱条件下，产生的特征色谱行为（R_f值或保留时间）进行的鉴别试验。通常采用与对照品（或经确证的已知药品）在相同的条件下进行色谱分离，并进行比较，根据两者的保留行为和检测结果是否一致来验证药品的真伪。常用的方法有薄层色谱法、高效液相色谱法和气相色谱法。

1. 薄层色谱法

薄层色谱（TLC）鉴别法对斑点颜色、位置与大小方面做了明确规定，供试品与同浓度对照品溶液颜色（或荧光）和位置（R_f值）应一致，斑点大小应大致相同；供试品与对照品等体积混合，应显示单一，斑点紧密，或供试品溶液的主斑点与上述混合溶液的主斑点的颜色和位置一致，大小相似；选用与供试品化学结构相似药物对照品或杂质对照品，两者的比移值应不同；上述两种溶液等体积混合，应显示两个清晰分离的斑点。如硫酸阿米卡星的薄层色谱法鉴别试验：取本品与硫酸阿米卡星标准品适量，分别加水制成每1 ml中约含5 mg的溶液，吸取上述两种溶液各2 μl，分别点于同一硅胶H薄层板上，以三氯甲烷-甲醇-浓氨溶液-水（1：4：2：1）为展开剂，展开，晾干，喷以0.2%茚三酮的水饱和正丁醇溶液，在100℃加热10 min，供试品溶液所显主斑点的颜色和位置应与标准品溶液主斑点的颜色和位置相同。

2. 高效液相色谱法和气相色谱法

一般按供试品含量测定项下的色谱条件进行试验，要求供试品与对照品色谱峰的保留时间应一致。

(四) 显微鉴别法

显微鉴别法主要用于中药及其制剂的鉴别，通常采用显微镜对药材的（饮片）切片、粉末、解离组织或表面制片，以及含饮片粉末的制剂中饮片的组织、细胞或内含物等特征进行鉴别。鉴别时选择有代表性的供试品，根据各品种鉴别项的规定制片，制剂根据不同剂型适当处理后制片。

(五) 生物学法

生物学法就是利用药效学和分子生物学等有关技术来鉴别药物品质的一种方法，其主要用于抗生素、生化药物及中药的鉴别。生物学法通常分为生物效应鉴别法和基因鉴别法两大类。生物学法在用于效价测定的同时亦可用于定性鉴别。如缩宫素的鉴别，可采用缩宫素生物检定法测定，应有子宫收缩反应。

三、鉴别试验的条件

鉴别试验的目的是判断药品的真伪，它是以所采用的化学反应或物理特性产生的明显的、易于察觉的特征变化为依据的。因此，鉴别试验必须在规定的条件下完成，否则将会影响试验结果的判断。影响鉴别反应的因素主要有被测药品浓度、溶液的温度、pH、反应时间、试剂用量和共存的干扰物质等。

(一) 供试品的浓度和温度

在鉴别试验中加入的各种试剂一般是过量的，溶液的浓度主要是指被鉴别药品的浓度。鉴别试验一般多采用观察化学反应现象，如产生沉淀颜色变化、产生特殊气味等，或测定各种光学参数（最大吸光度、最小吸光度、吸收系数）的变化来判定结果。药品的浓度将直接影响上述参数的变化，因此必须严格规定。

温度对化学反应的影响很大，一般温度每升高10℃，可使化学反应速度增加2~4倍。但温度的升高也可使某些生成物分解，导致颜色变浅，甚至观察不到阳性结果。

另外，试验时间也是影响结果判断的因素之一。有机化合物的化学反应与无机化合物不同，一般反应速度较慢，达到试验结果需要一定的时间。这主要是因为有机化合物是以共价键相结合，化学反应能否进行，依赖于共价键的断裂和新价键形成的难易程度，需要一定的反应时间和条件。同时在化学反应过程中，存在许多中间阶段，有时甚至需要加入催化剂才能使反应进行。因此，要使鉴别反应完成，需要一定时间。

（二）供试品的酸碱度

许多鉴别反应都需要在一定酸碱度的条件下才能进行。溶液酸碱度的作用，在于能使各反应物有足够的浓度处于反应活化状态，使反应生成物处于稳定和易于观测的状态。如果供试品的酸碱度不能满足所选用的试验条件，应规定其调整酸碱度的方法，使之符合试验要求，以获得最佳的试验结果。

另外，在鉴别试验中如有药品结构中的其他部分或药品制剂中其他组分参与反应，则会干扰鉴别试验结果的现象观测，影响对试验结果做出正确的判断。为此，也可通过调节供试品溶液的酸碱度，去除干扰成分的影响，以保证试验结果的可信度。

四、鉴别试验的方法学验证

鉴别的目的在于判定被分析物是目标化合物，而非其他物质。因此，用于鉴别的分析方法要求具有较强的专属性。鉴别试验一般要对方法进行专属性和耐用性验证。

（一）专属性

鉴别试验的专属性是指在其他成分存在的情况下，采用的鉴别方法能否正确地鉴别出被测物质的特性。专属性试验要求证明能与可能共存的物质或结构相似化合物做区分，须确证含被分析物的供试品呈正反应，而不含被测成分的阴性对照呈负反应，结构相似或组分中的有关化合物也应呈负反应。由于每一种鉴别方法都存在一定局限性，所以鉴别试验一般采用两种以上不同类型的方法，如化学法和 HPLC 法。对异构体药物应有专属性更强的鉴别试验，如色谱法。

（二）耐用性

鉴别试验的耐用性是指在条件发生小的变动时，测定结果受到的影响程度。只有当测定条件有小的变动而不影响测定结果才行。

第二章　药品检验前准备

第一节　对照品与样品管理

一、能对样品正确取样

(一)取样原则

每批须检验的样品都应按批进行取样，取样量和取样件数应符合恰当的标准。

表 2-1　取样的基本原则

取样件数（N）	取样要求	举例
$1 < N \leqslant 3$	每件取样	—
$3 < N \leqslant 300$	按 $\sqrt{N} + 1$ 件的原则进行取样	件数为 10，取样件数为 $\sqrt{10} + 1 = 4.162$，则取 5 件
$N > 300$	按 $\sqrt{N}/2 + 1$ 件的原则进行取样	件数为 400，取样件数为 $\sqrt{400}/2 + 1 = 11$，则取 11 件

若一次接收的同一批号样品是均匀的，则可从此批样品的任一部分进行取样。

若样品不具有物理均匀性，则需要使用特殊的取样方法取出有代表性的样品。可以根据样品的性质，采用经过验证的措施，在取样前，恢复样品的均匀性。

(二)取样器具的要求

样品按状态分类，一般分为固体和液体。

各种移液管、小杯、烧杯、长勺、漏斗等可用于低黏度的液体。高黏度的液体可用适宜的惰性材料制成的取样器具。粉末状与粒状固体可用刮铲、勺、取样钎等取样。

取样辅助工具包括包装开启工具、除尘设备、重新封口包装的材料等。必要时，取样前应清洁待取样的包装。

所有工具和设备应由惰性材料制成且能保持洁净。使用后应充分清洗、干燥，并存放在清洁的环境里，必要时，使用前用水或适当的溶剂淋洗、干燥。所有工具和设备都必须有书面规定的清洁规程和记录。应证明取样工具的清洁操作规程是充分有效的。

（三）取样操作规范

取样应有书面操作规程，至少包含取样方法、所用器具、样品量、分样的方法、存放样品容器的类型和状态、样品容器的标志、取样注意事项（尤其是无菌或有害物料的取样，以及防止取样过程中污染和交叉污染的注意事项）、贮存条件、取样器具的清洁方法和贮存要求、剩余物料的再包装方式。

1. 人员的规范

（1）取样人员应经过相应的取样操作培训，并充分掌握所取物料与产品的知识，以便能安全、有效地工作。

（2）取样时应穿着符合相应防护要求的服装，预防污染物料和产品，并预防取样人员因物料和产品受到伤害。

2. 物料取样员接到取样通知后，做好以下准备工作

（1）根据请验单的品名、数量计算取样样本数，每件近似平均取样（取样的基本原则见表2-1）。

（2）准备清洁干燥的取样器、样品盛放容器和辅助工具前往规定地点取样。

（3）取样前应先进行现场核对。核对内容包括物料名称、批号、件数、数量、规格、生产厂家等。核对外包装的完整性，无破损、无污染，密闭。如有铅封，轧印必须清楚，无启动痕迹。

（4）按取样原则随机抽取规定的样本件数，清洁外包装后移至合适的场所取样。

（5）根据待取样品的状态和检验项目不同采取不同的取样方法。

①固体样品需要从包装的上、中、下多个部位进行取样，放入样品盛放容

器，使样品具有代表性。

②液体样品用专用的取样器具进行抽取，放入洁净的样品盛放容器。分层的液体可以通过搅拌解决均匀性问题，液体中的沉淀可以通过温和的升温与搅动溶解。

（6）取样结束后，封好已打开的样品包件，每一包件上贴上取样证。

3. 产品取样

（1）取样容器准备

准备好相应的取样容器（如聚乙烯袋、聚乙烯瓶等）。

（2）执行取样

随机取样原则，同时需要确保抽取的样品按比例地代表同一批次总体的不同部分或一个非均匀样品总体的不同属性，以确保样品具有代表性。样品须被放置在密封的容器中进行保存，并贴好样品标志。

4. 取样记录

取样人员应填写取样记录，记录中至少应包括品名、批号、规格、总件数、取样件数、取样量、分样量、取样地点、取样人、取样日期等内容。已取样的物料和产品的外包装上应贴上取样标志，标明取样量、取样人和取样日期。样品的容器应当贴有标签，注明样品名称、批号、取样日期、取样人等信息。

5. 取样的异常处理

取样时，取样人员需要对物料和产品的外包装及外观进行现场检查，需要检查核对标签，如品名、生产日期和有效期等信息。如果发现不符合的现场，取样人员应立即停止取样，将观察到的不符合现场记录在取样记录中，并通知到质量管理相关部门进行调查处理，调查可与采购人员和供应商（或生产商）一起进行。

6. 包装

取样结束后，被取样的包装容器上应贴上取样标签，并选用合适方式密封（如将桶装物料的内层塑料袋扎紧后封好桶盖），使贮存阶段内容物产品质量受损风险降至最低。

二、对照品的生命周期管理

（一）国家标准物质的分级与分类

1. 分级

（1）一级国家药品标准物质

具有很好的质量特性，其特征量值采用定义法或其他精准、可靠的方法进行计量。

（2）二级国家药品标准物质

具有良好的计量特性，其特征量值采用准确、可靠的方法或直接与一级标准物质相比较的方法进行计量。

2. 分类

国家标准物质可分为标准品、对照品、对照提取物、对照药材、参考品。

企业如须自制工作标准品或对照品，应当建立工作标准品或对照品的质量标准，以及制备、鉴别、检验、批准和贮存的操作规程，每批工作标准品或对照品应当用法定标准品或对照品进行标化，并确定有效期，还应当通过定期标化证明工作标准品或对照品的效价或含量在有效期内保持稳定。此外，标化的过程和结果应当有相应的记录。

（二）来源、接收与储存

1. 来源

候选标准品、对照品及参考品应从正常工艺生产的原料中选取一批质量满意的产品或从中药材（含饮片）中提取获得。

候选对照提取物应从基原明确的中药材（含饮片）或其他动植物中提取获得。

候选对照药材应从基原和药用部位明确的中药材获得。

标准品、对照品可以从中国药品生物制品检定所或国外法定认可机构采购或企业自制。

2. 接收

质量控制部门应安排专人负责接收和管理标准品、对照品并建立标准品、对照品接收记录。接收标准品、对照品时对于有特殊储存要求（如温度）的标准品、对照品应该立即存放到符合要求的环境中。标准品、对照品负责人在接收时应该检查标准品、对照品名称、批号、数量、有效期、说明书等信息，并将其记录在标准品接收记录中。

接收时应检查并注意以下信息。

（1）标准品或对照品应当有适当的标志，内容至少包括名称、批号、制备日期（如有）、有效期（如有）、首次开启日期、含量或效价、贮存条件；国家药品标准物质的说明书除提供标签所标明的信息外，还应提供有关国家药品标准物质的组成、结构、来源等信息，必要时应提供对照图谱。

（2）标准品、对照品均有明确的标志和说明书。标签中应该至少包含标准品的名称、批号、纯度、制备日期、有效期或复标期和贮存条件等，如有必要，还应包括数量、处理指南、安全指南等信息。

（3）对照品溶液也应有明确的标志，标签中应该包含标准溶液名称、配制人、配制日期和溶液有效期。为了便于标准溶液使用的追踪，标准品溶液标签中还应定义标准溶液的编号，编号的形式可以根据情况由使用单位自行定义，实验记录中应能体现对照品溶液的编号。

3. 储存

国家药品标准物质的储存条件根据其理化特性确定，应根据标准品、对照品的特性决定其储存条件，一般分为冷冻储存、冷藏储存，还有一些性质比较稳定的，只需要储存于常温环境中即可。需要注意：①从标准品、对照品稳定性角度来说，对标准品、对照品最好的储存方法是将其分装成合适的小包装单独标示进行储存；②一般情况，标准品、对照品的储存条件需要符合标签或说明书上的要求；③除另有规定外，国家药品标准物质一般在室温条件下储存，国外药品标准物质一般在2℃~8℃保存。

（三）使用与处置

1. 使用

（1）使用范围

国家药品标准物质供执行国家法定药品标准使用，包括校准设备、评价测量方法或者对供试药品进行鉴别或赋值等。国家药品标准物质所赋量值只在规定的用途中使用有效。如果作为其他目的使用，其适用性由使用者自行决定。

（2）使用频次要求

国家药品标准物质单元包装一般供一次使用，标准物质溶液应临用前配制。否则，使用者应证明其适用性。

（3）使用程序要求

使用单位应该有标准操作规程对标准品、对照品的储存、处置和分发等流程进行规定。标准操作规程中应该规定有正确的处置方式、文件的处理。

使用具体注意事项如下几点。

①在领用标准品、对照品前，需要注意标准品、对照品的适用范围，比如定量、定性、市场等信息，需要根据实际使用需求及标准品适用范围进行选择。

②首次开启者应该在标签上注明首次开启日期，并签名、签日期。

③对于不在室温储存的标准品、对照品还应规定从储存区域取出后恢复至室温的时间，恢复后方可进行称量等操作。

④注意标签是否含有使用前须另行操作的信息：是否需要在称量使用前干燥，是否需要重新测定标准品、对照品的干燥失重或者有其他应规定的流程，最后还应规定用于计算的数值。

⑤对于企业自制工作对照品，对有效期的定义应有科学合理的说明，如基于稳定性考察数据（有国家对照品或使用稳定性得到验证的对照品作为内标物质进行验证）。

2. 处置

标准品、对照品或对照品溶液超过有效期后应作废处理不得使用，建立相应的作废处理流程，比如标准品、对照品可按活性成分进行废弃处理，并且需要符合 EHS 法规要求。废弃时记录处理标准品、对照品的名称、批号、数量（重量）、处理人及日期。

三、正确管理试剂

（一）试剂的分类

试剂一般按用途分为通用试剂、高纯试剂、分析试剂、仪器分析试剂、临床诊断试剂、生化试剂、无机离子显色剂试剂等。

1. 根据纯度分类

一般常用化学试剂根据纯度的不同，可以分为基准试剂（PT）、优级纯

（GR）、分析纯（AR）、化学纯（CP）。

2. 根据理化性质分类

一般常用化学试剂根据理化性质的不同，可以分为固体试剂、液体试剂、酸性试剂、碱性试剂、氧化性试剂、还原性试剂等。

（二）试剂的贮藏

试剂的贮藏根据其性质遵循分类贮藏的原则，如果试剂瓶上有明确的贮藏条件要求，必须遵照执行。此外，固体试剂与液体试剂需要分开贮藏，酸性试剂与碱性试剂需要分开贮藏，氧化性试剂需要与还原性试剂分开贮藏。

部分试剂除去根据性质分类贮藏外，还须满足其自身对环境的要求，一些条件说明如下。

1. 遮光

用不透光的容器包装，例如棕色容器或黑色包装材料包裹的无色透明、半透明容器。

2. 避光

避免日光直射。

3. 密闭

将容器密闭，以防止尘土及异物进入。

4. 密封

将容器密封，以防止风化、吸潮、挥发或异物进入。

5. 熔封或严封

将容器熔封或用适宜的材料严封，以防止空气与水分的侵入并防止污染。

6. 阴凉处

不超过20℃。

7. 凉暗处

避光并不超过20℃。

8. 冷处

2℃～10℃。

9. 常温（室温）

10℃～30℃。

（三）试剂的使用规范

1. 试剂的选择

根据使用目的不同需要选择不同纯度级别的试剂，具体要求如下。

（1）标定滴定液用基准试剂。

（2）制备滴定液可采用分析纯或者化学纯试剂，但不经标定直接按称重计算浓度者，则应采用基准试剂。

（3）制备杂质限度检查用的标准溶液，采用优级纯或分析纯试剂。

（4）制备一般试液与缓冲液等可采用分析纯或化学纯试剂。

2. 检查试剂

在选定符合要求级别的试剂后，使用前还需要确认试剂的保存状态是否良好，标准如下。

（1）如果发现固体试剂存在吸潮、结块、变质等现象时，则不能继续使用。

（2）如果发现液体试剂有混浊、发霉、沉淀或变色等现象时，则不能继续使用。

3. 试剂使用有效期的管理

实验室用到的所有试药和试剂，都应该有合理的有效期。对于采购的试药和试剂，应该遵守生产厂家规定的有效期。对于生产厂家没有规定有效期的试剂，使用单位可以根据合理的科学依据规定试剂的有效期。一般来说，对于化学性质稳定的试药自开瓶之日起最长推荐有效期不应超过 5 年（不得超过生产厂家规定的有效期）。

4. 试剂报废

实验室试剂的报废应根据不同的特性，存放在不同的容器中，并粘贴标签，注明报废试剂的类型（或对照不同类型规定不同颜色标签）。实验室应该制定相应的试剂报废处理流程，根据不同的试剂特性和相应的法规要求制定相应的报废流程。

（四）试剂的安全规范

1. 试剂危险性的识别

试剂试药的使用企业的安环部门，需要建立所有需要的试剂的安全周知卡，并存放于相应的使用现场。任何人员在使用试剂前均须阅读相关的安全周知卡，确定所用试剂的危险性及相关的防护措施。

2. 安全周知卡的主要内容

（1）化学品及企业标志

化学品及企业标志主要包括化学品名称，企业名称、地址、相关电话，生效日期等。

（2）成分/组成信息

成分/组成信息包括有害成分、浓度、辅助识别码（如 CAS 号）。

（3）危险性概述

危险性包括危险性类别（如盐酸为酸性腐蚀品）、侵入途径（如吸入、食入、皮肤接触）、健康危害（侵入人体对健康的危害）、环境危害、燃爆危险。

（4）急救措施

通过各种侵入途径与人体接触后的紧急处理措施（如盐酸的皮肤接触，应立即脱去污染的衣着，用大量流动清水冲洗至少 15min，然后及时就医）。

（5）消防措施

消防措施介绍了试剂在消防上的安全隐患、燃烧的有害产物、灭火方式。

（6）泄漏应急处理

泄漏应急处理介绍了试剂泄漏后的处置措施（分为大量泄漏与小量泄漏）。

（7）操作处置与存储

操作处置与存储包括使用的注意事项（人员、防护、环境、设备、运输）、存储的条件及注意事项。

（8）接触控制/个体防治

接触控制/个体防治主要包括工程条件控制（以盐酸为例，需要通风、淋浴、洗眼等设备）、呼吸系统防护（以盐酸为例，可能接触烟雾时需要佩戴自吸过滤式防毒面具，实验室少量使用时需要佩戴一次性口罩）、眼睛防护（以盐酸为例，需要佩戴防护眼镜）、手防护（以盐酸为例，戴橡胶耐酸碱手套）、身体防护（以盐酸为例，需要穿白大褂）。

（9）理化特征

理化特征主要包括外观与性状、熔点、沸点、相对蒸气密度、闪点、爆炸上限、引燃温度等。

（10）稳定性和反应活性

稳定性和反应活性包括稳定性、禁配物、分解产物、聚合危害、避免接触的条件（指不能接触的物质）。

（11）毒理学资料

毒理学资料主要包括急性毒性、刺激性、致畸性、生殖毒性、致敏性等。

（12）生态学资料

生态学资料包括生态毒性、生物降解性、非生物降解性、其他有害作用。

（13）废弃处理

废弃处理包括废弃物性质、废弃注意事项、废弃处置方法。

（14）运输信息

运输信息主要包括危险货物编号、包装标志、包装类别、包装方法、运输注意事项。

3. 自身防护

使用试剂试药前需要仔细阅读相应的安全周知卡，按照要求进行自身的防护（如穿戴防护眼镜、防护服、相应的手套、口罩等）。

第二节　溶液的配制技术

一、标准溶液配制技术

（一）标准溶液按配制方法的分类

标准溶液配制方法包括直接法和间接法。

1. 直接法

直接法即准确称取试剂，溶解后定容至一定体积。

2. 间接法

间接法即先配制成近似需要的浓度，再用标准溶液来进行标定。

（二）标准溶液按用途的分类

标准溶液按用途分为滴定液、杂质限度检测用的标准溶液、标准缓冲液和标准比色液。

1. 滴定液

在容量分析中用于滴定被测物质含量的标准溶液，具有准确的浓度（取4位有效数字），直接法或间接法配制。用直接法配制时应采用基准试剂；用间接法配制时应采用分析纯或化学纯试剂，再用基准试剂或滴定液标定浓度。滴定液的浓度以"mol/L"表示，浓度值与其名义值之比称为"F"值，常用于容量分析中的计算。

2. 杂质限度检测用的标准溶液

直接法配制，应采用分析纯或优级纯试剂配制。

3. 标准缓冲液

pH计算校准用的标准缓冲液，直接法配制。应采用pH基准试剂和新沸并放冷的纯化水配制，杂质限度检测用的标准溶液，即先配制成近似需要的浓度，再用标准溶液来进行标定。

4. 标准比色液

用于溶液颜色检测法，直接法或间接法配制。用直接法配制时应采用基准试剂；用间接法配制时应采用分析纯或化学纯试剂，再用滴定液测定浓度，根据测定结果添加稀释液，调整至所需浓度。

以下内容围绕滴定液相关要求进行阐述。

（三）滴定液的配制规范

（1）所用溶剂"水"，系指蒸馏水或去离子水。

（2）采用间接配制法时，溶质与溶剂的取用量均应根据规定量进行称取或量取，并且制成后滴定液的浓度值应为其名义值的0.95~1.05；如在标定中发现其浓度值超出其名义值的0.95~1.05范围时，应加入适量的溶质或溶剂予以调整。当配制量大于1000 ml时，其溶质与溶剂的取用量均应按比例增加。

（3）采用直接配制法时，其溶质应采用"基准试剂"，并按规定条件干燥至恒重后称取，取用量应为精密称定（精确至4~5位有效数字），并置于1000 ml量瓶中，加溶剂溶解并稀释至刻度，摇匀。

（4）配制浓度等于或低于 0.02 mol/L 的滴定液时，除另有规定外，应于临用前精密量取浓度等于或大于 0.1 mol/L 的滴定液适量，加新沸过的冷水或规定的溶剂定量稀释制成。

（5）配制成的滴定液必须澄清，必要时可过滤；并按各该滴定液项下的［贮藏］条件贮存，经标定其浓度后方可使用。

（四）滴定液的标定规范

（1）工作中所用分析天平、滴定管、量瓶和移液管等，均应经过检定合格；其校正值与原标示值之比的绝对值大于 0.05% 时，应在计算中采用校正值予以补偿。

（2）标定工作宜在室温（10℃~30℃）下进行，并应在记录中注明标定时的室内温度及湿度。

（3）所用基准物质应采用"基准试剂"，取用时应先用玛瑙乳钵研细，并按规定条件干燥，置于干燥器中放冷至室温后，精密称取（精确至 4~5 位有效数字），有吸湿性的基准物质宜采用"减量法"进行称重。如系以另一已标定的滴定液作为标准溶液，通过"比较"进行标定，则该另一已标定滴定液的取用应为精密量取（精确至 0.01 ml），用量除另有规定外应等于或大于 20 ml，其浓度亦应按药典规定准确标定。

（4）根据滴定液的消耗量选用适宜容量的滴定管；滴定管应洁净，玻璃活塞应密合旋转自如，盛装滴定液前，应先用少量滴定液淋洗 3 次；盛装滴定液后，宜用小烧杯覆盖管口。

（5）标定中，滴定液宜从滴定管的起始刻度开始；滴定液的消耗量，除另有特殊规定外，应大于 20 ml，读数应估计到 0.01 ml。

（6）标定中的空白试验，系指在不加供试品或以等量溶剂替代供试液的情况下，按同法操作和滴定所得的结果。

（7）标定工作应由初标者（一般为配制者）和复标者在相同条件下各做平行试验 3 份，各项原始数据经校正后，根据计算公式分别进行计算：3 份平行试验结果的相对平均偏差，除另有规定外，不得大于 0.1%；初标平均值和复标平均值的相对偏差也不得大于 0.1%；标定结果按初标、复标的平均值计算，结果取 4 位有效数字。

（8）直接法配制的滴定液，其浓度应按配制时基准物质的取用量（准确至 4~5 位有效数字）与量瓶的容量（加校正值）及计算公式进行计算，最终取 4

位有效数字。

（9）临用前按稀释法配制浓度等于或低于 0.02 mol/L 的滴定液，除另有规定外，其浓度可按原滴定液（浓度等于或大于 0.1 mol/L）的标定浓度与取用量（加校正值），以及最终稀释成的容量（加校正值）计算而得。

（五）滴定液的贮藏与使用规范

（1）滴定液在配制后应按药典规定的［贮藏］条件贮存，一般宜采用质量较好的具玻璃塞的玻璃瓶，碱性滴定液应储存于聚乙烯塑料瓶中。

（2）应在滴定液贮瓶外的醒目处贴上标签，写明滴定液名称及其标示浓度。

（3）滴定液经标定所得的浓度或其"F"值，当标定与使用时的室温相差未超过 10℃时，除另有规定外，其浓度值可不加温度补正值；但当室温之差超过 10℃时，应加温度补正值，或重新标定。

（4）当滴定液用于测定原料药的含量时，为避免操作者个体对判断滴定终点的差异而引入的误差，必要时可由使用者重新进行标定；其平均值与原标定值的相对偏差不得大于 0.1%，并以使用者复标的结果为准。

（5）取用滴定液时，一般应事先轻摇储存有大量滴定液的容器，使与黏附于瓶壁的液滴混合均匀，而后分取略多于需用量的滴定液置于洁净干燥的具玻璃塞的玻璃瓶中，用以直接转移至滴定管内，或用移液管量取，避免因多次取用而反复开启储存滴定液的大容器；倒出后的滴定液不得倒回原储存容器中，以避免污染。

（6）当需要使用通则规定浓度以外的滴定液时，应于临用前将浓度高的滴定液进行稀释后使用，必要时可参考相应滴定液的制备方法进行配制和标定。

（7）滴定液出现混浊、沉淀、颜色变化等现象时，不得再用，应重新配制。

二、供试品溶液配制技术

（一）概述

电子天平是新一代的天平，它利用电子装置完成电磁力矩补偿的调节，使物体在重力场中实现力的平衡，或通过电磁力矩的调节使物体在重力场中实现力矩的平衡。通过设定的程序，可实现自动调零、自动校正、自动显示称量结果，或将称量结果经打印机直接输出。具有性能稳定、操作简便、称量速度快、灵敏度高，以及能进行自动校正及质量电信号输出的特点。

（二）原理

1. 称量的概念

称量是一个过程，称量准确与否直接关系测定结果的准确性。

2. 偏离规定称样量可允许的范围

试验中供试品与试药等"称重"或"量取"的量，均以阿拉伯数字表示，其精确度可根据数值的有效数字来确定，如称取"0.1 g"系指称取量可为 0.06~0.14 g，称取"2 g"系指称取量可为 1.5~2.5 g，称取"2.0 g"系指称取量可为 1.95~2.05 g，称取"2.00 g"系指称取量可为 1.995~2.005 g。

（1）精密称定

精密称定指称取重量应准确至所取重量的千分之一。

（2）称定

称定指称取重量应准确至所取重量的百分之一。

3. 称量方法

称量方法指根据不同的供试品采取不同的称量方法，可分为直接称量法、减量法、增量法。

表 2-2　称量方法

项目	直接称量法	减量法	增量法
称量方法	将称量容器置于天平盘上，称量为 W_1，将须称量的样品加入称量容器中，再称量为 W_2，两次重量之差，即 $W_2 - W_1$ 为称取样品重量；如消除称量容器重量后再称重（去皮后），则显示的数值即为称取样品重量	将样品放于称量瓶（船）中（如为液体样品，则放于液体称量瓶中）置于天平盘上，称量为 W_1，然后取出所需的样品量，再称剩余样品和称量瓶（船）为 W_2，两次重量之差，即 $W_1 - W_2$ 为称取样品重量。若取出样品前天平已消零，则最后显示的负值即为称取样品的重量	将称量容器置于天平盘上，去皮，将须称量的样品加入称量容器中，直接称量为 W

项目	直接称量法	减量法	增量法
适用范围	用于粉末状或不易吸潮等样品的称取	用于因样品性质不方便用增量法称取的样品，如容易吸潮、容易挥发等样品的称取（减量法在日常使用中较为常用）	用于不易吸潮的粉末或者小颗粒等样品的称取
注意事项	选择合适的称量容器，容器加上所称取样品重量必须在天平称量范围之内；容器必须干净、干燥	称取吸湿性、挥发性或腐蚀性物品时，应加盖，且尽量快速，注意不要将被称物（特别是腐蚀性物品）洒落在称量盘上	选择合适的称量容器，容器加上所称取样品重量必须在天平称量范围之内；容器必须干净、干燥

（三）测定法

阿司匹林片（规格 50 mg、0.1 g、0.3 g、0.5 g）的含量测定。

（1）供试品溶液配制。取本品阿司匹林片 20 片，精密称定，充分研细，精密称取适量（约相当于阿司匹林 10 mg），置于 100 ml 量瓶中，加 1% 冰醋酸的甲醇溶液强烈振摇使阿司匹林溶解，并用 1% 冰醋酸的甲醇溶液稀释至刻度，滤膜过滤，取续滤液。

（2）供试品溶液的储存和处理。室温储存，并高效液相色谱法要求测定。

第三节　记录与数据管理

一、原始记录与检验报告书写

（一）记录分类

根据药品的生命周期，每批药品应当有批次记录，包括批生产记录、批包装记录、批检验记录和药品放行审核记录等与本批产品有关的记录。

药品记录根据用途有台账类、日志类、标志类、流程类、报告类等，根据载体可采用纸质、电子或混合等一种或多种形式。

（二）纸质记录的管理要求

1. 记录的设计与创建、审核与批准、印制与发放

记录的设计与创建应当便于识别、记载、收集、保存、追溯与使用；审核与批准应当明确记录文件版本的生效时间，防止无效版本的使用；印制与发放应当注意防止记录的随意替换篡改。

2. 记录记载

记录记载应当明确记载职责，不得由他人代替，并采用可长期保存、不易去除的工具或方法。原始记录应当直接记载于规定的记录文件上，不得通过非受控的载体暂写或转录。

3. 记录更改

在错误的地方画线并使原有信息仍清晰可辨，书写正确信息后签注姓名和日期，必要时应当说明更改的理由。

4. 记录归档与保存

记录的收集时间、归档方式、存放地点、保存期限与管理人员应当有明确规定，并采取适当的保存或备份措施。记录的保存期限应当符合法律法规规定。

（三）检验记录书写规范性要求

1. 检验记录书写与更改基本要求

（1）检验记录要求真实、及时、准确、完整、清晰，防止漏记和随意涂改。不得伪造和撕毁数据。

（2）记录的内容信息应能反映分析人员的实际操作，要求按照使用时间的先后顺序，防止前后冲突，不超前记录，不回忆记录。

（3）原始检验记录应使用统一印制的记录纸或者专用表格，活页文件必须系统收集并统一编号。应使用蓝黑墨水或者碳素笔书写，不得使用铅笔。检验记录应用字规范，字迹工整。

（4）常用的外文缩写（包括实验试剂的外文缩写）应符合规范。

（5）检验记录应使用规范的专业术语，计量单位应采用国际标准计量单位，有效数字的取舍应符合实验要求。

（6）打印的数据、图片等应粘贴于记录上相应位置并有操作者签名。

（7）检验记录不得随意删除、修改或增减数据。如必须修改，须在修改处

画线，保证修改前记录能够辨认，并应由修改人签字，注明修改时间及原因。

（8）检验记录应妥善保存，避免水浸、墨污、卷边，保持整洁、完好，无破损、不丢失。

（9）记录应该完整，不能留有空格或空白区域。

（10）如检验设备具备打印的功能，应当尽可能采用检测设备自动打印的记录、图谱和曲线图等。

2. 检验记录的基本内容

检验记录通常应包括实验名称、实验时间、实验方法、实验材料、实验过程、实验结果和结果分析等内容。

（1）实验名称

每项实验开始前应首先注明实验名称，具体应包括待试样品名称、检验项目等。

（2）实验时间

需要按年月日顺序记录实验日期和时间。

（3）实验方法

实验方法是实验实施的依据，常规实验方法应经审批。

（4）实验材料

对照品应记录来源、批号、使用前的处理，用于含量测定的，应注明其含量和水分等；实验仪器设备应记录名称、型号；主要试剂的名称、生产厂家、规格、批号及有效期；自制试剂的配制方法、配制时间和保存条件等。

（5）实验过程

应详细记录过程中的操作、观察到的现象。根据实验的具体要求，对环境条件敏感的实验，还应记录环境信息（如温度及湿度等）。

（6）实验结果

准确记录计量观察指标的实验数据和定性观察指标的实验变化。

（7）结果分析

每次实验结果应做必要的数据处理和分析，每个检验项目应写明规定限度或范围，根据检验结果做出单项结论（如符合或者不符合规定）。

3. 记录的复核

原始记录需要由第二个有资质的人进行复核，并签注姓名和日期。复核过程中如果发现错误，由检验人员进行更正，并签注姓名和日期，必要时应当说明更改的理由。

4. 检验报告书

药品检验报告书是对药品质量做出的技术鉴定，是具有法律效力的技术文件。药检人员应本着严肃负责的态度，根据检验记录认真填写，要求做到：依据准确、数据无误、结论明确、文字简洁、书写清晰、格式规范。

检验报告书内容一般包括：标题、检验机构名称和地址、检验报告唯一性标志、检验品描述（如产品名称、规格，批号/物料编码、批量/数量，供应商来源等）、所用检验方法、检验项目与标准、检验结果与结论、签发人、签发日期等。

二、能正确处理数据并分析

（一）概述

科学实验要得到准确的结果，不仅要求正确地选用实验方法和实验仪器测定各种量的数值，而且要求正确地记录和运算。实验所获得的数值，不仅表示某个量的大小，还应反映测量这个量的准确程度。一般地，任何一种仪器标尺读数的最低一位，应该用内插法估计到两刻度之间间距的1/10。因此，实验中各种量应采用几位数字，以及运算结果应保留几位数字都是很严格的，不能随意增减和书写。实验数值表示正确与否，直接关系到实验的最终结果及它们是否合理。

（二）有效数字的使用及运算

1. 记录测量数据

记录测量数据时，应根据取样量、量具的精度、检测方法的允许误差和标准中的限度规定，确定数字的有效位数（或数位），检测值必须与测量的准确度相符合，记录全部准确数字和一位欠准数字，即不允许增加位数，也不应该减少位数。例如3.8000 g是五位有效数字，质量为3.8000 g，误差为±0.0001 g，2002是四位有效数字，0.011中"0.0"不是有效数字，它们是定位的。

2. 有效数字的修约

在正常情况下，测量数据本身并不是最后结果，通过一系列的运算后才能获得。在计算中会出现准确度不同即有效数字位数不同的数据，在确定了有效数字后将多余的数值进行修约，这一过程称为数值修约，也称为数的化整或数的凑整。为了简单计算准确测量结果，必须对有关数字进行修约。各类测试数据的处理原则为"四舍六入五留双",即当尾数≤4时舍去;尾数≥6时进位;当尾数为5时,则应视保留的末位数是奇数还是偶数,5前为偶数应将5舍去,5前为奇数则将5进位。

例如28.2645取3位有效数字时,则有效数字为28.3;28.350、28.250、28.050取3位有效数字时分别为:28.4、28.2、28.0;28.175、28.165取4位有效数字时为:28.18、28.16,后面的数字不全是零,无论前面数字是偶数还是奇数皆进1。如28.2501取3位有效数字时为28.3,若被舍去的数字包括几位数字时,不得对该数进行连续修约,28.154546取4位有效数字时为28.15而不是28.16。

3. 有效数字运算法则

(1)加减运算

以参加运算的各数据中绝对误差最大(小数点后位数最少)的数据为标准,确定其他数值在运算中保留的位数和决定计算结果的有效位数。

$$10.32+1.456-0.0431=11.7329\rightarrow11.73$$

(2)乘除运算

以参加运算的各数据中相对误差最大(有效数字位数最少)的数据为标准,确定其他数值在运算中保留的位数和决定计算结果的有效位数。

$$0.0121\times25.64\times1.05784=0.0121\times25.6\times1.06=0.328$$

(3)乘方和开方运算

在进行有效数字乘方、开方运算时,计算结果的有效数字位数与乘方、开方之前数字的有效数字的位数相同。

(4)对数和三角函数运算

对数和三角函数运算结果的有效数字位数由其变量对应的数位决定,尾部位数与真实值的有效数字位数相等。真实的有效位数与对数尾数的位数相同,与首数无关。首数用于定位,不是有效数字。例如某溶液中氢离子浓度为8.7×10^{-4} mol/L,则其pH值为3.06,其中的数字"3"为首数,仅用于定位作用,与有效数字位数无关,小数点后面的数字"06"才代表pH值的有效数字(2位)。

(5)指数函数

指数函数10^x或e^x的有效数字位数和x小数点后的位数相同(包括紧接小数点后面的0)。例如$10^{6.35}=1778279.42\rightarrow1.8\times10^6$,$10^{0.0035}=1.0080961\rightarrow1.008$。

注意事项:一个数值有效的首位数大于或等于8时,在确定运算结果时,有效数字可多计 1 位，例如 90.2 可看作 4 位有效数字。pH、pM、pK、lgC、IgK 等对数值，其有效数字的位数取决于小数部分（尾数）数字的位数，整数部分只代表该数的次方。

（三）数据处理及报告原则的应用

原则：一般将有效数字修约至与标准一致，以药物分析中常规检测项为例，具体见表 2-3。

表 2-3 数据处理及报告原则

检测内容	举例			
	标准	原始数据	报告结果	结果判断
pH 值	2.0~3.0	2.26	2.3	合格
炽灼残渣	≤0.1%	0.062%	0.1%	合格
干燥失重	≤0.2%	1.045%	1.0%	不合格
水分	≤0.50%	0.504%	0.50%	合格
含量	≥99.0%	99.671%	99.7%	合格

三、药品检测的数据可靠性管理

（一）数据的生命周期和数据管理

数据生命周期贯穿产生、记录、处理、审核、分析、报告、转移、储存、归档、恢复直至失效、销毁的全过程。

数据管理应当遵守归属至人、清晰可溯、同步记录、原始一致、准确真实的基本要求，确保数据可靠性。数据管理是药品质量管理体系的一部分，应当贯穿整个数据生命周期。

（二）基本术语

1. 原始数据

原始数据指初次或源头采集的、未经处理的、能完整重现 GXP 活动的数据。

2. 元数据

元数据是用来定义和描述数据的数据。含有数据一个或多个特征及含义的数据，如数据产生的时间、目的、意义、单位、操作人员及重现 GXP 活动所需的信息等。

3. 审计追踪

审计追踪指一种元数据，包含创建、修改和删除等 GXP 记录相关信息。在纸质或电子记录中，审计追踪可以安全地记录一些数据的生命周期细节，如在记录中创建、补充、删除或变更信息，却不掩盖或覆盖原始记录。审计追踪是"由谁做、做了什么、何时做和为什么这样做"记录的时序表。

4. 电子签名

电子签名是指电子数据中以电子形式表现的，用于识别签名人身份、签字时间，并表明签名人认可其中内容的数据。

5. 真实副本

真实副本指经过核实与确认已准确并完整地保留了原始记录全部内容和意义的数据的原始记录副本。对于电子数据来说，包括所有必要的元数据和适当的原始记录模板。

（三）数据可靠性基本要求和管理中的应用

数据可靠性基本要求国际上常用缩略词"ALCOA"概括，总结即数据归属至人、清晰可溯、同步记录、原始一致、准确真实，确保数据可靠性。

表 2-4 数据可靠性原则

数据可靠性基本原则		
A	attributable	数据归属至人
L	legible and permanent	数据清晰可溯
C	contemporaneous	数据同步记录
O	original（or true copy）	数据原始一致
A	accurate	数据准确真实

1. 归属至人（A）

可归属性指根据记录能够追溯至数据的创建者、修改人员及其他操作人员。具体到数据管理，就是通过签名，包括手写签名、电子签名或生物特征签名等知道谁产生了这个数据。要达到这个目的应确保签名唯一，与员工姓名一一对应，员工姓名和实际操作者一一对应。

计算机化系统中电子签名通过账号登录、系统清单来实现。数据管理中不同用户不得共享登录账号或者使用通用登录账号及共享密码。设备不具备独立账号功能的，应当建立相应规程，采用纸质记录或原始电子记录辅以纸质记录（混合），确保记录中的操作行为能够归属到特定个人。电子签名与手写签名等效，并应当经过验证。

2. 数据清晰可溯（L）

数据清晰可溯指数据在规定的数据保存期限内清晰、可读、易懂、可追溯，确保能够完整地重现数据产生的步骤和顺序。

首先是除了要求数据本身是清晰的；其次，数据是可"被理解"的，即任何时候看了数据都能明白发生了什么事情。要做到数据可"被理解"，就必须依靠强大的元数据来提供背景信息。有了元数据，数据所记录的事件就可以按其发生的时间顺序被重新构建，记录一旦时间被更改，所记录的数据将不代表其实际操作的时间轨迹，导致不能重现数据产生的步骤和顺序。

对于纸质记录的可追溯性或者重现数据产生，除了写得清楚，还要包括发生的时间，不允许签署过去和将来的时间。同时必须保证没有数据被插入事件发生顺序中，没有数据删除。

电子记录通过计算机安全的时间戳关联到数据中（审计追踪），也就是通过审计追踪功能确保其追溯性。现有计算机化系统需要具备审计追踪功能，且不得关闭计算机化系统的审计追踪功能，不得修改审计追踪产生的数据。如不具备，可以使用替代方法，如日志、变更控制、记录版本控制或原始电子记录辅以纸质记录来满足数据可追溯性的要求；还应当建立规程与维护计划确保机构内各项GXP活动的时间和日期同步，时间戳不被篡改，如定期审核。

3. 数据同步记录（C）

数据同步记录指在数据产生时，应当直接、及时创建正式记录并确保在执行下一步操作前，数据不被篡改、删除或覆盖。

ALCOA的"C"可以被翻译为"存写同步实时"，是要求保证"记"或"存"数据这个动作的时效性。其要求是记/写数据的动作要和所记录的事件同步发生或在其后的第一时间（实时/及时）进行，不延迟，不提前。

纸质记录要达到"C"的要求主要是靠严格执行操作规程；而电子记录除了以上的操作规程方面的手段，还可以通过一些技术手段来实现，如计算机的程序设计须保证应用程序的时间不能被操作人员随意更改。

4. 数据原始一致（O）

数据原始一致指数据始终保持其原始状态、持久可读，并保持一致。

原始数据的管理要求经过审核、按照规定期限保存，在保存期内应当容易获得和读取。

数据的保留和保存：数据应该定期归档，确保安全，纸质数据便于查阅，电子数据确保可以重现。电子数据应定期备份，以备发生灾难后，备份数据可完整恢复。数据保存期限应满足相应法规要求，销毁必须经过审批。

5. 数据准确真实（A）

数据准确真实是指数据能正确、真实、有效、可靠。确保所记录的数据本身接近其真实值程度，确保数据准确的控制措施包括如下内容。

（1）产生数据的设备应当经过校准、确认和维护。

（2）产生、储存、分配、维护及归档电子数据的计算机化系统应当经过验证。

（3）分析方法和生产工艺应当经过验证或确认。

（4）数据应当经过审核。

（5）偏差、异常值、超标结果等应当经过调查。

（6）应当建立完善的工作流程，以减少差错的发生。

第四节　玻璃容量器具准备

一、常用玻璃量器的检定

（一）常用玻璃量器的分类

1. 普通分类

常用玻璃量器包括滴定管、吸量管、容量瓶、量筒和量杯等。

（1）滴定管分为具塞滴定管、无塞滴定管、三通活塞自动定零位滴定管、侧边活塞自动定零位滴定管、侧边三通活塞自动定零位滴定管、座式滴定管、夹式滴定管。

（2）吸量管分为流出式分度吸量管、吹出式分度吸量管、单标线吸量管。

（3）量筒分为具塞量筒和不具塞量筒。

2. 按形式分类

常用玻璃量器按其形式分为量入式（容量瓶）和量出式（滴定管、吸量管、量筒和量杯）两种；按其准确度不同分为 A 级和 B 级，其中量筒和量杯不分级，有准确度等级而未标注的玻璃量器，按 B 级处理。

3. 技术及性能要求

玻璃量器的通用技术要求包括材质、外观、结构、密合性，计量性能要求包括流出时间、等待时间、容量允差。

以下选取玻璃容量瓶为例进行详细介绍。

（二）玻璃容量瓶的通用技术要求

1. 材质

通常采用钠钙玻璃或硼硅玻璃制成，必须经过良好的退火处理。其内应力应满足单位厚度光程差≤100 nm/cm。

2. 外观

不允许有影响计量读数及使用强度等缺陷，分度线与量的数值应清晰、完整、耐久，瓶身标记内容包括厂名或商标、标准温度（20℃）、形式标记、标称总容量与单位、准确度等级，如果用硼硅玻璃制成，应标"B_{si}"字样。

3. 结构

瓶口应与瓶身轴线相垂直，口边要平整光滑，不得有粗糙处及未经熔光的缺口。放置在平台上时，不应摇动。大于 25 ml（包括 25 ml）的空容量瓶（不带塞）放置在与水平面成 15°的斜面上时，不应跌倒；小于 25 ml 的空容量瓶（不带塞），放置在与水平面成 10°的斜面上时，不应跌倒。

4. 密合性

当水注至最高标线，塞子盖紧后颠倒 10 次，每次颠倒时，在倒置状态下至少停留 10 秒，不应有水渗出。

（三）玻璃容量瓶检定方法

1. 外观

用目力观察，可借助放大镜和斜面进行，应符合外观和结构的规定。

2. 应力

通过应力仪读取旋转角度，并测量被测点厚度。

单位长度光程差按下式计算：

$$\delta = \frac{f\varphi}{d} \tag{2-1}$$

式中：δ——单位长度光程差，nm/cm；

φ——检偏镜旋转角度，°；

f——仪器转换系数，3.14 nm/（°）；

d——被测部位通光处的总厚度，cm。

玻璃容量瓶的内应力应符合规定。

3. 密合性

将水充至最高标线，塞子应擦干，不涂油脂，盖紧后用手指压住塞子，颠倒10次。每次颠倒时，在倒置状态下至少停留10秒，不应有水渗出。

4. 容量示值

可以采用衡量法检定，也可采用容量比较法检定，但以衡量法为仲裁检定方法。

（1）衡量法

①取一只容量大于被检玻璃量器的洁净有盖称量杯，称得空杯质量。

②将被检玻璃量器内的纯水放入称量杯，称得纯水质量。

③调整被检玻璃量器液面的同时，应观察测温筒内的水温，读数应准确到0.1℃。

④玻璃量器在标准温度20℃时的实际容量按下式计算：

$$V_{20} = \frac{m(\rho_B - \rho_A)}{\rho_B(\rho_W - \rho_A)}\left[1 + \beta(20 - t)\right] \tag{2-2}$$

式中：V_{20}——标准温度20℃时的被检玻璃量器的实际容量，ml；

ρ_B——砝码密度，取8.00 g/cm³；

ρ_A——测定时实验室内的空气密度，取0.001 2 g/cm³；

ρ_W——纯水 t℃时的密度，g/cm³；

β——被检玻璃量器的体胀系数，℃⁻¹；

t——检定时纯水的温度，℃；

m ——被检玻璃量器内所能容纳水的表观质量，g。

为简便计算过程，可将上式化为下列形式：

$$V_{20} = m \cdot K(t) \tag{2-3}$$

其中：$K(t) = \dfrac{\rho_B - \rho_A}{\rho_B(\rho_W - \rho_A)}[1 - \beta(20 - t)]$

根据测定的质量值（m）和测定水温所对应的 $K(t)$ 值，即可由上式求出被检玻璃量器在20℃时的实际容量。

⑤凡使用需要实际值的检定，其检定次数至少两次，两次检定数据的差值应不超过被检玻璃容量允差的1/4，并取两次的平均值。

（2）容量比较法

①将标准玻璃量器用配制好的洗液进行清洗，然后用水冲洗，使标准玻璃量器内无积水现象，液面与器壁能形成正常的弯月面。

②将被检玻璃量器和标准玻璃量器安装到容量比较法检定装置上。

③排除检定装置内的空气，检查所有活塞是否漏水，调整标准玻璃量器的流出时间和零位，使检定装置处于正常工作状态。

④将被检玻璃量器的容量与标准玻璃量器的容量进行比较，观察被检玻璃量器的容量示值是否在允许范围内。

（四）检定结果的处理

1. 经检定合格的玻璃量器，贴检定合格证或出具检定证书。

2. 经检定不合格的玻璃量器，出具检定结果通知书，并注明不合格项目。

二、常用玻璃器皿的洗涤

（一）概述

实验室玻璃器皿是分析实验室和药品生产企业实验过程中使用的重要辅助器皿，是常用且容易破损的一种易耗品。在实验室中，使用的玻璃器皿清洁与否直接影响实验结果的准确性和精确性。如果玻璃器皿清洁不善造成污染，往往使得实验结果出现较大的误差，甚至出现相反的实验结果，导致实验失败。因此，确定实验用玻璃器皿的清洁效果，对于保证实验数据的真实性具有重要意义。

（二）清洗方法及其适用性

玻璃器皿的清洗需要根据玻璃器皿所使用的化学物质的特性来选择合适的清

洗方法。通常有水洗法、刷洗法、药剂洗涤法。

1. 水洗法

这是最基本、最简单的一种洗涤方法，即用水冲洗掉玻璃器皿内的可溶物及其表面的灰尘。洗涤时，注入玻璃器皿内的水量不要超过其容积的1/3，用力振荡后将水倒出。反复清洗数次即可。此法适用于水溶性较好的物质。

2. 刷洗法

当玻璃器皿内壁附有难溶性物质时，可用毛刷进行刷洗，计量玻璃器皿不可使用毛刷刷洗。

刷洗内壁附有不易冲洗掉的物质时，可用毛刷刷洗。首先要根据仪器的种类、规格不同来选择适宜的毛刷。用毛刷刷洗时，应先确定手持刷把的位置，以防刷洗时由于用力过猛而损坏仪器。刷洗时，可将刷子在仪器内上下移动，也可以左右旋转，目的是利用毛刷对器壁的摩擦使污物去掉。必要时，可以用毛刷蘸上洗衣粉或洗涤剂来刷洗。刷洗时一般不用去污粉，这是因为去污粉里含有细砂等固体摩擦物，有损玻璃。

3. 药剂洗涤法

对难以洗掉的不溶物，可以考虑用药剂来洗涤。该方法是利用药剂与污物间的作用，将难溶性污物转化为可溶性的物质，从而达到去污的目的。常用的洗涤剂有：稀硝酸、稀盐酸、氢氧化钠溶液、氢氧化钾溶液、铬酸溶液。清洁时，需要根据玻璃器皿所盛装的化学物质的性质选择合适的洗涤剂，因铬酸溶液的危险性和毒性较大，一般情况下不推荐使用。

（三）清洗方法验证

清洗方法应当经过验证，证实其清洁的效果，以有效防止污染和交叉污染。

当采用自动化清洁方法时，应当对所用清洁设备设定的正常操作范围进行验证；当使用人工清洁程序时，应当评估影响清洁效果的各种因素，如操作人员、清洁规程详细程度（如淋洗时间等）。

每个使用的清洁方法都应当进行最差条件验证，对于人工操作而言，如果明确了可变因素，在清洁验证过程中应当考虑相应的最差条件。

清洗后的玻璃器皿表面应干净无残留，不挂水珠等。

清洁验证的次数应当根据风险评估确定，通常应当至少连续进行3次。

（四）干燥

除须洗涤之外，玻璃器皿还需要干燥，以符合实验的要求。根据实验的要求和玻璃器皿本身的特点，可以用风干、吹干、烤干、烘干和有机溶剂干燥法来干燥。

1. 风干

风干也叫晾干，将洗净的玻璃器皿倒立于试管架或仰立于烧杯、烧瓶架上，自然干燥。此方法常用于不急于使用的玻璃器皿。

2. 吹干

吹干指用吹风机将玻璃器皿吹干。对于那些在加热时容易炸裂的玻璃器皿常用此方法进行干燥，例如滴定管、量筒等。

3. 烤干

烤干是指用加热的方法将玻璃器皿上的水分迅速蒸发，从而使玻璃器皿干燥的方法。常用于可被加热或耐高温的玻璃器皿，如烧杯、试管。应该注意的是，烘烤前应将玻璃器皿外壁的水擦干，且计量型玻璃器皿不可使用烤干，如量筒、量瓶、移液管等。

4. 烘干

需要干燥的玻璃器皿较多时，常用电热干燥箱来进行干燥。干燥箱的温度控制在 105℃左右，20 min 即可将玻璃器皿烘干。对有活塞的玻璃器皿，应将活塞取下，分开干燥（但注意干燥后的活塞仍要与原玻璃器皿配套）。计量型玻璃器皿不可使用烘干，如量筒、量瓶、移液管等。

5. 有机溶剂干燥法

有机溶剂干燥法也叫快干法，一般只在实验中临时使用。通常将少量乙醇或丙酮或乙醚倒入已控去水分的玻璃器皿中，摇洗控净溶剂，然后用电吹风机吹干。

（五）保管

在贮藏室里玻璃器皿要分门别类地存放，以便取用。经常使用的玻璃器皿放在实验柜中要放置稳妥，高大的器皿放在里面。对于磨口玻璃器皿，在存放前要在磨口处衬以干净的纸条，以防日久粘住。长期不用的滴定管要除掉凡士林后垫纸，用皮筋拴好活塞保存。

第三章　药品的杂质检查

第一节　药物中杂质的来源、分类及限量

药物的杂质是指药物中存在的无治疗作用或影响药物稳定性和疗效，甚至对人体健康有害的物质。药物的来源多种多样，性质也各不相同，药物在生产和储存过程中会引入杂质。因此，杂质的存在，不仅影响药物的质量，而且有的还能反映出药物生产和储藏过程中存在的问题。

药物的杂质检查又称纯度检查，是控制药物纯度、保证药品质量、确保安全有效用药的重要措施。药物中允许有杂质，但杂质的含量要有一定的限度，超出了最大允许量，说明药物的纯度不合格。药物的纯度主要由药品质量标准中的"检查"项下来控制，内容包括可能存在的杂质名称、相应的检查项目、检查方法和允许限量。药物的纯度还可通过其物理性状、含量等来反映，若药物中含有超过限量的杂质，就可能导致其外观性状发生变化，物理常数出现在规定的范围之外，说明含量偏低或活性降低。

一、杂质的来源

药品质量标准中的杂质是在按照规定工艺和规定原辅料生产的药品中，由其生产工艺或原辅料带入的杂质，或在储存过程中产生的杂质。因此，药物中的杂质主要源于生产过程和储存过程两方面。

（一）药物生产过程中引入的杂质

药物在生产过程中的各个环节均有可能引入杂质。但药物中的杂质不包括变更生产工艺或变更原辅料而产生的新杂质，更不包括掺入或污染的外来物质。

1. 原料药生产过程中引入的杂质

（1）化学原料药合成过程中引入的杂质

药物在合成过程中，原材料不纯或有未完全反应的原料、反应中间体和副产物等，在精制时未能完全除去，都会成为药品中的杂质。例如以工业用氯化钠生产注射用氯化钠，从原料中就可能引入溴化物、碘化物、硫酸盐、钾盐、钙盐、镁盐、铁盐等杂质。再如以苯酚为原料生产乙酰水杨酸（阿司匹林）时，产品中有可能存在未反应的苯酚、水杨酸和副产品乙酸苯酯、水杨酸苯酯、乙酸水杨酸苯酯等杂质。

（2）植物原料药提取过程中引入的杂质

从植物原料中提取分离药物时，如果提取物中含有与药物成分结构相近、性质相似的其他成分，在精制过程中不能完全分离，就可能使非药品成分引入产品中。例如自阿片中提取吗啡，有可能引入罂粟碱及阿片中的其他生物碱。再如用植物原料生产硫酸阿托品时，可能引入莨菪碱及其他有关生物碱等杂质。

2. 制剂生产过程中产生的杂质

药物在制成制剂的过程中，由于发生水解而产生新的杂质。例如解热镇痛药阿司匹林的生产，由于在制剂生产过程中易发生水解反应，可能产生对胃有刺激性的水杨酸；再如盐酸普鲁卡因注射液在高温灭菌过程中，有可能水解成对氨基苯甲酸和二乙胺基乙醇，因此，盐酸普鲁卡因原料药可不检查对氨基苯甲酸，而生产的产品要检查此杂质。

3. 残留的有机溶剂

药物和制剂在生产过程中，常须加入试剂、溶剂、催化剂。如果这些物质不能完全除去，也可作为杂质引入到药物中。例如使用酸性或碱性试剂处理药品，可能使产品中混入酸性或碱性物质；用有机溶剂提取和精制样品时，产品中可能残留有机溶剂。例如秋水仙碱要检查三氯甲烷及乙酸乙酯的含量。必须严格检查药物在生产过程中混入的有害有机溶剂。

4. 生产设备引入的杂质

药物在生产中所使用的金属器皿、仪器装置及其他不耐酸、碱等的金属工具，都有可能在生产中引入砷盐及铅、铁、铜、锌等金属离子杂质。

（二）药物储存过程中产生的杂质

药物在储存过程中，由于保管不善或储存时间过长，受外界因素如温度、湿度、日光、空气中氧的作用或因微生物的作用，可能发生水解、氧化、分解等反应，或出现异构化、晶型转变、聚合、潮解或霉变等现象，使药物中产生杂质，而影响药物的质量。

1. 水解反应产生的杂质

水解反应是药物很容易发生的变质反应。酯、内酯、酰胺、环酰胺、多糖及苷类药物均容易水解，在酸、碱性或高温条件下，水解更易进行。例如杨酸（阿司匹林）水解生成水杨酸和乙酸，阿托品水解生成莨菪醇和消旋莨菪酸。

2. 氧化分解反应产生的杂质

氧化反应能使药物变质，甚至产生毒性。具有酚羟基、巯基、亚硝基、醛基及长链共轭二烯等结构的药物，容易被空气中的氧氧化，从而降低或者失去药效，甚至产生毒性。例如维生素 C 能被氧化生成去氢维生素 C，再氧化分解产生无任何治疗作用的杂质；去水（阿扑）吗啡在空气中会被氧化成绿色的氧化产物而失效；麻醉乙醚在日光、空气中的氧及水分作用下，会被氧化水解成醛及有毒的过氧化物；阿莫西林易于产生分子间的聚合反应，导致致敏高分子物质的生成。

3. 微生物代谢产生的杂质

药物中若有微生物存在，在一定条件下能使药物变质。例如霉菌能使中草药中的多糖、淀粉及蛋白质霉变失效；抗生素类药物潮解可促使其分解，如青霉素在储藏过程中保存不当，能潮解生成无疗效的青霉胺和青霉醛。因此，应严格控制药品储藏条件，尽量减少杂质，提高药品纯度，保证临床用药安全。

二、杂质的分类

杂质的分类信息可为确定药物中杂质的存在情况和为选择杂质控制方法提供依据。药物中的杂质可按如下六种原则进行分类。

（一）按化学类别和特性分类

按化学类别和特性，杂质可分为有机杂质、无机杂质和有机挥发性杂质。有机杂质包括化学反应的前体、中间体、副产物、降解产物和异构体等。无机杂质包括无机酸、碱和盐类，例如盐酸、氨、氯化物、硫酸盐、硫化物、氰化物、硒盐、砷盐、铵盐、重金属离子等。有机挥发性杂质包括制备药物时引入的具有挥发性的有机化合物，主要是残留的有机溶剂。

（二）按来源分类

按来源，杂质可分为有关物质、其他杂质和外来物质等。有关物质包括化学反应的前体、中间体、副产物、降解产物和异构体等，例如地西泮在合成中因发生副反应，可能引入 N–去甲基苯甲二氮及化学结构不清楚的有关物质。其他杂质是相对有关物质而言。外来物质是指掺入的药品组分以外的物质或污染药品的物质。含有外来物质的药品属假劣药品，必要时应根据具体情况采用非法定的分析方法对这类药品进行检测。

（三）按结构关系分类

按结构关系，杂质可分为其他甾体、其他生物碱、几何异构体、光学异构体和聚合物等。

（四）按毒性分类

按毒性，杂质可分为普通杂质和毒性杂质。普通杂质为在存在量下无显著不良生物作用的杂质。毒性杂质为具有强烈不良生物作用的杂质。普通杂质虽然无显著不良生物作用，但其含量的多少可以反映药物的纯度水平，并能提示药物生产工艺的合理性和稳定性，有些普通杂质还能影响药品的稳定性，如水分等。这类杂质在自然界中分布较广，在多种药品的生产和储藏过程中容易引入。有毒杂质常见的有重金属、砷盐、氰化物等，这类杂质因对人体有害，应严格控制，确保用药安全。

（五）按作用分类

按作用，杂质可分为影响药物稳定性的杂质和信号杂质。影响药物稳定性的杂质包括对氧化还原反应起催化作用的金属离子，以及可使具羧酸衍生物结构的药物水解的水分。信号杂质是指那些本身危害并不大，但却能够反映药物的生产工艺和储存状况是否正常的物质，如氯化物、硫酸盐等。信号杂质常用于监控生产水平。

（六）按存在特点分类

按存在特点，杂质可分为一般杂质和特殊杂质。有些杂质在自然界分布广泛，多数药物的生产或储存过程中均容易引入，这类普遍存在的杂质被称为一般杂质。有些杂质只与药物的生产及储存时的理化特性有关，仅存在于特定的药物中，被称为特殊杂质。例如氯化物、硫酸盐、硫化物、氰化物、铁盐、重金属、砷盐、铵盐、干燥失重、水分、炽灼残渣、易炭化物、残留溶剂等，均属于一般杂质。特殊杂质的检查方法各具特点，收载在具体药物的检查项下。例如异烟肼中的游离肼、维生素 E 中的游离生育酚等，均属于特殊杂质。

三、杂质的限量

杂质的限量是指药物中杂质的最大允许量。从杂质的来源考虑，不可能也没有必要完全除去药物中的杂质。药物中的杂质含量越少，生产水平就需越高，成本越大，药物的收率就越低。因此，在不影响药物疗效和不发生毒性的前提下，允许药物中存在一定量的杂质。杂质的限量检查，不要求测定杂质的含量，而只检查其是否超过限量。

杂质限量检查的方法一般有三种：一是比较法，即取一定量被检杂质的标准溶液与一定量供试品溶液在完全相同条件下进行平行操作，比较两者的颜色或浑浊度，确定杂质含量是否超限；二是灵敏度法，即在供试品溶液中加入试剂，在一定条件下反应，若不出现阳性反应，视为杂质限量合格，即以该检测条件下反应的灵敏度来控制杂质的限量；三是定量测定法，即实际测定并计算出杂质的存在情况，通过与规定范围的比较，判断是否合格。

杂质限量的表示形式，通常用百分之几或百万分之几来表示。杂质限量（L）可按下式计算：

$$杂质限量(\%) = \frac{杂质最大允许量}{供试品量} \times 100\% \qquad (3-1)$$

由于供试品（S）中所含杂质的量是通过与一定量杂质标准溶液进行比较确定的，杂质的最大允许量也就是杂质标准溶液的浓度（C）与体积（V）的乘积，因此上式（3-1）又可表示为：

$$杂质限量(\%) = \frac{标准溶液的浓度 \times 标准溶液的体积}{供试品量} \times 100\% \qquad (3-2)$$

即：

$$L = \frac{C \times V}{S} \times 100\% \qquad (3-3)$$

药物中的杂质限量是根据杂质的性质、生产水平并参考各国药典标准制定的。对危害人体健康和影响药物稳定性的杂质，必须严格控制其限量。如砷盐对人体毒性很大，重金属易在体内积蓄富集，引起慢性中毒，且影响药物稳定性，药物中砷盐不得超过百万分之十，重金属不得超过百万分之二十。

第二节 杂质的检查方法

药物中杂质的检查方法，主要是根据药物和杂质在物理与化学性质上的差异来选择和应用的。

一、利用药物和杂质物理性质的差异

（一）臭味和挥发性的差异

1. 臭味的差异

药物中存在具有特殊臭味的杂质，可通过气味来判断。

例如利用灼烧时产生的异味来检查黄凡士林中的异性有机物。检查方法为：取本品 2.0 g，用直火加热，应无辛臭。

2. 挥发性的差异

挥发性药物中含有不挥发性杂质的检查，常利用药物在室温、水浴加热或直接加热挥发后，遗留残渣，于一定温度下干燥至恒重，其重量不得超过规定重量。

例如浓过氧化氢溶液中不挥发物的检查方法为：取浓过氧化氢 10 ml，置于水浴上蒸干，并在 105℃温度下干燥至恒重，遗留残渣不得超过 15 mg。

（二）颜色的差异

某些药物本身无色，但生产过程中引入有色物质或药物的分解产物有颜色。通过检查供试品溶液的颜色，可判断药物中有色杂质的含量。

例如应检查磺胺多辛中碱性溶液的澄清度与颜色。检查方法为：取本品 1.0 g，加氢氧化钠试液 5 ml 与水 20 ml 溶解后，溶液应澄清无色；如显色，与同体积对照液（取黄色 3 号标准比色液 12.5 ml 加水至 25 ml）比较，不得更深。

（三）溶解行为的差异

有些药物可溶于水、有机溶剂或酸、碱中，而杂质不溶；有些杂质能溶于水、有机溶剂或酸、碱中，而药物不溶。

例如葡萄糖中糊精的检查，是利用在乙醇中葡萄糖的溶解度大，而糊精的溶解度小的性质，取供试品加乙醇回流，如有糊精存在，乙醇液不澄清，完全溶解澄清为合格。又如硫酸钡中的酸性溶解物（主要是碳酸钡和硫酸钠等）的检查，是将供试品加稀盐酸与蒸馏水煮沸，滤除硫酸钡后，滤液蒸干，遗留残渣至恒重，不得超过规定限量。

（四）旋光性质差异

旋光性是含有手性碳或手性轴的物质具有的特性，旋光性的大小用比旋度来表示。比旋度的数值可以反映药物的纯度。很多药物具有立体异构体，具有不同的生物活性。若药物和杂质的立体构型不同，其旋光性也不同，可以利用旋光性质的差异来检查药品纯度。

例如硫酸阿托品中混入的莨菪碱为左旋体，而阿托品无旋光性，因此，为控制杂质莨菪碱的含量，取本品，按干燥品计算，加水溶解并制成每 1 ml 中含 50 mg 的溶液，按旋光度测定法测定，旋光度不得超过-0.40°。

（五）对光吸收性质的差异

利用杂质和药物对光选择性吸收性质的差异，检查药物中的杂质。

1. 紫外-可见分光光度法

（1）在某一波长处，杂质有吸收而药物无吸收时，可以通过控制供试品在此波长处的吸光度来控制杂质的量，规定不得超过某一限值。

例如盐酸去氧肾上腺素原料"酮体"检查，检测波长为 310 nm，该波长处盐酸去氧肾上腺素无吸收，但杂质酮体具有光吸收。4 mg/ml 的供试品溶液在 310 nm 波长处的吸光度不得大于 0.20。

（2）在某一波长处，杂质和药物都有吸收，紫外吸收光谱重叠，则通过改变药物在某两个波长处的吸光度比值来控制杂质的量。

例如碘解磷定注射液中分解产物的检查，即利用此性质。碘解磷定在盐酸溶液（9→1000）中，制成每 1 ml 含 10 μg 的溶液，在波长 294 nm 处有最大吸收，在 262 nm 波长处吸收最小；而分解产物在 294 nm 波长处无吸收，在 262 nm 波长处有吸收。因此，在波长 294 nm 与 262 nm 处分别测吸光度，规定其比值应小于 3.1。

（3）测定杂质在多个波长处的光吸收，采用计算分光光度法求出杂质的含量，与规定限度比较来控制杂质限量。

例如硫酸多黏菌素 B 原料中苯丙氨酸的检查，分别在 264 nm、258 nm、252 nm、280 nm 和 300 nm 波长处测定吸光度，计算苯丙氨酸的百分含量（%），按干燥品计算，含苯丙氨酸应为 9.0%~12.0%。

计算公式为：

$$\omega_{苯丙氨酸}(\%) = (9.4787/W)$$

$$(A_{258} - 0.5A_{252} + 0.5A_{264} - 1.84A_{280} + 0.8A_{300}) \qquad (3-4)$$

式中：W ——硫酸多黏菌素 B 供试品的重量。

（4）采用比色法，杂质发生化学反应生成有色物质，通过检查产物的吸光度，控制杂质限量。

例如布美他尼原料中芳香第一胺的检查，就是利用重氮化-偶合反应显色后，其溶液在 518 nm 波长处进行比色测定，吸光度不得大于 0.19。

2. 红外分光光度法

本方法主要用于药物中无效或低效晶型的检查。有些药物具有多种晶型，药物的不同晶型，其化学键长、键角等会有不同的变化，使红外光谱中的某些特征峰的频率、峰形状和强度发生改变。利用这些改变，可以检查药物中的无效（或低效）晶型杂质。

3. 原子吸收分光光度法

本法主要用于金属元素的测定，也常用于杂质的限量检查。

通常是取供试品按规定制成供试液 B；另取等量的供试品，加入限量的待测元素溶液制成对照液 A。先将 A 液喷入火焰，调节仪器使其具有合适读数 a；在完全相同的条件下，喷入供试液 B，记录其读数 b。b 相当于供试品溶液中待测元素的含量，$a-b$ 相当于对照液中待测元素的含量，$b < (a-b)$ 表示供试品中所检杂质元素符合规定限量，$b > (a-b)$ 表示供试品中所检杂质元素不合格。

例如肝素钠中钠盐的限量检查即用本方法。具体方法为：精密称取本品约 50 mg，置于 10 ml 量瓶中，加 0.1 mol/L 盐酸溶液（每 1 ml 中含氯化钠 1.27 mg）溶解并稀释至刻度，摇匀，作为供试品溶液。精密量取钠单元素标准溶液（每 1 ml 中含 Na^+ 200 μg），用上述盐酸溶液定量稀释，并分别制成每 1 ml 中含 Na^+ 25 μg、50 μg、75 μg 的对照品溶液。取对照品溶液与供试品溶液，照原子吸收分光光度法（第一法），在 330.3 nm 波长处进行测定，以干燥品计算，含钠应为 9.5%~12.5%。

（六）吸附或分配性质的差异

本方法即通常所说的色谱法，是利用药物与杂质被吸附和解吸附或在不同溶剂中分配系数的差异，将药物与杂质分离和检查的一种方法。常有以下四种类型。

1. 纸色谱法

纸色谱法系以纸为载体，以纸上所含的水或其他物质为固定相，用展开剂进行展开的分配色谱。通常用于极性较大的药物中杂质的检查。由于该方法展开时间长，斑点较易扩散，不能用强酸等腐蚀性显色剂，因此应用不如薄层色谱法广泛。

例如盐酸苯乙双胍中有关物质的检查，即是利用纸色谱法将有关物质双胍和药物进行分离，显色定位后，将待测部位剪切用溶剂萃取，再用紫外-可见分光光度法在 232 nm 处测定吸光度，规定不得超过 0.48。避免了直接测定时其他物质带来的干扰。

2. 薄层色谱法

薄层色谱法操作简便、快速、灵敏度高，不需特殊设备，在杂质检查中应用广泛。常用的方法有以下三种。

（1）杂质对照品比较法

本方法适用于具有已知杂质对照品的检查。即根据杂质限量，取一定浓度的已知杂质的对照品溶液和供试品溶液，分别点样于同一薄层板上，展开、定位、检查。供试品中所含该项杂质的斑点，不得超过相应的杂质对照品斑点。

例如异烟肼中游离肼的检查即用本方法。具体方法为：取本品，加丙酮-水（1∶1）溶解并稀释制成每 1 ml 中约含 100 mg 的溶液，作为供试品溶液；另取硫酸肼对照品，加丙酮-水（1∶1）溶解并稀释制成每 1 ml 中约含 0.08 mg（相当于游离肼 2 μg）的溶液，作为对照品溶液；取异烟肼与硫酸肼各适量，加丙酮-水（1∶1）溶解并稀释制成每 1 ml 中分别含异烟肼 100 mg 及硫酸肼 0.08 mg 的混合溶液，作为系统适用性试验溶液。照薄层色谱法试验，吸取上述三种溶液各 5 μg，分别点样于同一硅胶 G 薄层板上，以异丙醇-丙酮（3∶2）为展开剂，展开、晾干，喷以乙醇制对二甲氨基苯甲醛试液，15 min 后检视。系统适用性试验溶液所显游离肼与异烟肼的斑点应完全分离，游离肼的 R_f 值约为 0.75，异烟肼的 R_f 值约为 0.56。在供试品溶液主斑点前方与对照品溶液主斑点相应的位置上，不得显黄色斑点。

（2）供试品自身对照比较法

本方法适用于杂质结构不确定或无杂质对照的杂质检查。将供试品溶液按限量要求稀释至一定浓度作为对照液，与供试品溶液分别点样于同一薄层板上，展开、定位、检查。供试品溶液所显杂质的斑点颜色不得深于对照溶液所显主斑点的颜色。

例如双氢青蒿素中有关物质的检查即用本方法。具体方法为：取本品，加二氯甲烷溶解并稀释制成每 1 ml 中含 15 mg 的溶液，作为供试品溶液；精密量取供试品溶液 2 ml，置于 100 ml 量瓶中，用二氯甲烷稀释至刻度，作为对照溶液（1）；精密量取对照溶液（1）5 ml，置于 100 ml 量瓶中，用二氯甲烷稀释至刻度，作为对照溶液（2）；另取本品和青蒿素对照品，加二氯甲烷溶解并稀释制成每 1 ml 中含双氢青蒿素 10 mg 和青蒿素 0.1 mg 的混合溶液，作为系统适用性试验溶液。照薄层色谱法试验，吸取上述 4 种溶液各 10 μg，分别点样于同一硅胶 G 薄层板上，以甲苯-丙酮-冰醋酸（90：10：2）为展开剂，展开 15 cm 以上，取出、晾干、喷以含 2% 香草醛的硫酸乙醇溶液（20→100），在 85℃ 加热 10~20 min 至斑点清晰。系统适用性试验溶液中双氢青蒿素与青蒿素应显清晰分离的斑点。对照溶液（2）应显单一清晰斑点。供试品溶液如显杂质斑点，不得多于 1 个，与对照溶液（1）的主斑点比较，不得更深（2.0%）。

（3）灵敏度法

本方法利用在规定的色谱条件下，显色剂对杂质显色灵敏度（最小检出量）来控制杂质限量。要求不允许出现杂质斑点，或杂质斑点的个数不得多于规定的数量。

例如盐酸黄酮哌酯原料有关物质的检查即用本方法：采用硅胶 GF_{254} 薄层板，环己烷-乙酸乙酯-甲醇-二乙胺（8：2：2：1）为展开剂，紫外灯下检视，要求供试品溶液如显杂质斑点，不得多于两个。

3. 高效液相色谱法

本方法在杂质检查中应用日趋增多，特别是使用本方法既能测定药物的含量，又可同时进行杂质检查。具有试样用量少、分离效率高、应用广泛、易于自动化等特点。常用的方法有以下五种。

（1）内标法加校正因子法

本方法可用于测定供试品中某个杂质或主成分含量，用于有杂质对照品时杂质的检查。

测定方法：按各品种项下的规定，精密称（量）取对照品和内标物质，分别配成溶液，精密量取各溶液，配成校正因子测定用的对照溶液。取一定量注入仪器，记录色谱图。测量对照品和内标物质的峰面积或峰高，按下式计算校正因子：

$$校正因子(f) = \frac{A_S/C_S}{A_R/C_R} \tag{3-5}$$

式中：A_S ——内标物质的峰面积或峰高；

A_R ——对照品的峰面积或峰高；

C_S ——内标物质的浓度；

C_R ——对照品的浓度。

再取各品种项下含有内标物质的供试品溶液，注入仪器，记录色谱图，测量供试品中待测成分（或杂质）和内标物质的峰面积或峰高，按下式计算含量：

$$含量(C_X) = f \times \frac{A_X}{A'_S/C'_S} \tag{3-6}$$

式中：A_X ——供试品（或其杂质）峰面积或峰高；

(C_X) ——供试品（或其杂质）的浓度；

A'_S ——内标物质的峰面积或峰高；

C'_S ——内标物质的浓度。

（2）外标法

本方法用于测定供试品中某个杂质或主成分含量。

测定方法：按各品种项下的规定，精密称（量）取对照品和供试品，配制成溶液，分别精密取一定量，注入仪器，记录色谱图，测量对照品溶液和供试品溶液中待测成分的峰面积（或峰高），按下式计算含量：

$$含量(C_X) = C_R \times \frac{A_X}{A_R} \tag{3-7}$$

式中：各符号意义同内标法加校正因子法。

由于微量注射器不易精确控制进样量，所以当采用外标法测定供试品中某杂质或主成分含量时，以定量环或自动进样器进样为好。

（3）加校正因子的主成分自身对照法

本方法主要用于有杂质对照品时杂质的检查。

在建立测定杂质含量的方法时，按各品种项下的规定，精密称（量）取杂质对照品和待测成分对照品各适量，配成测定杂质校正因子的溶液，进样，记录色谱图，按"内标法加校正因子法"计算杂质的校正因子。此校正因子可直接载入各品种项下，用于校正杂质的实测峰面积。

测定方法：按各品种项下规定的杂质限度，将供试品溶液稀释成与杂质限度相当的溶液作为对照溶液，进样，调节检测灵敏度或进样量，使对照溶液的主成分色谱峰高达满量程的 10%～25%，或其峰面积能准确积分（通常，含量低于0.5%的杂质，峰面积 RSD 应小于 10%；含量在 0.5%～2%的杂质，峰面积 RSD 应小于 5%；含量大于 2%的杂质，峰面积 RSD 应小于 2%）。然后，取供试品溶液和对照品溶液适量，分别进样，除另有规定外，供试品溶液的记录时间应为主成分色谱峰保留时间的 2 倍，测量供试品溶液色谱图上各杂质的峰面积，分别乘以相应的校正因子后与对照溶液主成分峰面积比较，依法计算各杂质含量。

（4）不加校正因子的主成分自身对照法

本方法用于没有杂质对照品时杂质的检查，是最常使用的杂质（有关物质）限量检查方法。

测定方法：同上述"加校正因子的主成分自身对照法"配制对照溶液并调节检测灵敏度后，取供试品溶液和对照溶液适量，分别进样，前者的记录时间，除另有规定外，应为主成分色谱峰保留时间的 2 倍，测量供试品溶液色谱图上各杂质的峰面积，并与对照溶液主成分的峰面积比较，计算杂质含量。与对照溶液主成分峰面积比较，杂质不得超过限量。

若供试品所含的部分杂质未与溶剂峰完全分离，则按规定先记录供试品溶液的色谱图Ⅰ，再记录等体积纯溶剂的色谱图Ⅱ，色谱图Ⅰ上杂质峰的总面积（包括溶剂峰），减去色谱图Ⅱ上的溶剂峰面积，即为总杂质峰的校正面积，然后依法计算。

（5）峰面积归一化法

本方法不需要杂质的对照品，简便易行，但测定误差较大，且测定时，溶剂峰面积不得计入总面积内。通常只能用于粗略考察供试品中的杂质含量。除另有规定外，一般不宜用于微量杂质的检查。

测定方法：取供试品溶液适量，经高效液相色谱分离后，测量各杂质峰的面积和色谱图上除溶剂峰以外的总色谱峰面积，计算各峰面积及其之和占总峰面积的百分率，不得超过限量。

4. 气相色谱法

本方法主要用于药物中挥发性杂质和有机溶剂残留量的检查。常用的检查方法与高效液相色谱法类似，有内标法、外标法、面积归一化法等。因气相色谱法进样量一般仅数微升，手动进样时，进样误差、留针时间及室温变化对测定均有影响，故最常采用的是内标法。

例如拉氧头孢钠原料中残留溶剂吡啶与硝基甲烷的检查，采用内标法，以正丙醇为内标物质。检查方法为：取供试品约 0.5 g，用正丙醇内标溶液（200 μg/ml）5 ml 溶解后作为供试品溶液，吡啶与硝基甲烷对照品各约 0.2 g，分别置于100 ml 量瓶中，加二甲基亚砜 10 ml 使之溶解后，用正丙醇内标溶液（200 μg/ml）稀释至刻度后，精密量取适量，用内标溶液定量稀释制成吡啶 20 μg/ml、硝基甲烷 5 μg/ml 的溶液，作为对照品溶液。采用 6% 氰丙基苯基-94% 二甲基聚硅氧烷为固定液的毛细管色谱柱，取供试品溶液和对照品溶液分别顶空进样，记录色谱图，按内标法以峰面积比值计算，符合药典规定即为合格。

二、利用药物和杂质化学性质的差异

（一）酸碱性的差异

1. 指示剂法

用本法检查盐酸普鲁卡因的酸度。检查方法为：取本品 0.40 g，加水 10 ml溶解后，加甲基红指示液 1 滴，如显红色，加氢氧化钠滴定液（0.02 mol/L）0.2 ml，应变为橙色。

再如蒸馏水的酸碱度检查方法为：取本品 10 ml，加甲基红指示剂（pH 值4.2~6.3，红~黄）2 滴，不得显红色；另取 10 ml，加溴麝香草酚蓝指示剂（pH值 6.0~7.0，黄~蓝）5 滴，不得显蓝色（蒸馏水的 pH 范围应为 4.2~7.0）。

2. 酸碱滴定法

在一定酸碱指示剂下，用酸或碱滴定液滴定供试品溶液中的碱性或酸性杂质，以消耗酸或碱滴定液的体积作为限度指标。

例如丙磺舒的酸度检查即用本法。检查方法为：取本品 2.0 g，加新沸过的冷水 100 ml，置于水浴上加热 5 min，时时振摇，放冷，过滤，取滤液 50 ml，加酚酞指示剂数滴，用氢氧化钠滴定液（0.1 mol/L）滴定，消耗的氢氧化钠滴定

液 （0.1 mol/L）不得过 0.25 ml。

3. pH 法

用电位法测定供试品溶液的 pH，应以玻璃电极为指示电极、饱和甘汞电极为参比电极的酸度计进行测定，以衡量杂质中的酸碱性是否符合限量规定。多数注射剂采用本方法检查酸碱度。如规定注射用水的 pH 范围应为 5.0~7.0，葡萄糖氯化钠注射液的 pH 范围应为 3.5~5.5。

（二）氧化还原性的差异

I_2/I^-、Br_2/Br^- 和 Cl_2/Cl^- 电对的标准电极电位依次增大，因此，利用 Cl_2 的氧化性可以检查氯化钠中的碘化物。

例如用本方法检查氯化钠中的溴化物和碘化物。

溴化物的检查方法为：取本品 2.0 g，置于 100 ml 量瓶中，加水溶解并稀释至刻度，摇匀，精密量取 5 ml，置于 10 ml 比色管中，加苯酚红混合液 2.0 ml 和 0.01%的氯胺 T 溶液（临用时配制）1.0 ml，立即混匀，准确放置 2 min，加入 0.1 mol/L 的硫代硫酸钠溶液 0.15 ml，用水稀释至刻度，摇匀，作为供试品溶液；另取标准溴化钾溶液（溴化钾 0.1485 g，加水至 100 ml）5.0 ml，置于 10 ml 比色管中，同法制备，作为对照溶液。取对照溶液和供试品溶液，照紫外–可见分光光度法，以水为空白，在 590nm 处测定吸光度，供试品溶液的吸光度不得大于对照溶液的吸光度（0.01%）。

碘化物的检查方法为：取本品 5.0 g，置于瓷蒸发皿内，滴加新配制的淀粉混合液（内含稀硫酸和亚硝酸钠）适量使样品湿润，置于日光下（或日光灯下）观察，5 min 内晶粒不得显蓝色痕迹。

（三）杂质与试剂反应生成沉淀

利用杂质与一定试剂反应生成难溶性沉淀来进行检查。此方法简便易行，应用广泛。

例如氯化钠中钡盐和钙盐的检查即利用此性质。

钡盐的检查方法为：取本品 4.0 g，加水 20 ml 溶解后，过滤，滤液分两等份，一份中加稀硫酸 2 ml，另一份中加水 2 ml，静置 15 min，两液应同样澄清。

钙盐的检查方法为：取本品 2.0 g，加水 10 ml 使溶解，加氨试液 1 ml，摇匀，加草酸铵试液 1 ml，5 min 内不得发生混浊。

（四）杂质与试剂发生颜色反应

利用杂质在一定条件下与一定试剂发生颜色反应来进行检查。主要用于杂质的限量检查。

例如甘油中铁盐的检查方法为：取本品 5.0 g，照"铁盐检查法"加硫氰酸铵显色，与标准铁溶液 2.0 ml 制成的对照液比较，不得更深（0.0002%）。

（五）杂质与试剂反应生成气体

利用杂质与一定试剂发生反应生成气体来进行检查。据此性质检查的杂质有砷盐、硫化物、氰化物、碳酸盐、氨或铵盐等。

例如氧化镁中碳酸盐的检查方法为：取本品 0.1 g，加水 5 ml，煮沸，放冷，加乙酸 5 ml，不得泡沸。

又如乌洛托品中铵盐的检查方法为：取本品 0.50 g，加无氨蒸馏水 10 ml 溶解后，立即加碱性碘化汞钾试液 1.0 ml，摇匀，在 20℃~25℃放置 2 min，溶液的颜色与对照液（碱性碘化汞钾试液 1.0 ml，加无氨蒸馏水 10 ml）比较，不得更深。

第三节　特殊杂质检查

常见杂质是指在自然界中广泛存在的或在药物生产和储藏过程中容易引入的杂质。如氯化物、硫酸盐、铁盐、重金属离子、砷盐、硫化物、氰化物、氟化物、铵盐、炽灼残渣、易炭化物、水分及有机溶剂残留等。

一、氯化物检查法

氯化物广泛存在于自然界中，药物在生产过程中也常常要用到盐酸或氯化物等，所以氯化物很容易被引入药物中。微量的氯化物虽然对人体无害，但是氯化物的量能反映出药物的纯净程度及生产过程是否正常，因此氯化物作为信号杂质（也称指示剂杂质）在许多药物中需要检查。

（一）原理

药物中的微量氯化物在硝酸酸性条件下与硝酸银反应，生成氯化银胶体颗粒而显白色混浊，在相同条件下与一定量标准氯化钠溶液生成的氯化银白色混浊程度进行比较，判定供试品中氯化物是否符合限量规定。要求浑浊度不得超过限量。

（二）检查方法

除另有规定外，取各品种项下规定量的供试品，加水溶解使成 25 ml（溶液如显碱性，可滴加硝酸使成中性），再加稀硝酸 10 ml；溶液如不澄清，应过滤；置于 50 ml 纳氏比色管中，加水使约成 40 ml，摇匀，即得供试品溶液。另取该品种项下规定量的标准氯化钠溶液，置于 50 ml 纳氏比色管中，加稀硝酸 10 ml，加水使成 40 ml，摇匀，即得对照品溶液。于供试品溶液和对照品溶液中，分别加入硝酸银试液 1.0 ml，用水稀释使成 50 ml，缓慢摇匀，在暗处放置 5 min，同置黑色背景上，从比色管上方向下观察、比较，即得。

（三）注意事项

（1）氯化物中氯离子的检测灵敏度为 1 μg/ml。50 ml 供试液中含 50~80 μg 的氯离子（相当于标准氯化钠溶液 5.0~8.0 ml）所显混浊梯度明显，便于比较。检测时应使氯化物的浓度处于适宜的比浊范围内。

（2）在硝酸介质中进行反应可防止硝酸银、磷酸银及氧化银等沉淀生成，从而消除其干扰。而且硝酸还可加速氯化银的生成，产生较好的乳浊。

（3）在暗处放置 5 min，以避免光线直射引起氯化银分解。

（4）由于氯化银为白色沉淀，比较时应将比色管置于黑色背景下，从上向下观察。

（5）溶于水的有机药物可按药典规定直接依法检查；不溶于水的有机药物，可加水振摇，使所含氯化物溶解，滤除不溶物或加热溶解供试品，放冷后析出沉淀，取滤液依法检查；溶于乙醇或丙酮的有机药物，可加稀乙醇或丙酮溶解后再依法检查。

（6）有机药物中有机氯的检查，须选择适宜的方法将有机物破坏，使其转变为无机氯化物后，再依法检查。

（7）有的药物在上述条件下对检查氯化物有干扰时，应排除干扰后再检查。方法如下。

供试品溶液不澄清，应先用含硝酸的水溶液（1→100）洗净滤纸中的氯化物后，再过滤，取滤液进行检查。

供试品如带颜色，按药典规定的内消色法处理。即取供试品溶液两份，一份中加硝酸银试液 1.0 ml，摇匀，放置 10 min，如显混浊，可反复过滤，至滤液完全澄清，再加规定量的标准氯化钠溶液与水适量使成 50 ml，摇匀，在暗处放置 5 min，作为对照溶液；另一份中加硝酸银试液 1.0 ml 与水适量使成 50 ml，摇匀，在暗处放置 5 min，按上述方法与对照溶液比较，即得。

（8）检查碘化物中的氯化物时，因 I^- 也能与硝酸银形成沉淀，干扰检查。可先加浓过氧化氢溶液和磷酸，将 I 氧化成 I_2，加热煮沸使 I_2 挥发，溶液澄清无色后，再依法检查。

（9）检查碘中的氯化物时，可将供试品加水研磨后过滤，滤液中加还原剂锌粉或亚硫酸，使碘还原为无色的碘化物，再加氨试剂和硝酸银试液，滤除碘化银沉淀（碘化银不溶于氨溶液），再依法检查。

（10）检查溴化物中的氯化物时，可先将供试品置于凯氏烧瓶中，瓶口置于小漏斗，加硝酸和浓过氧化氢溶液，缓缓加热使 Br^- 氧化成 Br_2 挥发掉。而 Cl^- 不能被氧化成 Cl_2，溶液澄清无色后，再依法检查。

二、硫酸盐检查法

（一）原理

在盐酸酸性介质中，药物中的硫酸盐与氯化钡溶液生成硫酸钡白色混浊，与一定量标准硫酸钾溶液在完全相同的条件下生成的硫酸钡的浊度比较，以判断药物中的硫酸盐是否超过限量。

（二）检查方法

除另有规定外，取各品种项下规定量的供试品，加水溶解使成约 40 ml（溶液如显碱性，可滴加盐酸使成中性）；溶液如不澄清，应过滤；置于 50 ml 纳氏比色管中，加稀盐酸 2 ml，摇匀，即得供试品溶液。另取该品种项下规定量的标准硫酸钾溶液，置于 50 ml 纳氏比色管中，加水使成约 40 ml，加稀盐酸 2 ml，摇匀，即得对照品溶液。于供试品溶液和对照品溶液中，分别加入 25% 氯化钡溶液 5 ml，用水稀释至 50 ml，充分摇匀，放置 10 min，同置黑色背景上，从比色管上方向下观察、比较，即得。

（三）注意事项

（1）标准硫酸钾溶液每 1 ml 相当于 0.1 mg 的 SO_4^{2-}，本方法适宜的比浊浓度范围是每 50 ml 溶液中含有 0.1~0.5 mg 的 SO_4^{2-}，相当于标准硫酸钾溶液 1.0~5.0 ml。此范围内浊度梯度明显，便于比较。

（2）供试品溶液的酸度影响硫酸钡形成的浊度。以 50 ml 供试品溶液含稀盐酸 2 ml，使溶液的 pH 值约等于 1 为宜，若酸度过高，硫酸钡的溶解度增大，检查灵敏度降低。另外，供试品溶液加盐酸可防止碳酸钡或磷酸钡等沉淀生成，从而消除碳酸根和磷酸根对硫酸盐检查的干扰。

（3）氯化钡溶液的浓度也影响生成硫酸钡的混浊程度。采用 25% 氯化钡溶液，呈现的混浊度较稳定。经试验，配制的氯化钡溶液放置 1 个月后，反应效果基本不变。加入氯化钡试液后，应立即充分摇匀，防止局部过浓形成沉淀而影响浊度。

（4）供试品溶液若须过滤，应先用含盐酸的水溶液洗净滤纸中的硫酸盐，再过滤。

（5）供试品溶液有色时，可按药典规定内消色法处理，方法与氯化物检查法相同。

（6）使用氯化钡溶液检查硫酸盐时，如果供试品中含有银离子、铅离子和亚汞离子，会干扰硫酸盐的检查，检查前应排除干扰。

三、铁盐检查法

（一）原理

三价铁盐在盐酸介质中与硫氰酸铵生成血红色可溶性硫氰酸铁配离子，再与标准铁溶液在相同的条件下显色、比色，判断供试品中的铁盐是否超过限量。

（二）检查方法

除另有规定外，取各品种项下规定量的供试品，加水溶解使成 25 ml 溶液，于 50 ml 纳氏比色管中，加稀盐酸 4 ml 和过硫酸铵 50 mg，再加水至 35 ml，加 30% 硫氰酸铵溶液 3 ml，再加水至 50 ml，显色后，立即与一定量标准铁溶液按相同的方法制成的对照品溶液进行比较，即得。

（三）注意事项

（1）本方法用硫酸铁铵 [$FeNH_4(SO_4)_2 \cdot 12H_2O$] 配制标准溶液，每 1 ml 标准溶液相当于 10 μg 的 Fe^{3+}。分光光度法中，50 ml 溶液中含有 5~90 μg 的

Fe^{3+}时，溶液的吸光度与Fe^{3+}溶液的浓度呈良好线性关系。目视比色时，以50 ml溶液中含$10\sim50$ μg 的Fe^{3+}为宜，在此范围内，色泽梯度明显，易于比色区别。

（2）测定时，加入稀盐酸是为了防止溶液稀释，从而导致Fe^{3+}的水解。加入过硫酸铵的目的，是把供试品中的Fe^{2+}氧化成Fe^{3+}，同时可防止因光照而使硫氰酸铁还原或分解褪色。

（3）Fe^{3+}与硫氰酸根的反应是可逆的，硫氰酸铵的量直接影响生成配位离子的稳定性和显色灵敏度。因此，检查Fe^{3+}时，应加入过量的硫氰酸铵，还能消除因氯化物等与Fe^{3+}形成配位化合物所引起的干扰。

（4）当供试品管与对照管色调不一致，或生成的硫氰酸铁量少使颜色较浅不便比色时，可分别移入分液漏斗中，各加正丁醇或异戊醇萃取硫氰酸铁，比较醇层颜色。因为硫氰酸铁配离子在醇等有机溶剂中的溶解度大，所用醇的体积比原样品的体积要小，所以硫氰酸铁浓度变大，红色加深。同时，还能排除某些物质的干扰。

（5）有些阴离子如Cl^-、PO_4^{3-}、SO_4^{2-}、枸橼酸根等，能与Fe^{3+}形成有色配合物而干扰检查。消除干扰的方法是增加酸度，增加硫氰酸铵试剂用量，用正丁醇萃取后比色。枸橼酸钠溶于水，不溶于正丁醇，从而留在水层，消除其干扰。

（6）能与硫氰酸根反应的阳离子如Hg^{2+}、Ag^+、Cu^{2+}、Co^{2+}、Bi^{3+}等，会干扰铁盐的检查，因此，在检查铁盐前应将上述离子排除掉。

（7）某些具有环状结构的有机药物或不溶于水的有机物对Fe^{3+}的检查有干扰，须经炽热烧灼破坏，使铁盐转为三氧化二铁留在残渣中，处理后再依法检查。如盐酸普鲁卡因、泛影酸、羟丙纤维素等药物中的铁盐检查，均按上述操作处理。

四、重金属检查法

重金属是指在实验条件下能与硫代乙酰胺或硫化钠作用显色的金属杂质，铅、银、汞、铜、镉、锡、砷、锑、铋等。在药品生产中遇到铅的机会最多，而且铅在体内易积累、富集引起中毒。因此，检查重金属杂质时以铅为代表。重金属检查共收载有三种方法。

（一）第一法——硫代乙酰胺法

本方法适用于在实验条件下，供试液澄清、透明、无色，且对检查无干扰或经处理后对检查无干扰药物检查。

1. 原理

硫代乙酰胺在弱酸性（pH 值 3.5）介质中发生水解反应生成硫化氢，硫化氢再与微量的重金属离子生成黄色到棕黑色的硫化物均匀混悬液。

2. 检查方法

除另有规定外，取 25 ml 纳氏比色管三支，甲管中加标准铅溶液一定量与醋酸盐缓冲液（pH 值 3.5）2 ml 后，加水或各品种项下规定的溶剂稀释成 25 ml，乙管中加入按各品种项下规定的方法制成的供试品溶液 25 ml，丙管中加入与乙管相同量的供试品，加配制供试品溶液的溶剂适量使溶解，再加与甲管相同量的标准铅溶液与醋酸盐缓冲液（pH 值 3.5）2 ml 后，用溶剂稀释成 25 ml；若供试品溶液带颜色，可在甲管中滴加少量的稀焦糖溶液或其他无干扰的有色溶液，使之与乙管、丙管一致；再在甲、乙、丙三管中分别加硫代乙酰胺试液各 2 ml，摇匀，放置 2 min，同置于白纸上，自上向下透视，当丙管中显出的颜色不浅于甲管时，乙管中显示的颜色与甲管比较，不得更深。如丙管中显出的颜色浅于甲管，应取样按第二法重新检查。

3. 注意事项

（1）本方法使用标准溶液用硝酸铅配制，即先配成铅储备液，临用前稀释成每 1 ml 含 10 μg Pb^{2+} 的标准铅溶液。本方法适宜的目视比色范围为每 27 ml 溶液中含 10~20 μg 的 Pb^{2+}，相当于标准铅溶液 1~2 ml。

（2）酸度影响硫化物的生成，当然也影响比色检查。溶液 pH 值为 3~3.5 时，硫化铅沉淀比较完全。酸度增大，S^{2-} 浓度变小，重金属离子与 S^{2-} 生成沉淀就少，甚至不生成沉淀。如果供试品用强酸溶解，加入硫代乙酰胺前，应先加氨水调至中性，再加乙酸-乙酸盐缓冲溶液。

（3）若供试品有颜色，应在加硫代乙酰胺前，在对照标准管中加入少量稀焦糖溶液（蔗糖加热炭化后，混悬于水中制成。随加热温度和时间不同，炭化程度不同，使其水溶液呈现黄、褐、黑等不同颜色。根据供试品溶液的颜色，适当掌握蔗糖的碳化程度），使之与供试品溶液管的颜色一致，然后加硫代乙酰胺试液比色。

（4）供试品中若含有微量的高铁盐，在弱酸性介质中，Fe^{3+} 将氧化 H_2S，析出单质硫沉淀，产生混浊，影响比色。此类供试品可先加维生素 C 或盐酸羟胺还

原高铁离子 Fe^{3+} 到 Fe^{2+}，从而消除高铁盐的干扰，如葡萄糖酸亚铁中重金属的检查。

（5）供试品若为铁盐，如枸橼酸铁铵中重金属离子的检查，可利用在相对密度 1.103～1.105 的盐酸（9 ml 浓盐酸加水 6 ml）中，Fe^{3+} 能大部分变成 $[HFeCl_6]^{2-}$ 配离子，加硝酸煮沸后，用乙醚萃取法除去，再加氨试液使溶液呈碱性，加氰化钾掩蔽残存的 Fe^{3+} 后，加硫化钠试液进行铅盐的检查。

（二）第二法

本方法适用于难溶于水和乙醇而易溶于酸的供试品中重金属的检查。

1. 原理

将供试品炽灼破坏有机物后，加硝酸加热处理，按硫代乙酰胺法进行检查。

2. 检查方法

除另有规定外，当须改用第二法检查时，取各品种项下规定量的供试品，按炽灼残渣检查法进行炽灼处理，然后取遗留的残渣，或直接取炽灼残渣项下遗留的残渣；如供试品为溶液，则取各品种项下规定量的溶液，蒸发至干，再按上述方法处理后取遗留的残渣；加硝酸 0.5 ml，蒸干，至氧化氮蒸气除尽后（或取供试品一定量，缓缓炽灼至完全炭化，放冷，加硫酸 0.5～1 ml，使其湿润，用低温加热至硫酸除尽后，加硝酸 0.5 ml，蒸干，至氧化氮蒸气除尽后，放冷，在 500℃～600℃炽灼使完全灰化），放冷，加盐酸 2 ml，置于水浴上蒸干后加水 15 ml，滴加氨试液至对酚酞指示液显微粉红色，再加醋酸盐缓冲液（pH 值 3.5）2 ml，微热溶解后，移置纳氏比色管中，加水稀释成 25 ml，作为甲管；另取配制供试品溶液的试剂，置瓷皿中蒸干后，加醋酸盐缓冲液（pH 值 3.5）2 ml 与水 15 ml，微热溶解后，移置纳氏比色管中，加标准铅溶液一定量，再用水稀释成 25 ml，作为乙管；再在甲、乙两管中分别加硫代乙酰胺试液各 2 ml，摇匀，放置 2 min，同置白纸上，自上向下透视，乙管中显出的颜色与甲管比较，不得更深。

3. 注意事项

（1）应控制炽灼温度，因为炽灼温度的高低影响重金属离子的检查。温度越高，重金属离子损失越多。例如铅在 700℃下炽灼 6 h，回收率仅为 32%，所以炽灼温度应控制在 500℃～600℃。

（2）应加热除去氮的氧化物。炽灼残渣加硝酸后，必须蒸干除尽氧化氮，否则氮的氧化物可氧化硫化氢析出单质硫而影响比色。

（3）要除去多余的盐酸。蒸干后加盐酸，使重金属离子转为氯化物，水浴加热蒸干，挥发掉多余的盐酸。

（4）某些供试品（含钠或氟的有机药物，如盐酸氟奋乃静等）在炽灼时能腐蚀瓷坩埚而引入重金属离子；应改用铂坩埚、石英坩埚或硬质玻璃蒸发皿，以避免瓷坩埚中重金属离子的干扰。

（三）第三法

本方法适用于难溶于稀酸而易溶于碱的供试品中重金属的检查。

1. 原理

在碱性介质中，用硫化钠做沉淀显色剂，使 Pb^{2+} 生成 PbS 悬浊液，在相同条件下与一定的标准铅溶液反应显色，进行比较，不得超过规定限量。

2. 检查方法

除另有规定外，取供试品适量，加氢氧化钠试液 5 ml 与水 20 ml 溶解后，置于纳氏比色管中，加硫化钠试液 5 滴，摇匀，与一定量的标准铅溶液同样处理后的颜色比较，不得更深。

3. 注意事项

硫化钠试液对玻璃有一定腐蚀作用，且久置会产生絮状沉淀，故应临用新配。

五、砷盐检查法

砷盐有毒，大多是由于药物在生产过程中使用无机试剂而引入的。许多药品应检查砷盐的含量，检查方法采用古蔡氏（Gutzeit）法和二乙基二硫代氨基甲酸银法。

（一）第一法——古蔡氏法

1. 原理

金属锌与盐酸反应产生新生态的氢，氢与药物中的微量砷盐反应生成具有挥发性的砷化氢气体，砷化氢遇到溴化汞生成黄色至棕色的砷斑，与一定量标准砷溶液所生成的砷斑比较，不得更深。

2. 检查方法

古蔡氏法检查砷盐的装置如图3-1所示。检查时，先于导管C中装入醋酸铅棉花约60 mg（装管高度60~80 mm），再于旋塞D的顶端平面上放一片溴化汞试纸（试纸大小以能覆盖孔径而不露出平面外为宜），盖上旋塞盖E并旋紧。

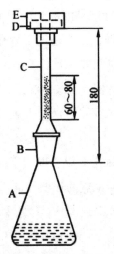

图3-1 古蔡氏法检查砷盐装置示意图（单位：mm）

A—砷化氢生成瓶（100 ml标准磨口锥形瓶）；B—中空的标准磨口塞，上与导气管相连；C—导气管（外径8.0 mm，内径6.0 mm，全长约180 mm）；D—具孔有机玻璃旋塞（其上部为圆形平面，中央有一圆孔，孔径与导气管C的内径一致）；E—中央具圆孔（孔径6.0 mm）的有机玻璃旋塞盖，与D紧密吻合

（1）标准砷斑的制备

精密量取标准砷溶液2 ml，置于A瓶中，加盐酸5 ml与水21 ml，再加碘化钾试液5 ml与酸性氯化亚锡试液5滴，在室温放置10 min后，加锌粒2 g，立即将上述装妥的导气管C密塞于A瓶上，并将A瓶置于25℃~40℃水浴中，反应45 min，取出溴化汞试纸，即得。

若供试品须经有机破坏后再行检砷，则应取标准砷溶液代替供试品，照该品种项下规定的方法同法处理后，依法制备标准砷斑。

（2）检查法

取按各品种项下规定方法制成的供试品溶液，置于A瓶中，照标准砷斑的制备，自"再加碘化钾试液5 ml"起，依法操作。将生成的砷斑与标准砷斑比较，不得更深。

3. 注意事项

（1）所用仪器和试液等照本方法检查，均不应生成砷斑，或至多生成仅可辨认的斑痕。

（2）制备标准砷斑或标准砷对照液，应与供试品检查同时进行。标准砷溶液用三氧化二砷配制，每 1 ml 标准砷溶液相当于 1 μg 的 As。

（3）本方法所用锌粒应无砷，以能通过 1 号筛的细粒为宜，如使用的锌粒较大时，用量应酌情增加，反应时间亦应延长至 1 h。

（4）醋酸铅棉花系取脱脂棉 1.0 g，浸入醋酸铅试液与水的等容混合液 12 ml 中，湿透后，挤压除去过多的溶液，并使之疏松，在 100℃ 以下干燥后，储于玻璃塞瓶中备用。

（5）反应中加入碘化钾和氯化亚锡，以利于反应的进行。As^{5+} 在酸性介质中也能被还原成砷化氢，但生成砷化氢的速度比 As^{3+} 慢，因此，在反应液中先加入适量的碘化钾和氯化亚锡，将 As^{5+} 还原成 As^{3+}。碘化钾被 As^{5+} 氧化生成的碘，再被氯化亚锡还原成碘离子。碘离子与反应中产生的锌离子形成稳定的配位离子，更有利于生成砷化氢反应的不断进行。

（6）氯化亚锡又可与锌发生作用，在锌粒的表面生成锌锡齐，起到去极化作用，使新生态氢均匀连续地发生。

（7）锌粒和供试品中若含有少量的硫化物，在酸性条件下能产生硫化氢气体，与溴化汞反应生成硫化汞色斑，会干扰试验结果。用醋酸铅棉花 60 mg，装管高度为 60~80 mm，并控制醋酸铅棉花填充的松紧度，既可消除硫化氢的干扰（吸收 H_2S 生成 PbS），又能使砷化氢以适宜的速度通过。

（8）反应过程中应保持干燥和避光，砷斑产生后应立即与标准砷斑比较。因为溴化汞与砷化氢反应虽然灵敏度高，但生成砷斑不够稳定。

（9）供试品若为硫化物、亚硫酸盐、硫代硫酸盐等，应先加硝酸处理，再依法检查砷。因为这些药物在酸性介质中可生成硫化氢或二氧化硫气体，与溴化汞反应生成黑色的硫化汞或金属汞，干扰砷的检查。加硝酸处理，将硫化氢或二氧化硫氧化成硫酸盐，即可排除干扰。

（10）供试品若是铁盐，应先加酸性氯化亚锡试液，将高价铁离子还原成亚铁离子后再依法检查砷。因为 Fe^{3+} 能与碘化钾和氯化亚锡发生反应，消耗了碘化钾与氯化亚锡等还原剂，改变了测定条件，并能氧化砷化氢，干扰测定，造成漏检（样品中有砷盐而未能检出）。

供试品为环状结构的有机药物，砷盐可能以共价键结合，应先进行有机破坏，再依法检查砷。

（二）第二法——二乙基二硫代氨基甲酸银法

1. 原理

金属锌与酸反应生成新生态的氢，氢与微量砷反应生成具有挥发性的砷化氢；砷化氢使二乙基二硫代氨基甲酸银［简称 Ag（DDC）］的吡啶（或三氯甲烷）溶液还原生成红色的胶态银。用目视比色或分光光度法（510 nm 波长处）测定吸光度，将在相同的条件下处理所得的供试品溶液与标准砷溶液进行比色。

2. 检查方法

实验装置如图 3-2 所示。测试时，于导管 C 中装入醋酸铅棉花 60 mg（装管高度约 80 mm），并于 D 管中精密加入二乙基二硫代氨基甲酸银试液 5 ml。其他实验条件与古蔡氏法相同。

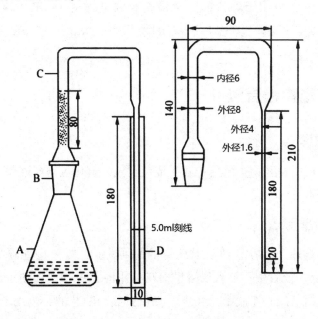

图 3-2　Ag（DDC）法检查砷装置图

A—砷化氢生成瓶；B—中空磨口塞；C—导气管；D—平底玻璃管（具 5.0ml 刻度）

（1）标准砷对照液的制备

精密量取标准砷溶液 5 ml，置于 A 瓶中，加盐酸 5 ml 与水 21 ml，再加碘化钾试液 5 ml 与酸性氯化亚锡试液 5 滴，在室温放置 10 min 后，加锌粒 2 g，立即将导气管 C 与 A 瓶密塞，使生成的砷化氢气体导入 D 管中，并将 A 瓶置于 25℃~40℃水浴中反应 45 min，取出 D 管，添加三氯甲烷至刻度，混匀，即得。

若供试品须经有机破坏后再行检砷，则应取标准砷溶液代替供试品，照各品种项下规定的方法同法处理后，依法制备标准砷对照液。

（2）检查法

取各品种项下规定方法制成的供试品溶液，置于 A 瓶中，照标准砷对照液的制备，自"再加碘化钾试液 5 ml"起，依法操作。将所得溶液与标准砷对照液同置于白色背景上，从 D 管上方向下观察、比较，所得溶液的颜色不得比标准砷对照液更深。必要时，可将所得溶液转移至 1 cm 吸收池中，照紫外-可见分光光度法在 510 nm 波长处以二乙基二硫代氨基甲酸银试液做空白，测定吸光度，与标准砷对照液按同法测得的吸光度比较，即得。

3. 注意事项

砷浓度在 1~10 μg/40 ml 范围内成良好线性关系，所呈现颜色 2 h 内稳定，重现性好。本方法可用于砷盐的限量检查和含量测定。USP（24）使用 0.5% Ag（DDC）的吡啶溶液检查砷盐时，灵敏度可达 0.5 μgAs/30 ml，缺点是吡啶有恶臭。

六、硫化物检查法

（一）原理

在酸性介质中，药物中的硫化物生成硫化氢，硫化氢与醋酸铅反应生成硫化铅黑色沉淀斑点。

（二）检查方法

除另有规定外，取各品种项下规定量的供试品，置于检查砷盐的仪器装置（如图 3-1 所示，C 管中不装入醋酸铅棉花，并将旋塞 D 的顶端平面上的溴化汞试纸改用醋酸铅试纸）A 瓶中，加水（如供试品为油状液，改用乙醇）10 ml 与稀盐酸 10 ml，迅速将照上法装妥的导气管 C 密塞于 A 瓶上，摇匀，并将 A 瓶置于 80℃~90℃水浴中加热 10 min，取出醋酸铅试纸，将生成的硫斑与标准硫斑比较，即得。

（三）注意事项

（1）制备标准硫斑所用的硫化钠溶液，每 1 ml 中应含 5 μg 的 S。

（2）当硫与碳以共价键结合时，须先进行氧瓶燃烧后，再依法测定。磺溴酞钠中硫的测定，即采用本方法。

七、氰化物检查法

（一）第一法——改进普鲁士蓝法

1. 原理

氰化物在酒石酸酸性介质中受热生成氰化氢气体，遇碱性硫酸亚铁生成六氰合铁（Ⅱ）离子 $[Fe(CN)_6]^{4-}$，再与 Fe^{3+} 反应生成普鲁士蓝。

2. 检查方法

按照砷盐检查法的仪器装置如图3-1所示。导气管C中不装醋酸铅棉花，并将旋塞D顶端平面上的溴化汞试纸改用碱性硫酸亚铁试纸（临用前，取滤纸片，加硫酸亚铁试液和氢氧化钠试液各1滴，使湿透，即得）。测定时，除另有规定外，取各品种项下规定量的供试品，置于A瓶中，加水10 ml和10%酒石酸溶液3 ml，迅速将照上法装妥的导气管C密塞于A瓶上，摇匀，小火加热，微沸1 min。取下碱性硫酸亚铁试纸，加三氯化铁试液与盐酸各1滴，15 min内不得显绿色或蓝色。

3. 注意事项

（1）碱性硫酸亚铁试纸应临用前重新配制。

（2）本方法操作简便，重现性好，灵敏度高，检测限约为5 μg。

（3）本方法不适用于在酸性介质中加热分解产生氰化物药物的检查。

（二）第二法——三硝基苯酚锂法

1. 原理

药物中的游离氰化物在密闭容器中与水生成氢氰酸，扩散进入三硝基苯酚锂试液，生成红色的异红紫酸盐。

2. 检查方法

实验装置如图3-3所示。A为200 ml的具塞锥形瓶；B为5 ml烧杯，其口径大小应能置于A瓶中。检查时，除另有规定外，取各品种项下规定量的供试品，置于A瓶中，加水至5 ml，摇匀，立即将精密加有三硝基苯酚锂试液1 ml

的 B 杯置于 A 瓶中，密塞，在暗处放置过夜；取出 B 杯，精密加水 2 ml 于 B 杯中，混匀，照紫外-可见分光光度法，在 500 nm 的波长处测定吸光度，与该品种项下规定量的标准氰化钾溶液加水至 5 ml 按同法操作所测得的吸光度相比较，不得更大。

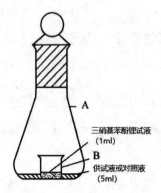

图 3-3　三硝基苯酚锂法示意图

A—具塞锥形瓶；B—烧杯

3. 注意事项

（1）氰化钾有剧毒，配制氰化钾标准溶液和使用时应特别小心，并严格按药典执行，每 1 ml 标准液相当于 2 μg 的 CN^-。

（2）本方法灵敏度是 0.5 μg。CN 的含量在 0.5~20.0 μg 与吸光度成良好线性关系。

（3）三硝基苯酚锂的用量、放置时间和放置温度均影响测定结果。因此，在检查时，供试品与对照品应在完全相同的条件下进行。

八、硒检查法

（一）原理

有机物经氧瓶燃烧法破坏后，使硒转化为高价硒氧化物（SeO_3），用盐酸羟胺还原高价硒至 Se^{4+}；Se^{4+} 与二氨基萘反应的生成物被环己烷萃取后，在 378 nm 的波长处有最大吸收。

（二）检查方法

1. 标准硒溶液的制备

取已知含量的亚硒酸钠适量，精密称定，加硝酸溶液（1→30）制成每 1 ml

中含硒 1.00 mg 的溶液；精密量取 5 ml 置于 250 ml 量瓶中，加水稀释至刻度，摇匀后，再精密量取 5 ml，置 100 ml 量瓶中，加水稀释至刻度，摇匀，即得（每 1 ml 相当于 1 μg 的 Se）。

2. 硒对照溶液的制备

精密量取标准硒溶液 5 ml，置于 100 ml 烧杯中，加硝酸溶液（1→30）25 ml 和水 10 ml，摇匀，即得。

3. 供试品溶液的制备

除另有规定外，取各品种项下规定量的供试品，照氧瓶燃烧法，用 1000 ml 的燃烧瓶，以硝酸溶液（1→30）25 ml 为吸收液，进行有机破坏后，将吸收液置于 100 ml 烧杯中，用水 15 ml 分次冲洗燃烧瓶及铂丝，洗液并入吸收液中，即得。

4. 检查法

将硒对照液与供试品溶液分别用氨试液调 pH 至 2.0±0.2 后，完全转移至分液漏斗中，用水少量分次洗涤烧杯，洗液并入分液漏斗中，使成 60 ml，各加盐酸羟胺溶液（1→2）1 ml，摇匀后，立即精密量取加入二氨基萘试剂 5 ml，摇匀，在室温下放置 100 min，精密量取加入环己烷 5 ml，强烈振摇 2 min，静置分层，弃去水层，环己烷层用无水硫酸钠脱水后，照紫外-可见分光光度法，在 378 nm 的波长处分别测定吸光度。供试品溶液吸光度不得大于硒对照溶液的吸光度。

（三）注意事项

（1）配制标准硒溶液须用亚硒酸钠，配制前应依法先测定亚硒酸钠的含量，再进行配制。标准硒溶液每 1 ml 相当于 1 μg 的 Se。

（2）检查时应严格控制酸度条件，pH 为 2.0±0.2。

（3）有机物须用氧瓶燃烧法破坏完全。

九、氟检查法

（一）原理

在 pH 值为 4.3 时，F^- 与茜素氟蓝、硝酸亚铈生成 1∶1∶1 的蓝紫色的配位化合物。

（二）检查方法

精密量取对照溶液和供试品溶液各 2 ml，分别置于 50 ml 量瓶中，各加茜素氟蓝溶液 10 ml，摇匀，再加 12% 醋酸钠的稀醋酸溶液 3.0 ml 和硝酸亚铈试液 10 ml，加水稀释至刻度，摇匀，在暗处放置 1 h，照紫外-可见分光光度法，在 610 nm 的波长处分别测定吸光度，计算，即得。

（三）注意事项

（1）标准氟溶液须用氟化钠配制，每 1 ml 相当于 20 μg 的 F^-。

（2）若为有机氟化物，须用氧瓶燃烧法使有机物分解破坏完全。

（3）氧瓶燃烧后产生的氟化氢用 20 ml 水吸收完全后，供测试用。

十、炽灼残渣检查法

（一）原理

有机药物经炭化或挥发性无机药物经加热分解后，加硫酸湿润，再置于高温下炽灼，使其生成非挥发性的硫酸盐无机物。

（二）检查方法

称取一定量的供试品，置于已炽灼至恒重的坩埚中，精密称定，缓慢炽灼至完全炭化，冷至室温；除另有规定外，加硫酸 0.5~1 ml 湿润，低温加热至硫酸蒸气除尽，在 700℃~800℃ 炽灼使完全灰化，移置干燥器内，放冷，精密称定后，再在 700℃~800℃ 炽灼至恒重，计算，即得。

（三）注意事项

（1）药物的炽灼残渣限量为 0.1%~0.2%，炽灼残渣量为 1~2 mg。如限量为 0.1% 时，称取样品约为 1 g；限量为 0.05%，称取样品约 2 g。

（2）用药剂量少或价格昂贵的药品一般不做此项检查。

（3）如炽灼残渣须做重金属离子检查时，炽灼温度应控制在 500℃~600℃。温度过高可造成重金属离子杂质挥发而导致检查结果偏低，甚至漏检。

十一、易炭化物检查法

易炭化物检查法是检查药物中所夹杂的遇硫酸易炭化或氧化而呈色的有机杂

质。此类杂质多数结构未知，用硫酸呈色的方法可测定其总量。

（一）检查方法

取完全相同的比色管两支，甲管中加一定量的标准对照液 5.0 ml，乙管中加硫酸［含 H_2SO_4 94.5%～95.5%（g/g）］5 ml 后，分次缓慢加入规定量的供试品，振摇使其溶解。除另有规定外，静置 15 min，观察、比较甲乙两管的颜色，乙管中所显颜色不得较甲管更深。

标准对照液可按规定由比色用氯化钴液、比色用重铬酸钾液和比色用硫酸铜液配制。

（二）注意事项

（1）比色时，标准管和供试品管应置于同一白色背景前，平视观察比较，判断结果。

（2）硫酸的浓度、反应温度和时间影响易炭化物的呈色，必须严格按规定操作。

十二、澄清度检查法

澄清度检查是检查药物中微量不溶性的杂质，主要用于注射剂原料药纯度的检查。

（一）原理

室温下，环六亚甲基四胺在弱酸性介质中水解生成甲醛，甲醛与肼缩合成甲醛腙，形成白色混浊。

（二）检查方法

在室温下，将用水稀释至一定浓度的供试品溶液与等量的浊度标准液分别置于专用比浊玻璃管（内径 15～16 mm，平底，具塞，以无色、透明、中性硬质玻璃制成）内，在暗室内垂直同置于伞棚灯下，照度为 1000 lx，水平方向观察、比较；判断待检溶液的澄清度或混浊程度。除另有规定，供试品溶解后立即检视。

（1）浊度标准储备液：1.0% 的硫酸肼水溶液与 10.0% 乌洛托品溶液等体积混合。

（2）浊度标准原液：量取浊度标准储备液 15.0 ml 置于 1000 ml 容量瓶中，

用水稀释至刻度。浊度原液在 1 cm 吸收池中，在 550 nm 处的吸光度应在 0.12 ~ 0.15 为宜。浊度原液应在配制后 48 h 内使用，用前须摇匀。

（3）浊度标准液：临用前按表 3-1 配制。

表 3-1　不同级号浊度标准液

浊度标准液级号	0.5	1	2	3	4
浊度标准原液（ml）	2.50	5.0	10.0	30.0	50.0
水（ml）	97.50	95.0	90.0	70.0	50.0

供试品溶液的澄清度与所用溶剂相同，或未超过 0.5 号浊度标准液视为"澄清"；供试品溶液的浊度介于 0.5 号至 1 号浊度标准液视为"几乎澄清"。

（三）注意事项

（1）多数药物澄清度检查是以水作为溶剂，所用水均应为"新煮沸过的冷水"，以除去水中二氧化碳对澄清度检查的影响。

（2）浊度标准液应在配制后 5 min 内使用，供试品溶液则应在溶解后立即比浊。

十三、残留溶剂测定法

药物的残留溶剂是指在原料药或辅料的生产中，以及在制剂制备过程中使用的，但在工艺过程中未能完全去除的有机溶剂。本方法主要采用气相色谱法测定残留在药物中对人体有害的有机溶剂。如苯、三氯甲烷、1，4-二氧六环、二氯甲烷、吡啶、甲苯及环氧乙烷等。

色谱仪填充柱为直径 0.25 ~ 0.18 mm 的二乙烯苯-乙基乙烯苯型高分子多孔小球或其他适宜的填料作为固定相，以氮气为载气，氢火焰离子化检测器，柱温为 80℃ ~ 170℃。用待测物的色谱峰计算填充柱的理论板数一般不低于 1000；色谱图中，待测物色谱峰与其相邻色谱峰的分离度应大于 1.5；内标法测定时，对照品溶液连续进样 5 次，所得待测物与内标物峰面积之比的相对标准偏差（RSD）应不大于 5%；外标法测定时，所得待测峰面积的相对标准偏差应不大于 10%。测定法有三种，其具体内容如下。

（一）第一法——毛细管柱顶空进样等温法

当需要检查的有机溶剂数量不多，且极性差异较少时，可采用此方法。

1. 色谱条件

柱温为 40℃~100℃，常以氮气为载气，流速为每分钟 1.0~2.0 ml；水为溶剂时，顶空瓶平衡温度为 70℃~85℃，平衡时间为 30~60 min；进样品温度为 200℃；如采用火焰离子化检测器（FID），温度为 250℃。

2. 测定法

取对照品溶液和供试品溶液，分别连续进样不少于两次，测定待测峰的峰面积。

（二）第二法——毛细管柱顶空进样系统程序升温法

当需要检查的有机溶剂数量较多，且极性差异较大时，可采用此方法。

1. 色谱条件

色谱条件柱温一般先在 40℃维持 8 min，再以每分钟 8℃的升温速率升至 120℃，维持 10 min；以氮气为载气，流速为每分钟 2.0 ml；以水为溶剂时顶空瓶平衡温度为 70℃~85℃，顶空瓶平衡时间为 30~60 min；进样口温度为 200℃；如采用 FID 检测器，进样口温度为 250℃。

2. 测定法

取对照品和供试品溶液，分别连续进样不少于两次，测定待测峰的峰面积。

（三）第三法——溶液直接进样法

1. 色谱条件

可采用填充柱，也可采用适宜极性的毛细管柱。

2. 测定法

取对照品溶液和供试品溶液，分别连续进样 2~3 次，测定待测峰的峰面积。

采用气相色谱法测定药物中的残留溶剂时，由于进样量很少（仅为数微升），用内标法测定可以减少测定误差。以内标法测定时，供试品溶液所得被测溶剂峰面积与内标峰面积之比不得大于对照品溶液的相应比值。以外标法测定时，供试品溶液所得被测溶剂的峰面积不得大于对照品溶液的相应峰面积。

十四、水分测定法

药物中的水分包括结晶水和吸附水。过多的水分不仅可降低药物的含量，还可导致药物的水解和霉变，从而影响药物的疗效。采用费休氏法和甲苯法测定药物中的水分。

（一）第一法——费休氏法

本方法操作简单、专属性强、准确度高，适用于受热易被破坏的药物中水分的测定，也是国际通用的水分测定法。但不适用氧化剂、还原剂及能生成水化合物的药物中水分的测定。

1. 原理

费休氏试液由碘、二氧化硫、吡啶和甲醇按一定比例组成。测定时，利用碘氧化二氧化硫时需要一定的水分参加反应，从而可确定水分的含量。

2. 检查方法

（1）费休氏试液的制备

称量碘 110 g，置于干燥具塞锥形瓶中，加无水吡啶 160 ml，冷却，振摇至碘全部溶解后，加无水甲醇 300 ml，称定重量，将锥形瓶置于水浴中冷却，在避免空气中水分侵入的条件下，通入干燥的二氧化硫至重量增加 72 g，再加无水甲醇使成 1000 ml，密塞，摇匀，暗处放置 24 h。

（2）费休氏试液的标定

精密称取纯化水 10~30 mg，用水分测定仪直接标定。或精密称取纯化水 10~30 mg（视费休氏试液滴定度和滴定管体积而定），置于干燥的具塞玻璃瓶中，除另有规定外，加无水甲醇适量，在避免空气中水分侵入的条件下，用本液滴定至溶液由浅黄色变为红棕色，或用电化学方法（如永停滴定法等）指示终点；另做空白试验，按下式计算：

$$F = \frac{W}{A - B} \tag{3-8}$$

式中：F——每 1 ml 费休氏试液相当于水的重量，mg；

W——称取重蒸馏水的重量，mg；

A——滴定所消耗费休氏试液的容积，m^3；

B——空白所消耗费休氏试液的容积，m^3。

（3）测定法

精密称取供试品适量，除另有规定外，溶剂为无水甲醇，用水分测定仪直接测定。或精密称取供试品适量（消耗费休氏试液 1~5 ml），置于干燥的具塞玻璃瓶中，加溶剂适量，在不断振摇（或搅拌）下用费休氏试液滴定至溶液由浅黄色变为红棕色，或用电化学方法指示终点；另做空白试验，按下式计算：

$$供试品中水分含量（\%）= \frac{(A-B)F}{W} \times 100\% \qquad (3-9)$$

式中：A——供试品所消耗费休氏试液的体积，ml；

B——空白所消耗费休氏试液的体积，ml；

F——每 1ml 费休氏试液相当于水的重量，mg；

W——供试品的重量，mg。

3. 注意事项

（1）费休氏试液亲水力极强，所以在配制、标定和滴定中所用试剂及仪器均应干燥。

（2）碘使用前应置于浓硫酸干燥器内干燥 48 h 以上，临用前标定浓度。

（3）加吡啶是为了吸收 HI 和 SO_3，加甲醇可使 SO_3 形成稳定的甲基硫酸吡啶。

（二）第二法——甲苯法

本方法克服了费休氏法的不足，常用于氧化剂、还原剂、皂类、油类及深颜色的药物中水分的测定。

仪器装置如图 3-4 所示。A 为 500 ml 的短颈圆底烧瓶，B 为水分测定管，C 为直形冷凝管，外管长 40 cm。使用前，全部仪器应清洁，并置于烘箱中烘干。

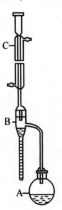

图 3-4　甲苯法测定水分装置图

A—短颈圆底烧瓶；B—水分测定管；C—直形冷凝管

1. 原理

本方法是利用水可与甲苯在69.3℃时共沸蒸出，收集馏出液，待分层后由刻度管测定出所含水分的量。

2. 测定法

取供试品适量（相当于含水量1~4 ml），精密称定，置于A瓶中，加甲苯约200 ml，必要时加入干燥、洁净的无釉小瓷片数片或玻璃珠数粒，将仪器各部分连接，自冷凝管顶端加入甲苯至充满B管的狭细部分。将A瓶置于电热套中或用其他适宜方法缓缓加热，待甲苯开始沸腾时，调节温度，使每秒钟蒸馏出2滴。待水分完全蒸馏出，即测定管刻度部分的水量不再增加时，将冷凝管内部先用甲苯冲洗，再用饱蘸甲苯的长刷或其他适宜方法，将管壁上附着的甲苯推下，继续蒸馏5 min，放冷至室温，拆卸装置，如有水黏附在B管的管壁上，可用蘸甲苯的铜丝推下，放置使水分与甲苯完全分离（可加亚甲蓝粉末少量，使水染成蓝色，以便分离观察）。检读水量，并计算成供试品的含水量（%）。

3. 注意事项

甲苯须先加水少量充分振摇后放置，将水层分离弃去，经蒸馏后使用。

第四章 药品的含量测定

第一节 容量分析法应用

一、能使用酸碱滴定法测定药品含量

(一)滴定管的使用

1. 使用前的准备

滴定管在使用前首先是检漏,其次是活塞转动是否正常。

(1)酸式滴定管的检查方法

将滴定管装满水,垂直置于滴定管架上,静置 2 min 后观察,管的下口有无水珠滴出,活塞两端缝隙有无水渗出,然后把活塞转动180°,观察,若两次均无水漏出,即可使用。如果有水漏出,则说明该滴定管是漏的,聚四氟乙烯塞的滴定管可旋紧活塞,玻璃塞的滴定管应涂凡士林。

(2)碱式滴定管的检漏方法

将滴定管装满自来水,垂直置于滴定管架上,静置 2 min,仔细观察刻线上的液面是否下降,或滴定管下端尖嘴处有无水滴流出。若漏水,应调换乳胶管中的玻璃珠;若不漏水,则检验完毕。

2. 洗涤

先用自来水冲洗,若滴定管较脏,可用洗涤剂洗涤,必要时可以浸泡过夜,再用自来水冲洗后,用蒸馏水分别冲洗 3 遍。

3. 装滴定液

将试剂瓶中滴定液充分摇匀,然后用该滴定液润洗滴定管 3 次,以除去管内残留水分,保证滴定液的浓度不变。润洗时每次倒入 5~10 ml,必须从试剂瓶中直接

倒入滴定管，而不能借用任何其他容器，以免滴定液浓度改变或受污染。润洗处理完毕后，即可将滴定液直接倒入滴定管中，至"0"刻度线以上。静置 2 min。

若有气泡时要排除气泡，以免体积发生变化。排气泡方法如下：快速打开酸式滴定管的活塞，使溶液快速冲出，将气泡排除；碱式滴定管则应将胶管向上弯曲，用力捏挤玻璃珠使溶液从尖嘴迅速排出，赶出气泡。气泡排出后，再调节液面至 0.00ml 处；或记下初读数，即可开始滴定分析。

4. 滴定操作

使用酸式滴定管时，用左手控制活塞，大拇指在前，示指和中指在后，轻轻向内扣住活塞，手心空握以防将活塞顶出。右手握锥形瓶，边滴定边旋摇。使用碱式滴定管时，应控制好玻璃珠，左手拇指在前，示指在后，捏住玻璃珠部位的稍上方的乳胶管，无名指和小指夹住尖嘴玻璃管，向手心挤捏乳胶管，使其与玻璃珠之间形成一条缝隙，溶液即可流出。

在锥形瓶中进行滴定时，先调节滴定管的高度，使其尖端插入锥形瓶口中约 1 cm，并能使右手握住锥形瓶颈部旋摇自如。旋摇时，应向同一方向做圆周旋摇运动，以防溶液溅出。

控制滴定速度，开始滴定时速度可稍快，但应该保持滴定液流出速度以"成滴不成线"为宜（6~8 ml/min）。滴定至近终点时，滴定速度应放慢，做到逐滴滴加，甚至半滴、四分之一滴缓慢滴加，而且用洗瓶吹入少量蒸馏水冲洗锥形瓶内壁，使附着的溶液淋下，以保证滴定终点准确无误。

在烧杯中进行滴定时，注意小心搅拌，或用自动搅拌器进行搅拌。

5. 读数

滴定结束后，必须按规定正确读数。

装满溶液调零点或滴定结束读数时，必须等 30 s 后再调零或读取数据（附着在内壁上的溶液向下流完，液面才稳定）。

读数时，应将滴定管取下，用右手拇指和示指捏住滴定管上部无刻度处，使滴定管垂直，读数。

（1）无色溶液的读数

因无色溶液在滴定管中的弯月面比较清楚，读数时，眼睛视线应与溶液弯月面下缘最低点在同一水平上。

（2）深色溶液的读数

因深色溶液的弯月面难以看清，可读液面的上缘。

滴定管的读数要求估读到 0.01 ml，读数后立即记录在实验记录本上。为减少误差，一次滴定的始末两次读数要由一个人用同样的方法读取。

6. 滴定后处理

滴定完毕，滴定管内剩余溶液应弃去，不能倒入原试剂瓶中。用水冲洗干净，倒夹在滴定管架上（防止灰尘落入）。

（二）方法概述

1. 原理

酸碱滴定法是以酸或碱性滴定液滴定被测物质，以酸碱指示液或电位法指示终点，根据酸或碱性滴定液浓度和消耗的体积，计算被测物质的含量。用此方法测定的被测物质必须满足 $c \cdot K \geqslant 10^{-8}$（$c$ 为被测物质的浓度，K 为其解离常数）。

2. 酸碱指示剂

酸碱指示剂是一类有机弱碱或弱酸，因它们的共轭酸碱对具有不同结构，故呈现不同的颜色。当溶液 pH 改变，指示剂得到或失去质子，其结构发生改变，引起颜色变化。酸碱滴定法常用酸碱指示剂来指示滴定终点的到达。指示剂变色范围全部或部分在滴定突跃范围内的指示剂，都可以指示滴定终点。

二、能使用非水溶液滴定法测定药品含量

（一）基本原理

1. 溶剂的分类

非水溶液滴定法中常用溶剂分为质子溶剂和无质子溶剂。

质子溶剂存在质子转移，根据接受质子的能力大小，可分为酸性溶剂、碱性溶剂和两性溶剂。酸性溶剂给出质子的能力较强，适合作为弱碱性物质的溶剂介质，如冰醋酸；碱性溶剂接受质子的能力较强，适合作为弱酸性物质的溶剂介质，如乙醇胺、二甲基甲酰胺；两性溶剂既能给出质子又能接受质子，适合作为不太弱的酸、碱性物质的溶剂介质，如甲醇、乙醇、乙二醇等醇类。

无质子溶剂没有质子的转移，可分为偶极亲质子溶剂和惰性溶剂。偶极亲质子溶剂有较弱的接受质子和形成氢键的能力，如酮类、酰胺类、吡啶、二甲基亚砜等。惰性溶剂不参与反应，也不能形成氢键，常与质子溶剂混合使用，改善待测物质的溶解性，增大滴定突跃，如二氧六环、三氯甲烷等。

2. 溶剂的性质

（1）溶剂的解离

除惰性溶剂外，非水溶剂均会发生离解，溶剂自身离解常数 K_s 值的大小，对滴定突跃的范围具有一定的影响。K_s 值越小，突跃范围越大，表明反应进行更完全，原先在水中不能滴定的酸和碱，在非水溶剂中可能被滴定。

（2）溶剂的酸碱性

酸在溶剂中的表观酸度取决于酸的固有酸度和溶剂的固有碱度，即取决于酸给出质子的能力和溶剂接受质子的能力；同理，碱在溶剂中的表观碱度取决于碱的固有碱度和溶剂的固有酸度，即取决于碱接受质子的能力和溶剂给出质子的能力。

3. 均化效应和区分效应

水可接受酸的质子形成水合质子（H_3O^+），不同强度的酸都被均化或拉平到 H_3O^+ 的酸度。常见的无机酸（如高氯酸、硫酸、氢卤酸）在水中均是强酸。同理，不同强度的碱在酸性溶剂中也可被均化到同一强度。这种将不同强度的酸（或碱）均化到溶剂化质子水平的效应叫作均化效应。

但在醋酸溶液中，不同无机酸（如高氯酸、氢卤酸）的离解程度有差别，解离常数越大，表明酸度越强。这种能区分酸（或碱）强弱的效应称为区分效应。

（二）碱的滴定

1. 一般操作方法

方法是取干燥的供试品适量，加冰醋酸 10~30 ml 溶解，滴加结晶紫指示液 1~2 滴，用 0.1 mol/L 的高氯酸滴定液滴定至终点，并用空白试验校正滴定结果。

2. 测定条件

（1）适用的范围及溶剂

$K_b < 10^{-8}$（$pK_b > 8$）的碱性物质在水溶液中不能被直接滴定，可选用酸性比水强的非水溶剂，使其碱性增强，可以被直接滴定。碱的 K_b 大于 10^{-10} 时，宜选用冰醋酸做溶剂；K_b 为 $10^{-12} \sim 10^{-10}$ 时，宜选用冰醋酸与醋酐的混合液作溶剂，因为醋酐离解生成的醋酐合乙酰阳离子，具有比醋酸合质子还强的酸性，在冰醋酸中显极弱碱性的物质在醋酐中仍可滴定。

（2）酸根的影响

滴定碱性物质的盐时，与之成盐的酸在冰醋酸中的酸性强弱与滴定能否顺利进行有关。无机酸在冰醋酸中的酸性以下列次序递减：

$$HClO_4 > HBr > HCl > H_2SO_4 > HSO_4 > HNO_3 > 其他酸$$

被置换出的 HA 酸性如果较强，则滴定反应不完全，如氢卤酸盐，一般在滴定前加入定量的醋酸汞［Hg（AC）$_2$］冰醋酸溶液，使其生成难以解离的卤化汞（HgX$_2$），而氢卤酸盐转化为醋酸盐，然后再用高氯酸滴定液滴定。

硫酸虽为二元酸，但在非水介质中不发生二级离解，只能离解为 HSO$_2$，所以碱性物质的硫酸盐在冰醋酸中只能被滴定至硫酸氢盐。

硝酸、醋酸、磷盐、有机酸及其盐是弱酸，在冰醋酸介质中，酸性极弱，被高氯酸置换出来的 HA 对滴定无干扰，可直接滴定。

（3）滴定液的稳定性

滴定液常采用高氯酸的冰醋酸溶液。因为冰醋酸具有挥发性，且体积膨胀系数较大，温度的改变都会影响滴定液高氯酸冰醋酸的浓度。若标定高氯酸冰醋酸滴定液和滴定供试品时的温度差超过 10℃，应重新标定。未超过 10℃ 时，则可以根据以下公式校正滴定液高氯酸冰醋酸的浓度：

$$c_1 = \frac{c_0}{1 + 0.0011(t_1 - t_0)} \tag{4-1}$$

式中：0.0011——冰醋酸的体积膨胀系数；

t_0——标定时的温度；

t_1——测定时的温度；

c_0——标定时的滴定液浓度；

c_1——测定时的滴定液浓度。

（4）指示终点的方法

指示终点的方法主要有电位法和指示剂法。指示剂的变色点应与电位法的终点相符合。结晶紫是以冰醋酸为溶剂，用高氯酸滴定碱时，是为常用的指示剂。结晶紫的碱式色为紫色，酸式色为黄色。由碱区到酸区的颜色变化为紫、蓝、蓝绿、绿、黄绿、黄。在滴定不同强度碱时，终点的颜色不同。滴定较强碱应以蓝色为终点，如氢溴酸山莨菪碱；碱性次之时以蓝绿色或绿色为终点，如马来酸麦角新碱；碱性极弱时以黄绿色或黄色为终点，如咖啡因。

除此之外，α-萘酚苯甲醇和喹哪啶红也可作为指示剂。α-萘酚苯甲醇适合在冰醋酸-四氯化碳、醋酐等溶剂中使用，其酸式色为绿色，碱式色为黄色。喹哪啶红适合于在冰醋酸中滴定大多数胺类化合物，其酸式色为无色，碱式色为红色。

（三）酸的滴定

1. 一般操作方法

取干燥的供试品适量，加苯-甲醇混合溶液或二甲基甲酰胺适量使之溶解，滴加偶氮紫指示液 2~3 滴，用甲醇钠滴定液（0.1 mol/L）滴定至终点，并用空白试验校正滴定结果。

2. 测定条件

（1）适用的范围及溶剂

$K_a < 10^{-8}$（$pK_a > 8$）的酸性物质在水溶液中不能被直接滴定，可选用碱性比水强的溶剂，使其酸性增强，可以被直接滴定。此外，还可选用醇类做溶剂，偶极亲质子溶剂（如二甲基甲酰胺）或两性-惰性的混合溶剂（如甲醇-苯、甲醇-丙酮）也常用。

（2）滴定液与指示终点的方法

常用的滴定液为甲醇钠的甲醇-苯溶液，氢氧化四丁基铵滴定液也有使用。

偶氮紫指示液较为常用，适合在碱性溶剂或偶极亲质子溶剂中滴定弱酸时使用，其酸式色为红色，碱式色为蓝色。百里酚蓝指示液适合在苯、二甲基甲酰胺、吡啶等溶剂中滴定中等强度酸时使用，其酸式色为黄色，碱式色为蓝色。溴酚蓝指示液适合在甲醇、三氯甲烷、苯等溶剂中滴定羧酸时使用，其酸式色为红色，碱式色为蓝色。

三、能使用碘量法测定药品含量

（一）基本原理

碘滴定液在配制过程中往往会加入 KI 做助溶剂，I_2 是弱氧化剂，而 I^- 具有还原性，因此可用于氧化性物质和还原性物质的含量测定，实际应用中有直接和间接两种滴定方式。

1. 直接碘量法

I_2滴定液可以直接滴定电位比 I_2/I^- 电位低的还原性较强的物质，如 SO_3、As^{3+}维生素 C。

2. 间接碘量法

利用 I^-还原性，可与许多比 I_2/I^- 电位高的氧化性物质反应，定量地置换出 I_2，然后用 $Na_2S_2O_3$滴定液滴定置换出的 I_2。或者先加入定量过量的 I_2滴定液，待其与被测物质反应完全后，再利用 $Na_2S_2O_3$滴定液滴定剩余的 I_2。

（二）测定条件

1. 反应条件

直接碘量法只能在酸性、中性或者弱碱性溶液中进行，若溶液的 pH 值>9，会发生以下反应：

$$3I_2+6OH^- \rightleftharpoons 5I^-+IO_3^-+3H_2O$$

间接碘量法应在中性或弱酸性溶液中进行，如果溶液为碱性，则会发生以下反应：

$$4I_2+S_2O_3^{2-}+10OH^- \rightleftharpoons 8I^-+2SO_4^{2-}+5H_2O$$

$$3I_2+6OH^- \rightleftharpoons 5I^-+IO_3^-+3H_2O$$

若在强酸溶液中，$Na_2S_2O_3$易分解，I^-也易被空气中的 O_2所氧化：

$$S_2O_3^{2-}+2H^+ \rightleftharpoons SO_2\uparrow+S\downarrow+H_2O$$

$$O_2+4I^-+4H^+ \rightleftharpoons 2I_2+2H_2O$$

2. 指示剂

（1）自身指示剂

碘液为黄色，被还原后变为无色，可用于指示直接碘量法的滴定终点。

（2）淀粉指示液

一般采用直链淀粉作为指示液。淀粉指示液遇碘变蓝色，在弱酸性溶液中与碘的反应最灵敏。

直接碘量法在滴定前加入淀粉指示液；间接碘量法则须在近终点前加入淀粉指示液，否则会因淀粉表面吸附大量的 I_2 而产生终点迟钝现象。

四、能使用配位滴定法测定药品含量

（一）概述

配位滴定法主要用于金属离子的测定。氨羧配位剂是一类以氨基二乙酸 $[—N(CH_2COOH)_2]$ 为基体的配位剂，其分子中含有氨氮和羧氧配位原子。氨氮配位原子易与 Co、Ni、Zn、Cu、Hg 等金属离子配位，羧氧配位原子则可与几乎所有高价金属离子配位。因此，氨羧配位剂能与几乎所有金属离子配位。目前，氨羧配位剂中应用最广的是乙二胺四醋酸（EDTA）。

EDTA 与大多数金属离子形成多基配位体的配合物（又称螯合物）具有以下特点：①配位比都是 1：1，便于计算；②稳定性高，反应进行完全；③反应速度快，生成的配合物水溶性大，便于滴定；④大多数配合物为无色，便于用指示剂确定终点。因此，配位滴定法通常指以 EDTA 为配位剂的滴定分析法。

1. 基本原理

滴定前：$M+In \rightleftharpoons MIn$

滴定终点：$MIn+Y \rightleftharpoons MY+In$

式中：M 为金属离子，Y 为 EDTA，In 为金属指示剂。

2. 金属指示剂

金属指示剂可作为配位剂与被滴定金属离子发生配位反应，形成一种与染料本身颜色不同的配合物。

（二）配位滴定方式

配位滴定方式有直接滴定、返滴定、和间接滴定置换滴定等类型。

1. 直接滴定

用 EDTA 标准溶液直接滴定被测离子是常用的滴定方式。直接滴定法具有快速、方便、引入的误差小等特点。只要配位反应能符合滴定分析的要求，有合适的指示剂，应当尽可能采用直接滴定法。

2. 返滴定法

返滴定法是在待测溶液中先加入定量且过量的 EDTA 标准溶液，使待测离子完全反应，然后用其他金属离子标准溶液回滴过量的 EDTA。根据两种标准溶液的浓度和用量，求被测物质的含量。

返滴定液所生成的配合物应有足够的稳定性，但不宜超过被测离子配合物的稳定性太多；否则在滴定过程中，返滴定液会置换出被测离子，引起测定结果误差，而且终点不敏锐。

以下两种情况可用返滴定法：①待测离子（如 Ba^{2+}、Sr^{2+} 等）虽能与 EDTA 形成稳定的配合物，但缺少变色敏锐的指示剂；②待测离子（如 Al^{3+}、Cr^{3+} 等）与 EDTA 的反应速度很慢，本身又易水解或对指示剂有封闭作用。

3. 间接滴定

间接滴定法是加入过量的能与 EDTA 形成稳定配合物的金属离子做沉淀剂，以沉淀待测离子，过量沉淀剂用 EDTA 滴定，或将沉淀分离、溶解后，再用 EDTA 滴定其中的金属离子。有些非金属离子和金属离子不与 EDTA 发生配位反应或生成的配合物不稳定时，可采用间接滴定法。

4. 置换滴定

置换滴定法是利用置换反应，置换出等物质的量的另一金属离子，或置换出 EDTA，然后滴定。

（1）置换出金属离子

如果被测离子 M 与 EDTA 反应不完全或形成的配合物不稳定，可让 M 置换出另一配合物（NL）中等物质的量的 N，用 EDTA 滴定 N，然后求出 M 的含量。

（2）置换出 EDTA

将被测离子 M 与干扰离子全部用 EDTA 配合，加入高选择性的配合剂 L 夺取 M，释放出与 M 等物质的量的 EDTA，用金属盐类标准溶液滴定释放出来的 EDTA，即可测得 M 的含量。

五、能使用沉淀滴定法测定药品含量

可用作沉淀滴定法的沉淀反应应具备以下条件：①生成沉淀的溶解度要足够小（小于 $10^{-6} g/L$）；②沉淀反应的速度必须快；③沉淀反应要具有确定的计量关系，沉淀组成恒定；④有适当的方法指示滴定终点。

（一）银量法的滴定终点指示方法

1. 铬酸钾指示剂法

（1）原理

在中性或弱碱性介质中，以 K_2CrO_4 为指示剂，用 $AgNO_3$ 滴定液直接滴定 Cl^-

（或 Br^-）时，反应如下：

滴定反应：$Ag^+ + Cl^- \rightarrow AgCl\downarrow$ （白色）K_{sp}（AgCl）$= 1.8\times10^{-10}$

终点反应：$2Ag^+ + CrO_4^{2-} \rightarrow Ag_2CrO_4\downarrow$ （砖红色）K_{sp}（Ag_2CrO_4）$= 2.0\times10^{-12}$

AgCl 的溶解度小于 Ag_2CrO_4，根据分步沉淀的原理，首先滴定反应析出白色的 AgCl 沉淀。其次，待 Cl^- 完全被沉淀后，稍过量的 Ag^+ 与 CrO_4^{2-} 反应，终点反应时产生砖红色的 Ag_2CrO_2 沉淀。

（2）滴定条件

①指示剂的用量

指示剂 K_2CrO_4 的用量应适当，否则会影响本法的准确度。若 CrO_4^{2-} 浓度过高会引起终点提前，且 CrO_4^{2-} 本身的黄色会影响对终点的观察；若 CrO_4^{2-} 浓度过低又会使终点滞后。

实际滴定时，一般在总体积为 50~100 ml 的溶液中，加入 5% K_2CrO_4 指示剂 1~2 ml，此时 $[CrO_4^{2-}]$ 为 $(5.2~2.6)\times10^{-3}$ mol/L。

$AgNO_3$ 滴定液的消耗量也应适当，若标准溶液消耗太少或浓度过低，均会因为终点延迟而使测定结果的相对误差增加。所以，必须做指示剂的"空白校正"，即将 1 ml 指示剂加到 50 ml 水中，或加到无 Cl^- 含少许 $CaCO_3$ 的混悬液中，用 $AgNO_3$ 滴定液滴至同样的终点颜色，然后从试样滴定所消耗的 $AgNO_3$ 滴定液的体积中扣除空白消耗的体积。

②溶液的酸度

本方法应在中性或微碱性（pH 值 = 6.5~10.5）介质中进行。溶液的酸度过高，会推迟 Ag_2CrO_4 沉淀生成，甚至不产生沉淀；溶液的酸度过低，则生成 Ag_2O 沉淀。

③滴定时应剧烈振摇

剧烈振摇可使被 AgCl 或 AgBr 沉淀吸附的 Cl^- 或 Br^- 释放出来，防止终点提前。

④干扰的消除

与 Ag^+ 能生成沉淀的阴离子，如 CO_3^{2-}、PO_4^{3-}、SO_3^{2-}、S^{2-}、AsO_3^{3-} 和 CrO_4^{2-} 等；与 CO_4^{2-} 能生成沉淀的阳离子，如 Pb^{2+}、Ba^{2+} 等，大量 Cu^{2+}、Ni^{2+}、Co^{2+} 等有色离子，在中性或弱碱性溶液中易发生水解反应的离子，如 Al^{3+}、Fe^{3+}、Bi^{3+} 和 Sn^{4+} 等均干扰测定，应预先分离。

（3）应用范围

本法主要用于 Cl^-、Br^- 与 CN^- 的测定，不适用于滴定 I^- 与 SCN^-。这是因为

AgI 和 AgSCN 沉淀对 I 和 SCN⁻ 有较强的吸附作用，即使剧烈振摇也无法使其释放出来；也不适用于以 NaCl 标准溶液直接滴定 Ag^+，因为 Ag^+ 试液会与指示剂 K_2CrO_4 反应析出 Ag_2CrO_4 沉淀，Ag_2CrO_4 再转化成 AgCl 的速率极慢，使终点推迟。因此，如用本方法测定 Ag^+，必须采用返滴定法，即先加入定量、过量的 NaCl 标准溶液，然后再加入指示剂，用 $AgNO_3$ 标准溶液返滴定剩余的 Cl⁻。

2. 铁铵矾指示剂法

（1）直接滴定法

①原理

以铁铵矾为指示剂，用 NH_4SCN 或 KSCN 作为标准溶液，在酸性溶液中直接滴定 Ag^+。

滴定反应：$Ag^+ + SCN^- \rightleftharpoons AgSCN \downarrow$（白色）$K_{sp}(AgSCN) = 1.1 \times 10^{-12}$

终点反应：$Fe^{3+} + SCN^- \rightleftharpoons [Fe(SCN)]^{2+} \downarrow$（红色）$K_{sp}(FeSCN)^{2+} = 200$

②滴定条件

滴定应在 $0.1 \sim 1$ mol/L HNO_3 溶液中进行。若酸度较低，Fe^{3+} 易水解形成颜色较深的 $[Fe(H_2O)_5OH]^{2+}$ 或 $[Fe(H_2O)_4(OH)_2]^{4+}$ 等配合物，影响终点的观察；为维持终点时 $[Fe(SCN)]^{2+}$ 的配位平衡，Fe^{3+} 的浓度应在 0.015 mol/L，$[Fe(SCN)]^{2+}$ 最低浓度须为 6×10^{-6} mol/L，可恰好在终点观察到 $(FeSCN)^{2+}$ 明显红色；近终点时必须充分摇动，避免因为 AgSCN 会吸附 Ag^+，使终点过早出现，导致结果偏低。

③应用范围

本方法主要用于 Ag^+ 的测定。

（2）返滴定法

①原理

在含待测离子的硝酸溶液中，先加入定量过量的 $AgNO_3$ 标准溶液，用铁铵矾做指示剂，用 NH_4SCN 标准溶液回滴剩余的 $AgNO_3$。

②滴定条件

滴定应在 $0.1 \sim 1$ mol/L 硝酸溶液中进行；测定碘化物时，必须加入过量 $AgNO_3$ 溶液后再加入指示剂，否则 Fe^{3+} 被 I 还原为 Fe^{2+}，同时生成碘而造成结果误差；强氧化剂、氮的氧化物、铜盐和汞盐都会与 SCN⁻ 作用，干扰测定，必须预先除去；测定 Cl⁻ 时，因存在沉淀转化现象 $AgCl + SCN^- \rightleftharpoons AgSCN \downarrow + Cl^-$，使多

消耗 NH_4SCN 标准溶液而造成滴定误差。为避免出现这种现象，应采用以下措施：过滤生成的 $AgCl$ 后用 NH_4SCN 标准溶液滴定滤液；加入硝基苯（或 1，2-二氯乙烷）1~2 ml，把 $AgCl$ 沉淀包住，将其与 SCN^- 隔离，阻止转化反应发生；提高 Fe^{3+} 浓度至 0.2 mol/L，以减小终点时 SCN^- 的浓度，从而减小滴定误差（TE<0.1%）；返滴法测定 Br^-、I^- 和 SCN^- 时，不会发生沉淀转化。

③应用范围

本方法主要用于 Cl^-、Br^-、I^- 和 SCN^- 等离子的测定。

3. 吸附指示剂法

（1）原理

吸附指示剂是一类有色的有机染料，当它被沉淀胶粒吸附时，会因结构的改变引起颜色的变化，从而指示滴定终点。

（2）滴定条件

①控制适宜酸度

溶液的酸度必须有利于指示剂的显色离子存在，一般在中性、弱碱性、弱酸性溶液中进行滴定。

②加入胶体保护剂

由于颜色的变化发生在沉淀表面，欲使终点变色明显，应尽量使沉淀的比表面积大一些。为此常加入一些保护胶体如糊精等阻止卤化银凝聚，使其保持胶体状态。

③选择适当吸附力的指示剂

沉淀胶粒对指示剂的吸附能力应略小于对被测离子的吸附能力，否则指示剂将在化学计量点前变色。但也不能太小，否则终点出现过迟。卤化银胶粒对卤素离子和几种常用吸附指示剂的吸附力大小排序为：$I^->$二甲基二碘荧光黄$>Br^->$曙红$>Cl^->$荧光黄。因此，滴定 Cl^- 时只能选荧光黄，滴定 Br^- 选曙红为指示剂。

（3）应用范围

本方法可用于 Cl^-、Br^-、I^-、SCN^- 和 Ag^+ 等离子的测定。

（二）应用实例——氯化钠注射液的含量测定

1. 注射剂中辅料的干扰

注射剂在制备过程须加进一些附加成分，使含量测定增加了困难，但并非对所有测定方法都有干扰。故各国药典对大多数注射剂均根据以下原则选择测定方法。

（1）当注射剂主药含量高时，可直接蒸干后，采用原料药的方法测定。

（2）注射剂所含的主药遇热不稳定、易于分解，可经有机溶剂提取后，用适当的方法进行测定。

（3）若附加成分对主药含量测定有干扰时，应排除干扰后再测定。

2. 注射剂中抗氧剂的干扰及排除方法

注射剂中常加入亚硫酸钠、亚硫酸氢钠、硫代硫酸钠和维生素 C 等做抗氧剂，以保证注射剂的稳定性。抗氧剂均为还原性的物质，对氧化还原滴定法产生干扰，另外，维生素 C 具有紫外吸收，若主药用紫外可见分光光度法测定，维生素 C 有可能造成干扰。可针对产生干扰性物质的性质加掩蔽剂、加酸分解、加弱氧化剂或改变测定波长加以消除。

（1）加掩蔽剂

当采用碘量法、铈量法或亚硝酸钠法测定主药含量时，亚硝酸钠、亚硫酸氢钠、焦亚硫酸钠和硫代硫酸钠等抗氧剂可产生干扰。常加入丙酮和甲醛，使其生成加成物来排除干扰。

（2）加酸分解

亚硝酸钠、亚硫酸氢钠、焦亚硫酸钠和硫代硫酸钠等在强酸作用下均能分解，产生二氧化硫气体，加热全部逸出。

（3）加弱氧化剂

一些弱氧化剂如过氧化氢或硝酸，能氧化亚硫酸盐和亚硫酸氢盐，而不能氧化被测物，也不消耗滴定液。

（4）改变测定波长

利用紫外光谱的差异，选择合适的波长。

氯化钠注射液为无色澄明液体，其中主药为氯化钠（$NaCl$），可以荧光黄（HFIn）为指示剂，$AgNO_3$为滴定液，测定氯化钠的含量。

第二节　电位滴定法应用

一、能掌握电位滴定法的测定要求

（一）概述

电位滴定法是容量分析中用以确定终点或选择核对指示剂种类、用量及终点颜色的方法。其选择适当的指示电极和参比电极来作为氧化还原法、酸碱滴定法、非水酸碱滴定及沉淀法等指示终点。电位滴定法判断终点比指示剂法准确度、精密度高，不受溶液颜色及沉淀的干扰，易于自动化，操作方便，突跃范围小的也适用。

磷酸二氢钾是常用的药用辅料，用于 pH 调节剂和缓冲剂等。

（二）原理

1. 磷酸二氢钾的含量测定原理

取本品约 2.5 g，精密称定，加新沸过的冷水 100 ml 溶解后，照电位滴定法，用氢氧化钠滴定液（1 mol/L）滴定。每 1 ml 氢氧化钠滴定液（1 mol/L）相当于 136.1 mg 的 KH_2PO_4。

磷酸二氢钾溶于水，产生 H_2PO 离子，部分电离产生 H^+；H_2PO 离子也可水解产生 OH^-，但其电离程度大于水解程度，因此，显弱酸性，可用酸碱滴定法测定其含量。由于磷酸的二级电离常数（磷酸二氢根的一级电离常数）约为 6.23×10^{-8}，导致突跃范围小，只能用电位法判断滴定终点。

2. 终点的确定

自动电位滴定仪一般用二阶微商内插法确定终点。该方法基于二阶微商为 0 所对应的体积为滴定终点。

$E - V$ 曲线法确定终点准确性较差，$\Delta E/\Delta V - V$ 数据处理烦琐且准确性差。

3. 电极系统的选择

（1）氧化还原法铂（指示）-饱和甘汞电极（参比）；铂电极用加有少量 $FeCl_2$ 的硝酸或用铬酸清洁液浸泡。

（2）酸碱滴定法玻璃（指示）-饱和甘汞电极（参比）。

（3）非水溶液滴定法玻璃-饱和甘汞电极；饱和甘汞电极套管内装 KCl 的饱和无水甲醇溶液，玻璃电极用后立即清洗并浸泡在水中保存。

（4）银量法银（指示）-玻璃（参比）或银（指示）-硝酸钾盐桥-饱和甘汞电极（参比）。

4. 结果计算

$$供试品含量 \% = \frac{T \times V \times F}{m_{供} \times 10^3} \times 100\% \qquad (4-2)$$

式中：T——滴定度 136.1，mg/ml；

V——消耗滴定液的体积，ml；

F——滴定液的校正因子；

$m_{供}$——供试品的重量，g。

二、能使用电位滴定法测定药品含量

（一）概述

银量法测定异戊巴比妥及其片剂含量均采用了电位法判断终点。

（二）原理

1. 盐酸二甲双胍的含量测定

盐酸二甲双胍是临床首选的一线降糖药，还可用于多囊卵巢综合征、抗衰老、减肥及抗肿瘤等，有"神药"的美称。

（1）盐酸二甲双胍为盐酸盐，在水中易溶，在甲醇中溶解，在乙醇中微溶，在三氯甲烷或乙醚中不溶。

（2）盐酸二甲双胍中的胍基显碱性，可用非水碱量法测定含量；盐酸对非水碱量法有干扰，因此，采用加无水甲酸的高氯酸电位滴定法来测定药物含量。

（3）配制高氯酸滴定液时，每 1 g 的水须加醋酐 5.22 ml 排除市售冰醋酸中水的干扰；高氯酸（70%~72%）8.5 ml 须加 22.5 ml 醋酐排除水的干扰。

（4）高氯酸不应与醋酐直接混合，防止发生剧烈反应致溶液变黄；溶液变色即不可用。

（5）高氯酸滴定液应贮存于具塞棕色玻璃瓶中，或用黑布包裹，避光密闭保存（30℃以下）。

（6）在非水碱量法或滴定液标定中，消耗高氯酸滴定液约 8 ml，宜选用 10 ml 的滴定管，其读数应准确至 0.01 ml。

2. 丙戊酸钠片的含量测定

丙戊酸钠是广谱抗癫痫药。

（1）丙戊酸钠在水中极易溶解，在甲醇或乙醇中易溶，在丙酮中几乎不溶。

（2）丙戊酸钠为强碱弱酸盐，用双相滴定法（水–乙醚）测定含量时突跃范围小，须用电位滴定法判断终点。

（3）配制盐酸滴定液时，在加水稀释并摇匀后，宜先与已知浓度的氢氧化钠滴定液做比较试验，以调节其浓度，使其 F 值为 0.95~1.05，而后再进行标定。

（4）基准无水碳酸钠应在 270℃~300℃ 干燥至恒重，以除去水分和碳酸氢钠。

（5）碳酸钠有引湿性，用减重法称量。

（6）标定盐酸滴定液时，甲基红-溴甲酚绿指示剂的变色范围为 pH 值 5.1，碳酸对其有干扰，滴定至近终点时，必须煮沸 2 min，以除去 CO_2；待冷却至室温后，再继续滴定至溶液由绿色变为暗紫色。

3. 异戊巴比妥片的含量测定

异戊巴比妥是丙二酰脲类的抗癫痫药，用于癫痫大发作、惊厥及麻醉前给药。

（1）异戊巴比妥在乙醇或乙醚中易溶，在三氯甲烷中溶解，在水中极微溶解，在氢氧化钠或碳酸钠溶液中溶解。

（2）异戊巴比妥由于具有丙二酰脲的结构，显二元弱酸性。其在弱碱性条件下，与 $AgNO_3$ 反应生成可溶的一银盐，与过量的 $AgNO_3$ 生成二银盐白色沉淀。

（3）异戊巴比妥采用银量法（1∶1）测定含量，采用电位滴定法判断终点，操作简便，专属性强。

（4）采用以荧光黄为指示剂的吸附指示剂法标定硝酸银滴定液时，要求生成的 AgCl 呈胶体状态，利于终点时对指示剂阴离子的吸附而产生颜色突变，因此，在基准氯化钠加水溶解后，再加入糊精（1→50）5 ml，便于形成胶体。

（5）标定硝酸银滴定液时，加入 0.1 g 的碳酸钙，维持溶液的微碱性 pH 值 7~10，利于荧光黄阴离子的形成。

（6）AgCl 胶体沉淀遇光极易分解生成黑色的银单质沉淀，滴定中避免强光直接照射。

（7）滴定液的标定由初标者（一般用配制者）和复标者各做平行试验 3 份，3 份的相对平均偏差≤0.1%（除另有规定外），初标平均值和复标平均值的相对平均偏差≤0.1%（除另有规定外）。标定结果按初复标的平均值计算，取 4 位有效数字。

（三）测定法

1. 盐酸二甲双胍的含量测定

取本品约 60 mg，精密称定，加无水甲酸 4 ml 使溶解，加醋酐 50 ml，充分搅匀，照电位滴定法，用高氯酸滴定液（0.1 mol/L）滴定，并将滴定的结果用空白试验校正。每 1 ml 高氯酸滴定液（0.1 mol/L）相当于 8.282 mg 的 $C_4H_{11}N_5$ · HCl。按干燥品计算，含 $C_4H_{11}N_5$ · HCl 不得少于 98.5%。

2. 丙戊酸钠片（规格 0.1 g、0.2 g）的含量测定

取本品 10 片（规格 0.2 g）或 20 片（规格 0.1 g），置放于 100 ml 量瓶中，加水约 50 ml，振摇使丙戊酸钠溶解，加水稀释至刻度，摇匀，过滤，精密量取续滤液 25 ml，加乙醚 30 ml，照电位滴定法，用玻璃-饱和甘汞电极，用盐酸滴定液（0.1 mol/L）滴定至 pH 值 4.5。每 1 ml 盐酸滴定液（0.1 mol/L）相当于 16.62 mg 的 $C_6H_{13}NaO_2$。本品含丙戊酸钠应为标示量的 90.0% ~ 110.0%。

3. 异戊巴比妥片（规格 0.1 g）的含量测定

取本品 20 片，精密称定，研细，精密称取适量（约相当于异戊巴比妥 0.2 g），加甲醇 40 ml 使溶解，再加新制的 3% 无水碳酸钠溶液 15 ml，照电位滴定法，用硝酸银滴定液（0.1 mol/L）滴定。每 1 ml 硝酸银滴定液（0.1 mol/L）相当于 22.63 mg 的 $C_{11}H_{18}N_2O_3$。本品含异戊巴比妥应为标示量的 94.0% ~ 106.0%。

第三节 高效液相色谱法应用

一、能使用高效液相色谱法测定药品含量概述

高效液相色谱法用于药品含量测定是基于待测组分的色谱峰面积或峰高与待测组分的量相关（通常成线性或对数线性关系），通过比较供试品中待测组分的色谱峰面积或峰高与对照品色谱峰面积或峰高的大小来确定供试品待测组分的量。

随着进样器进样精度提高，对组分简单、操作步骤少、影响因素少的测定方法，高效液相色谱法定量目前多采用外标法，而内标法已较少用。对一些有较多提取步骤、组分复杂、需要柱前衍生或柱后衍生的含量测定方法，通常采用内标法。

二、含量测定方法

（一）外标法

按各品种项下的规定，精密称（量）取对照品和供试品，配制成溶液，分

别精密取一定量，进样，记录色谱图，测量对照品溶液和供试品溶液中待测物质的峰面积（或峰高），按下式计算含量：

$$c_X = (A_X/A_R)c_R \qquad (4-3)$$

式中：A_X ——待测成分的峰面积或峰高；

A_R ——对照品的峰面积或峰高；

c_X ——待测成分的浓度；

c_R ——对照品溶液的浓度。

外标法要求进样量必须准确，否则定量误差大。故当采用外标法测定供试品中某杂质或主成分含量时，以定量或自动进样器进样为好。

（二）内标法

按各品种项下的规定，精密称（量）取对照品和内标物质，分别配成溶液，精密量取各溶液适量，混合配成校正因子测定用的对照溶液。取一定量注入仪器，记录色谱图。测量对照品和内标物质的峰面积或峰高，按下式计算校正因子：

$$f = \frac{A_S/c_S}{A_R/c_R} \qquad (4-4)$$

式中：A_S ——内标物质的峰面积或峰高；

A_R ——对照品的峰面积或峰高；

c_S ——内标物质的浓度；

c_R ——对照品的浓度。

再取各品种项下含有内标物质的供试品溶液，注入仪器，记录色谱图，测量供试品中待测成分（或其杂质）和内标物质的峰面积或峰高，按下式计算含量：

$$c_X = f \times \frac{A_X}{A'_s/c'_s} \qquad (4-5)$$

式中：A_X ——供试品（或其杂质）峰面积或峰高；

c_X ——供试品（或其杂质）的浓度；

A'_s ——内标物质的峰面积或峰高；

c'_s ——内标物质的浓度；

f ——校正因子。

当配制校正因子测定用的对照溶液和含有内标物质的供试品溶液，使用同一浓度的内标物质溶液时，$c_s = c'_s$，则配制内标物质溶液不必精密称（量）取。

采用内标法可避免因为样品前处理及进样体积误差对测定结果的影响。

（三）面积归一化法

当样品中所有组分在操作时间内都能流出色谱柱，且检测器对它们都产生信号，按各品种项下的规定，配制供试品溶液，取一定量进样，记录色谱图。测量各峰的面积和色谱图上除溶剂峰外的总色谱峰面积，计算各峰面积占总峰面积的百分率。

归一化法的优点是简便，定量结果与进样量重复性无关（在最大进样量以下），操作条件略有变化对结果影响较少。其缺点是要求所有组分均要产生色谱峰，不适于微量杂质的含量测定。

除另有规定外，采用规定溶剂配制对照品溶液和供试品溶液，定量测定时，对照品溶液和供试品溶液均应分别配制两份。供试品溶液在注入液相色谱仪前，一般应经适宜的 0.45 μm（或 0.22 μm）滤膜过滤，以减少对色谱系统产生污染或影响色谱分离。根据试验要求和供试品稳定性，设置待测溶液贮存条件（如温度、避光等）。

供试品溶液与对照品溶液浓度相同或相近，并确保在检测器线性范围内，有足够的精密度。

为减少溶剂峰与色谱峰的畸变，应尽可能用流动相配制供试品与对照品溶液。在测定序列中，应进样稀释溶剂以排除是否对待测物质峰有干扰。

三、高效液相色谱法的操作

（一）操作条件

1. 仪器和用具

（1）高效液相色谱仪，由高压输液泵、进样器、色谱柱、检测器、数据处理系统组成。

（2）超声波清洗仪，用于流动相超声脱气。

（3）分析天平，用于精密称定重量。

（4）研钵，用于粉碎片剂。

（5）量瓶，用于溶解稀释供试品。

（6）微量注射器，用于取样、进样。

（7）镜头纸，用于擦拭注射器针头。

2. 试剂（固定相、流动相）

（1）十八烷基硅烷键合硅胶反相色谱柱。

（2）乙腈-四氢呋喃-冰醋酸-水（20∶5∶5∶70）流动相。

（3）阿司匹林对照品。

（4）阿司匹林肠溶片。

（二）安全及注意事项

（1）保证原始数据记录及时、准确、完整、真实、可靠。

（2）阿司匹林易水解变质，供试品粉碎、称取等前处理应尽快。对照品应临用现配。

（三）高效液相色谱法操作过程

表 4-1　高效液相色谱法操作过程

序号	步骤	操作方法及说明	质量标准
1	配制供试品溶液	取本品 20 片，精密称定，充分研细，精密称取适量（约相当于阿司匹林 10 mg），置放于 100 ml 量瓶中，加 1%冰醋酸的甲醇溶液强烈振摇使阿司匹林溶解并稀释至刻度，滤膜过滤，取续滤液作为供试品溶液。制备两份	使用分析天平精密称定片重及片粉重量。量瓶中刻线以上无溶液，溶液凹液面与刻线相切片粉重量计算见下式，重量范围为：$$m_{片粉} \times (1 \pm 10\%) \frac{10\text{mg}}{m_{片粉}} = \frac{标示量}{\overline{W}}$$
2	配制对照品溶液	取阿司匹林对照品，精密称定，加 1%冰醋酸的甲醇溶液溶解并定量稀释制成每 1 ml 中含 0.1 mg 的溶液。制备两份	选择分析天平称取阿司匹林对照品，准确至所取重量千分之一
3	高效液相色谱法分析	色谱柱：C$_8$，5 μm，4.6 mm×150 mm 流动相：乙腈-四氢呋喃-冰醋酸-水 =20∶5∶5∶70 检测波长：276 nm 对照品：0.1 mg/ml 阿司匹林 进样量：10 μl 系统适用性试验：理论板数按阿司匹林峰计算不低于 3000，阿司匹林峰与水杨酸峰的分离度≥1.5	含量测定计算：阿司匹林标示量 % =$$\frac{c_R \times \dfrac{A_X}{A_R} \times V \times D \times \overline{W}}{m \times S} \times 100\%$$

第四节 气相色谱法应用

一、气相色谱法概述

维生素 E 及其制剂（片剂、软胶囊、注射液、粉剂）、扑米酮片、多烯酸乙酯及其软胶囊、甲酚皂溶液、樟脑（天然、合成）及复方十一烯酸锌软膏中十一烯酸总量用气相色谱法（内标法）测定含量。林旦乳膏用气相色谱法（电子捕获检测器；外标法）测定含量。

二、原理

由于气相色谱法专属性强、分离能力强、简便快速，近年来，国内外药典大多采用气相色谱法测定维生素 E 软胶囊及多烯酸乙酯软胶囊的含量。

（一）维生素 E 软胶囊的含量测定

维生素 E 又叫生育酚，天然品为右旋体，合成品为消旋体。本品为微黄色至黄色或黄绿色澄清的黏稠液体，几乎无臭，遇光色渐变深。

1. 固定液

固定液 OV-17 为苯基（50%）甲基硅油，相对极性++，最高使用温度350℃，性能与甲基硅橡胶（SE-30、OV-1）、甲基硅油（OV-101）基本相同，为首选品种。二甲基聚硅氧烷为非极性，等温使用温度-60~325℃，程序升温使用温度-60~350℃。维生素 E 的分子式为 $C_{31}H_2O_3$，系非极性物质，因此，选用上述两种非极性的固定液，保留时间长。

2. 内标物质

正三十二烷。正三十二烷与维生素 E 极性相近，可以完全分离，保留时间相近，纯度高，符合内标物的要求。采用内标法可以消除供试品前处理及进样体积误差对测定结果的影响。

3. 计算公式

$$校正因子 f = \frac{A_{对内}/C_{对内}}{A_{对}/C_{对}} \tag{4-6}$$

$$C_{供} = f \times \frac{A_{供}}{A_{供内}/C_{供内}} \tag{4-7}$$

$$含量\% = \frac{C_{供} \times V_{供} \times m_{总}}{m_{供} \times 20 \times 标示量} \times 100\% \tag{4-8}$$

式中：A——峰面积；

C——溶液浓度，mg/ml；

m——供试品量，mg。

4. 棕色具塞瓶

维生素 E 遇光、空气可被氧化为 α-生育醌和 α-生育酚二聚体，色渐变深，因此，实验中用棕色具塞瓶。

（二）多烯酸乙酯软胶囊的含量测定

多烯酸乙酯系海洋鱼类提取的鱼油经精制、酯化而得的多不饱和脂肪酸乙酯化的降血脂生化药，纯度高，具有较强的降低血清甘油三酯（三酰甘油）和总胆固醇的作用。此外，尚有抑制血小板聚集、扩血管及抗血栓的作用。多烯酸乙酯为微黄色至黄色的澄清油状液体，略有鱼腥味。在乙醚中极易溶解，在水中不溶。

1. 固定液

以聚乙二醇为固定液的毛细管柱固定液 DB-WAX 应用较为普遍，适于醇类、乙二醇类、芳香族类化合物的分析，分离度与峰对称性也较好。其使用温度范围为：等温 20℃~250℃，程序升温 20℃~264℃。

2. 内标物

用二十一烷酸甲酯为内标，其峰保留时间在二十碳五烯酸乙酯峰之前，分离度较好，且与其两侧的小峰分离度也较好，没有干扰。

3. 计算公式

$$c_{供} = \frac{c_{对} \times A_{供}/A_{供内}}{A_{对}/A_{对内}} \tag{4-9}$$

$$含量\% = \frac{C_{供} \times V_{供} \times m_{总}}{m_{供} \times 20 \times 0.25 \times 10^3} \times 100\% \tag{4-10}$$

式中：A——峰面积；

C——溶液浓度，mg/ml；

m ——供试品量，mg。

三、测定法

（一）维生素 E 软胶囊（规格 5 mg、10 mg、50 mg 及 100 mg）的含量测定

1. 色谱条件与系统适用性试验

用硅酮（OV-17）为固定液，涂布浓度为 2% 的填充柱，或用 100% 二甲基聚硅氧烷为固定液的毛细管柱；柱温 265℃。理论板数按维生素 E 色谱峰计算不低于 500（填充柱）或 5000（毛细管柱），维生素 E 峰与内标物质的分离度应符合要求（>1.5）。

2. 校正因子的测定

取正三十二烷适量，加正己烷溶解并稀释成每 1 ml 中含 1.0 mg 的溶液，作为内标溶液。另取维生素 E 对照品约 20 mg，精密称定，置于棕色具塞瓶中，精密加内标溶液 10 ml，密塞，振摇使之溶解，作为对照品溶液，取 1~3 μl 注入气相色谱仪，计算校正因子。

3. 测定法

取装量差异项下的内容物，混合均匀，取适量（约相当于维生素 E 20 mg），精密称定，置于棕色具塞瓶中，精密加内标溶液 10 ml，密塞，振摇使之溶解，作为供试品溶液，取 1~3 μl 注入气相色谱仪，测定，计算，即得。[本品含合成型或天然型维生素 E（$C_{31}H_{52}O_3$）应为标示量的 90.0%~110.0%]

（二）多烯酸乙酯软胶囊（规格 0.25 g）的含量测定

1. 色谱条件与系统适用性试验

采用以聚乙二醇为固定液的石英毛细管柱（0.25 mm×30 m，0.25 μm）；初始柱温为 190℃，保持 4 min，以每分钟 2℃ 的速度升温至 230℃，保持 15 min；进样口温度为 250℃；检测器温度为 270℃；载气流速为每分钟 4 ml；进样量 1 μl；分流比为 3∶1。峰分别与相邻峰之间的分离度均应大于 1.0。

2. 测定法

精密称取二十一烷酸甲酯适量，加异辛烷溶解并稀释制成每 1 ml 中约含

0.3 mg 的溶液，作为内标溶液；精密称取二十碳五烯酸乙酯对照品 6 mg 与二十二碳六烯酸乙酯对照品 12.5 mg，置于同一 25 ml 量瓶中，加内标溶液溶解并稀释至刻度，摇匀，作为对照品溶液；取装量差异项下的内容物，混合均匀，精密称取适量，按标示量用内标溶液定量稀释制成每 1 ml 中约含 1 mg 的溶液，作为供试品溶液。精密量取对照品溶液和供试品溶液各 1 μl，分别注入气相色谱仪，记录色谱图。按内标法以峰面积分别计算供试品中 $C_{22}H_4O_2$ 和 $C_{24}H_3O_2$ 的含量。（本品含二十碳五烯酸乙酯与二十二碳六烯酸乙酯的总量不得少于 80.0%；按平均装量计算，含二十碳五烯酸乙酯与二十二碳六烯酸乙酯的总量应为标示量的 90.0%~115.0%。）

四、气相色谱法的操作

（一）操作条件

1. 仪器和用具

（1）气相色谱仪

FID 检测器、聚乙二醇为固定液的石英毛细管柱（0.25 mm×30 m，0.25 μm）、100%二甲基聚硅氧烷为固定液的毛细管柱。

（2）气源

载气 N_2、燃气 H_2 及助燃气空气。

（3）分析天平

感量为 0.1 mg、0.01 mg 的天平。

（4）玻璃器具

量瓶、吸量管。

2. 试药和试剂

（1）试药

维生素 E 软胶囊、多烯酸乙酯软胶囊。

（2）对照品

定量用二十碳五烯酸乙酯对照品、定量用二十二碳六烯酸乙酯、定量用维生素 E 对照品。

（3）试剂

表面活性剂、正己烷、异辛烷、正三十二烷、二十一烷酸甲酯。

（二）安全及注意事项

（1）维生素 E 具有还原性，须避光保存，操作中也应避光。

（2）测定多烯酸乙酯软胶囊含量时，建议用 Agilent DB-WAX 色谱柱。也可用 Agilent DB-23，但色谱升温条件应调整为：初始 100℃，以 5℃/min 升至 150℃，保持 5 min，以 3℃/min 升至 225℃，保持 5 min，流速 4 ml/min；分流比为 3：1。

（3）多烯酸乙酯易氧化酶，光照、氧气、高温、紫外线等易催化氧化反应，因此，须遮光、密封，凉处保存，或充氮低温保存。

（4）使用填充柱时，应注意填充好或久未使用的柱应进行老化处理，除去填充物中残留挥发性成分，并使固定液再一次均匀牢固地分布在载体表面。老化方法：将柱装入色谱仪，使载气缓缓通过色谱柱，然后在高于正常温度 20℃～50℃（不超过固定液的最高使用温度）加热 24 h。老化过程中，将柱出口放空，不要连接检测器，防止污染检测器。如有条件用程序升温［以（2～5）℃/min 的速率把温度升高到老化温度保持 14～24 h］效果更好。

（5）安装毛细管柱时，从柱架上将色谱柱两端各拉出约 0.5 m，用于进样口及检测器的安装，避免折断柱；在柱两端安装柱接头和石墨密封垫圈，向下套柱接头和密封垫圈，离端口约 5 m。在具柱两端 4～5 cm 用柱切割器与柱垂直地来回切割柱，不要折断，然后用拇指和示指尽量靠近切割点抓牢，轻轻弯曲色谱柱，柱就容易折断。用放大镜检查切口，确保柱两头切口截面无聚酰亚胺和玻璃碎片。在进样口安装色谱柱时，查看仪器说明书，找到正确的插入距离，并用涂改液标出。将色谱柱插入检测器时，查看仪器说明书中插入距离，用手拧紧螺帽直到固定色谱柱，然后再拧螺帽 1/4～1/2 圈，防止加压时色谱柱脱出。打开载气，确定合适流速，将色谱柱一端浸入丙酮瓶中检查是否有气泡。

（6）毛细管柱的老化方法：在比最高温分析温度高 20℃ 或最高柱温（温度更低者）的条件下老化柱子 2 h。如果在高温 10 min 后背景不下降，立即将柱子降温并检查是否泄漏。如果用 Vespel 密封圈，老化后再检查密封程度。

（三）操作过程

表 4-2　气相色谱法的操作过程

序号	步骤	操作方法及说明	质量标准
1	检查	检查仪器上的各电源开关	均应处于"关"的状态
2	装柱	根据要求选取合适的色谱柱，取下盲堵，分清出入口，套好石墨密封圈及固定螺母，小心装好，拧紧固定螺母，以不漏气为宜，不要过紧	一般选用毛细管柱（两端有盲堵），换下的色谱柱必须装上盲堵保存
3	调压	开启载气（N_2）及燃气（H_2）助燃气（空气）钢瓶上的总阀，调节减压阀至规定压力。如采用气体发生器为气源，则须提前 2~3 h 开机	一般载气钢瓶减压阀输出压力为 0.6 MPa，氢气和空气输出压力为 0.4 MPa
4	检漏	用表面活性剂溶液检查柱连接处是否漏气	如漏气，检查柱两端的石墨密封圈或再紧固定螺母
5	开机	先开仪器电源开关，点击工作站图标，仪器开始初始化自检；仪器初始化时不能打开样品室的盖子	光路里应无异物；有异物取出异物
6	参数设置	根据标准设定波长、光度模式、光谱带宽、换灯波长；波长范围、扫描速度、扫描间隔等参数	参数要符合要求
7	溶液配制	精密称取供试品、内标物质及对照品，配制供试品溶液、对照品溶液、内标溶液	供试品和对照品溶液各两份
8	预试验	创建方法文件 采集数据	根据试验情况，适当调整柱温、载气流速、分流比、进样量、进样口和检测器温度等，使色谱峰的保留时间、分离度、峰面积符合要求

第五章　药品的制剂检验

第一节　固体制剂检验

一、片剂、胶囊剂、颗粒剂和散剂常规检验

固体制剂通常包括片剂、胶囊剂、颗粒剂、散剂等。由于其分剂量准确、携带和使用方便、生产自动化程度较高、用途广泛，所以是最常见的药物制剂。

一般片剂外观应完整、色泽均匀，有适宜的硬度和耐磨性，非包衣片脆碎度要符合要求；胶囊剂外观应整洁，不得有黏结、变形、渗漏或囊壳破裂现象，并应无异臭；颗粒剂应干燥，颗粒均匀，色泽一致，无吸潮、软化、结块及潮解等现象；散剂应干燥，疏松，混合均匀及色泽一致。

（一）片剂一般检验

药典规定了凡检查含量均匀度的品种，一般不再进行重量差异的检查；凡检查溶出度、释放度的片剂，一般不再进行崩解时限的检查。

1. 重量差异的检查

取供试品 20 片，精密称定总重量，求得平均片重后，再分别精密称定每片的重量。每片重量与平均片重相比较（凡无含量测定的片剂或有标示片重的中药片剂，每片重量应与标示片重比较），超出重量差异限度的不得多于 2 片，并不得有 1 片超出限度 1 倍。

糖衣的片心应检查重量差异并符合规定，包糖衣后不再检查重量差异。薄膜衣应在包薄膜后检查重量差异并符合规定。

2. 崩解时限的检查

（1）仪器装置

升降式崩解仪，升降的金属支架上下移动距离为（55±2）mm，往返频率为

每分钟30~32次。吊篮 [管长（77.5±2.5）mm、内径21.5 mm、壁厚2 mm的玻璃管6根；透明塑料板2块；不锈钢板1块（放在上面一块塑料板上）；不锈钢丝筛网1张（放在下面一块塑料板下）]、挡板 [相对密度1.18~1.20、直径（20.7±0.15）mm、厚度（9.5±0.15）mm]。

（2）试药与试液

（37±1）℃的水置于1000 ml烧杯中。

（3）操作方法

将吊篮通过上端的不锈钢轴悬挂于金属支架上，浸入1000 ml烧杯中，并调节吊篮位置，使其下降时筛网距烧杯底部25 mm；烧杯内盛有温度为（37±1）℃的水，调节水位高度使吊篮上升时筛网在水面下15 mm处，吊篮顶部不可浸没于溶液中。

（4）片剂

片剂包括普通片、薄膜衣片、糖衣片、肠溶衣片、含片、舌下片、可溶片、泡腾片及口崩片。

（5）普通片

除另有规定外，取供试品6片，分别置于上述吊篮的玻璃管中，启动崩解仪进行检查，各片均应在15 min内全部崩解。如有1片不能完全崩解，应另取6片复试，均应符合规定。

（6）中药浸膏片、半浸膏片和全粉片

按上述装置，每管加挡板1块，启动崩解仪进行检查，全粉片各片均应在30 min内全部崩解，浸膏片（半浸膏片）各片均应在1 h内全部崩解。如果供试品黏附挡板，应另取6片，不加挡板按上述方法检查，应符合规定。如有1片不能完全崩解，应另取6片复试，均应符合规定。

（7）薄膜衣片

按上述装置与方法检查，并可改在盐酸溶液（9→1000）中进行检查，化药薄膜片应在30 min内全部崩解。中药薄膜片，每管加挡板1块，各片均应在1 h内全部崩解，如果供试品黏附挡板，应另取6片，不加挡板按上述方法检查，应符合规定。如有1片不能完全崩解，应另取6片复试，均应符合规定。

（8）糖衣片

按上述装置与方法检查，化药糖衣片应在1 h内全部崩解。中药糖衣片，每管加挡板1块，各片均应在1 h内全部崩解，如果供试品黏附挡板，应另取6片，不加挡板按上述方法检查，应符合规定。如有 1 片不能完全崩解，应另取 6 片复试，均应符合规定。

（9）肠溶衣片

按上述装置与方法检查，先在盐酸溶液（9→1000）中进行检查 2 h，每片均不得有裂缝、崩解或软化现象；然后将吊篮取出，用少量水洗涤后，每管加入挡板 1 块，再按上述方法在磷酸盐缓冲液（pH 值 6.8）中进行，1 h 内应全部崩解。如有 1 片不能完全崩解，应另取 6 片复试，均应符合规定。

（10）肠定位肠溶片

除另有规定外，按上述装置按照品种项下规定检查，各片在盐酸溶液（9→1000）及 pH 值 6.8 以下的磷酸盐缓冲液中均不得有裂缝、崩解或软化现象，在 pH 值 7.8~8.0 的磷酸盐缓冲液中 1 h 内应完全崩解。如有 1 片不能完全崩解，应另取 6 片复试，均应符合规定。

（11）含片

除另有规定外，按上述装置和方法检查，各片均应在 10 min 内全部崩解或溶化。如有 1 片不能完全崩解，应另取 6 片复试，均应符合规定。

（12）舌下片

除另有规定外，按上述装置和方法检查，各片均应在 5 min 内全部崩解并溶化。如有 1 片不能完全崩解，应另取 6 片复试，均应符合规定。

（13）可溶片

除另有规定外，水温为（25±5）℃，按上述装置和方法检查，各片均应在 3 min 内全部崩解并溶化。如有 1 片不能完全崩解或溶化，应另取 6 片复试，均应符合规定。

（14）泡腾片

取 1 片，置于 250 ml 烧杯中 ［内有 200 ml 温度为（25±5）℃的水］，即有许多气泡放出，当片剂或碎片周围的气体停止逸出时，片剂应溶解或分散在水中，无聚集的颗粒剩留。除另有规定外，同方法检查 6 片，各片均应在 5 min 内崩解。如有 1 片不能完全崩解，应另取 6 片复试，均应符合规定。

（15）口崩片

仪器装置为一能升降的支架与下端镶有筛网的不锈钢管。升降的支架上下移动距离为（10±1）mm，往复频率为每分钟 30 次。崩解篮的不锈钢管管长 30 mm、内径 13.0 mm，不锈钢筛网筛孔内径 710 μm。检查时取本品 1 片，置于上述不锈钢管中进行检查，应在 60 s 内全部崩解并通过筛网，如有少量轻质上漂或黏附于不锈钢管内壁或筛网，但无硬芯者，可作符合规定论。重复测定 6 片，均应符合规定。如有 1 片不符合规定，应另取 6 片复试，均应符合规定。

3. 融变时限检查

（1）仪器装置

由透明套筒和金属架组成。透明套筒为玻璃或适宜塑料材料制成，高 60 mm，内径 52 mm，同时壁厚应适当；金属架由两片不锈钢的金属圆板及 3 个金属挂钩焊接而成。金属架挂钩的钩端向下，倒置于容器中。每个圆板直径为 50 mm，具 39 个孔径为 4 mm 的圆孔，两板相距 30 mm，通过 3 个等距的挂钩焊接在一起。

（2）阴道片

调节水液面至上层金属圆盘的孔恰为均匀的一层水覆盖，取供试品 3 片，分别置于上面的金属圆盘上，装置上盖一玻璃板，保证空气潮湿。除另有规定，阴道片 3 片，均应在 30 min 内全部溶化或崩解溶散并通过开孔金属圆盘，或仅残留无硬芯的软性团块。如有 1 片不符合规定，应另取 3 片复试，均应符合规定。

4. 发泡量检查

阴道泡腾片检查发泡量，除另有规定外，取 25 ml 具塞刻度试管（内径 1.5 cm）10 支，加水一定量，置于（37±1）℃ 水浴中 5 min，各管中分别投入供试品 1 片，20 min 内观察最大发泡量的体积，平均发泡体积不得少于 6 ml，且少于 4 ml 的不得超过 2 片。

5. 脆碎度检查

（1）仪器装置

内径约为 286 mm，深度为 39 mm，内壁抛光，一边可打开的透明耐磨塑料圆筒，筒内有一自中心轴套向外壁延伸的弧形隔片［内径为（80±1）mm，内弧表面与轴套外壁相切］，使圆筒转动时，片剂产生滚动。圆筒固定于同轴的水平转轴上，转轴与电机相连，转速为（25±1）r/min。每转动一圈，片剂滚动或滑动至筒壁或其他片剂上。

（2）非包衣片

片重为 0.65 g 或以下者取若干片，使其总重约为 6.5 g；片重大于 0.65 g 者取 10 片。吹风机吹去片剂脱落的粉末，精密称重，置于圆筒中，转动 100 次。

取出，同方法除去粉末，精密称重，减失重量不超过 1%，且不得检出断裂、龟裂及粉碎的片。如减失重量超过 1%，应复测 2 次，3 次平均减失重量不得超过 1%，并不得检出断裂、龟裂及粉碎的片。

6. 分散均匀性检查

分散片，照崩解时限检查法，水温为 15℃ ~ 25℃，取供试品 6 片，应在 3 min 内全部崩解并通过筛网。

7. 微生物限度检查

以动物、植物、矿物来源的非单体成分制成的片剂、生物制品片剂，以及黏膜或皮肤炎症或腔道等局部用片剂（如口腔贴片、外用可溶片、阴道片及阴道泡腾片等），照非无菌产品微生物限度检查，微生物计数法和控制菌检查法及非无菌药品微生物限度标准检查，应符合规定。规定检查杂菌的生物制品片剂，可不进行微生物限度检查。

（二）胶囊剂一般检验

凡检查含量均匀度的胶囊剂，一般不再进行装量差异的检查；凡检查溶出度、释放度的胶囊剂，一般不再进行崩解时限的检查。

1. 装量差异检查

取供试品 20 粒（中药取 10 粒），分别精密称定重量，倾出内容物，硬胶囊囊壳用小刷或其他适宜的用具擦拭净；软胶囊或内容物为半固体或液体的硬胶囊壳用乙醚等易挥发性溶剂洗净，置于通风处使溶剂挥发尽，再分别精密称定囊壳重量，求出每粒内容物的装量与平均装量。每粒装量与平均装量相比较，超出装量差异限度的不得多于 2 粒，并不得有 1 粒超出限度 1 倍。

2. 崩解时限检查

（1）硬胶囊或软胶囊

除另有规定外，取供试品 6 粒，按片剂的装置与方法（化药胶囊如漂浮于液面，可加挡板；中药胶囊加挡板）检查，硬胶囊应在 30 min 内全部崩解，软胶囊应在 1 h 内全部崩解，以明胶为胶囊的软胶囊可改在人工胃液中进行检查。如有 1 粒不能完全崩解，应另取 6 粒复试，均应符合规定。

（2）肠溶胶囊

除另有规定外，取供试品 6 粒，按上述装置与方法，先在盐酸溶液（9→

1000）中不加挡板检查2 h，每粒的囊壳均不得有裂缝或崩解现象；将吊篮取出，用少量水洗涤后，每管加入挡板，再按上述方法，改在人工肠液中进行，1 h内应全部崩解。如有1粒不能完全崩解，应另取6粒复试，均应符合规定。

（3）结肠溶胶囊

除另有规定外，取供试品6粒，按上述装置与方法，先在盐酸溶液（9→1000）中不加挡板检查2 h，每粒的囊壳均不得有裂缝或崩解现象；将吊篮取出，用少量水洗涤后，再按上述方法，在磷酸盐缓冲液（pH值6.8）中不加挡板检查3 h，每粒的囊壳均不得有裂缝或崩解现象；将吊篮取出，用少量水洗涤后，每管加入挡板，再按上述方法，改在磷酸盐缓冲液（pH值7.8）中检查，1 h内应全部崩解。如有1粒不能完全崩解，应另取6粒复试，均应符合规定。

3. 微生物限度检查

以动物、植物、矿物来源的非单体成分制成的胶囊剂、生物制品胶囊剂，按照非无菌产品微生物限度检查，微生物计数法和控制菌检查法及非无菌药品微生物限度标准检查，应符合规定。规定检查杂菌的生物制品胶囊剂，可不再进行微生物限度检查。

（三）颗粒剂一般检验

凡检查含量均匀度的颗粒剂，一般不再进行装量差异的检查。

1. 粒度检查

除另有规定，照粒度和粒度分布测定法测定，不能通过1号筛与能通过5号筛的总和不得超过15%。

2. 水分检查

中药颗粒剂照水分测定法测定，除另有规定外，水分不得超过8.0%。

3. 干燥失重检查

除另有规定外，化学药品和生物制品颗粒剂照干燥失重法测定，于105℃干燥（含糖颗粒应在80℃减压干燥）至恒重，减失重量不得超过2.0%。

4. 溶化性检查

（1）可溶颗粒检查法

取供试品10 g（中药单剂量包装取1袋），加热水200 ml，搅拌5 min，立即观察，可溶颗粒应全部溶化或轻微混浊。

（2）泡腾颗粒检查法

取供试品 3 袋，将内容物分别转移至盛有 200 ml 水的烧杯中，水温 15℃ ~ 25℃，应迅速产生气体而呈泡腾状，5 min 内颗粒应完全分散或溶解在水中。

5. 装量差异检查

取供试品 10 袋，除去包装，分别精密称定每袋内容物重量，求出每袋内容物装量与平均装量。每袋装量与平均装量相比较，超出装量差异限度的颗粒剂不得多于 2 袋，并不得有 1 袋超出装量差异限度 1 倍。

6. 装量

多剂量包装的颗粒剂，照最低装量检查法检查，应符合规定。

7. 微生物限度检查

以动物、植物、矿物来源的非单体成分制成的颗粒剂、生物制品颗粒剂，照非无菌产品微生物限度检查，微生物计数法和控制菌检查法及非无菌药品微生物限度标准检查，应符合规定。规定检查杂菌的生物制品颗粒剂，可不进行微生物限度检查。

（四）散剂一般检验

凡检查含量均匀度的化学药和生物制品散剂，一般不再进行装量差异的检查。

散剂可分为口服散剂和局部用散剂。散剂用于烧伤治疗，如为非无菌制剂，应在标签上标明"非无菌制剂"；产品说明书上应注明"本品为非无菌制剂"，同时在适应症下应明确"用于程度较轻的烧伤"，注意事项下规定"应遵医嘱使用"。

1. 粒度检查

除另有规定外，化学药局部用散剂和用于烧伤或严重创伤的中药局部用散剂及儿科用散剂，取供试品 10 g，精密称定，照粒度和粒度分布测定法测定，化学药散剂通过 7 号筛（中药通过 6 号筛）的粉末重量，不得少于 95%。

2. 外观均匀度检查

取供试品适量，置于光滑纸上，平铺约 5 cm²，将其表面压平，在明亮处观察，应色泽均匀，无花纹与色斑。

3. 水分检查

中药散剂照水分测定法测定，除另有规定，不得超过 9.0%。

4. 干燥失重检查

化学药和生物制品散剂，除另有规定外，取供试品，照干燥失重法测定，在 105℃干燥至恒重，减失重量不得超过 2.0%。

5. 装量差异检查

取供试品 10 袋（瓶），除去包装，分别精密称定每袋（瓶）内容物重量，求出内容物装量与平均装量。每袋（瓶）装量与平均装量相比较，超出装量差异限度的散剂不得多于 2 袋（瓶），并不得有 1 袋（瓶）超出装量差异限度 1 倍。

6. 无菌检查

除另有规定外，用于烧伤（除程度较轻的烧伤外）、严重创伤或临床必须用无菌的局部用散剂，照无菌检查法检查，应符合规定。

7. 微生物限度检查

除另有规定外，照非无菌产品微生物限度检查，微生物计数法和控制菌检查法及非无菌药品微生物限度标准检查，应符合规定。规定检查杂菌的生物制品散剂，可不再进行微生物限度检查。

（五）片剂、颗粒剂、胶囊剂的含量测定方法

由于片剂、颗粒剂、胶囊剂在生产制备过程中，除了主要成分，还须加入适量的不同赋形剂压制或填充制得，因此，药物的含量测定方法多与相应原料药的含量测定方法不同。制剂辅料常常干扰药物的含量测定，故药物制剂的含量测定须采用过滤、提取、色谱分离等方法排除干扰后再进行，或采用选择性强的分析方法（如 HPLC 法）。当制剂辅料不干扰药物含量测定时，可直接采用相应原料药的含量测定方法来测定药物制剂的含量。

1. 含量的直接测定法

（1）对乙酰氨基酚胶囊的含量测定

取适量差异项下的内容物，混合均匀，精密称取适量（相当于对乙酰氨基酚约 40 mg），置于 250 ml 量瓶中，加 0.4%氢氧化钠溶液 50 ml 与水 50 ml，振摇使对乙酰氨基酚溶解，用水稀释至刻度，摇匀，过滤，精密量取续滤液 5 ml，置于

100 ml 量瓶中，加 0.4% 氢氧化钠溶液 10 ml，加水至刻度，摇匀，照紫外-可见分光光度法，在 257 nm 的波长处测定吸光度，按 $C_8H_9NO_2$ 的吸收系数为 715 计算，依法测定，本品含对乙酰氨基酚应为标示量的 95.0%~105.0%。

（2）罗通定片的含量测定

取本品 20 片，精密称定，研细，精密称取适量（约相当于罗通定 25 mg），置于 50 ml 量瓶中，加甲醇 10 ml，超声 5 min 使罗通定溶解，用流动相稀释至刻度，摇匀，过滤，精密量取续滤液 5 ml，置于 50 ml 量瓶中，用流动相稀释至刻度，摇匀，作为供试品溶液。以十八烷基硅烷键合硅胶为填充剂，以磷酸盐缓冲液 [0.05 mol/L 磷酸二氢钾溶液和 0.05 mol/L 庚烷磺酸钠溶液（1∶1），含 0.2% 三乙胺，用磷酸调节 pH 至（6.5±0.05）]-甲醇（35∶65）为流动相，检测波长为 280 mn。理论板数按罗通定峰计算不低于 2500，精密量取供试品溶液 20 μl 注入液相色谱仪，记录色谱图。另取罗通定对照品约 25 mg，精密称定，同方测定。本品含罗通定（按 $C_{21}H_2NO_4$）应为标示量的 93.0%~107.0%。

（3）盐酸普鲁卡因胺片的含量测定

取本品 10 片，置于 100 ml 量瓶中，加水 50 ml，振摇使盐酸普鲁卡因胺溶解，加水稀释至刻度，摇匀，静置，精密量取上清液 20 ml，照永停滴定法，用亚硝酸钠滴定液（0.1 mol/L）滴定。每 1 ml 亚硝酸钠滴定液（0.1 mol/L）相当于 27.18 mg 的 $C_3H_{21}N_3O \cdot HCl$。含盐酸普鲁卡因胺应为标示量的 95.0%~105.0%。

（4）安乃近片的含量测定

取本品 10 片，精密称定，研细，精密称取适量（约相当于安乃近 0.3 g），加乙醇与 0.01 mol/L 盐酸溶液各 10 ml 使安乃近溶解后，立即用碘滴定液（0.05 mol/L）滴定（控制滴定速度为 3~5 ml/min），至溶液所显的浅黄色（或带紫色）在 30 s 内不褪色。每 1 ml 碘滴定液（0.05 mol/L）相当于 17.57 mg 的 $C_3H_{16}N_3NaO_4S \cdot H_2O$。含安乃近应为标示量的 95.0%~105.0%。

（5）枸橼酸哌嗪片的含量测定

取本品 20 片，精密称定，研细，精密称取适量（约相当于枸橼酸哌嗪 0.1 g）加冰醋酸 30 ml，振摇使溶解，加结晶紫指示液 1 滴，用高氯酸滴定液（0.1 mol/L）滴定至溶液显蓝绿色，并将滴定的结果用空白试验校正。每 1 ml 高氯酸滴定液（0.1 mol/L）相当于 12.21 mg 的（$C_4H_{10}N_2$）$_3 \cdot 2C_6H_8O_7 \cdot 5H_2O$。含枸橼酸哌嗪应为标示量的 93.0%~107.0%。

2. 预处理后测定药物含量

赋形剂的存在对测定主药的含量有干扰时，应根据它的性质和特点设法排除。在片剂、颗粒剂、胶囊剂中常用的赋形剂有淀粉、糊精、蔗糖、乳糖、硬脂酸镁、羟丙基甲基纤维素、预胶化淀粉、硫酸钙、羧甲基纤维素和滑石粉等。糖类及淀粉、糊精水解后产生的葡萄糖是醛糖形式，它可以被氧化为葡萄糖醛酸，所以用氧化还原法测定主药含量时，醛糖也被氧化，从而干扰测定。如果含有硬脂酸镁，采用络合滴定法测定主药的含量时，在碱性溶液中就会引起干扰，这是由于硬脂酸镁中的镁离子也能与滴定液起络合作用。在非水滴定中，由于硬脂酸镁也能消耗高氯酸，使测定结果偏高。当主药含量大、赋形剂含量少，硬脂酸镁的存在对测定的影响不大时，无须分离除去，可直接进行测定，但当主药含量小、赋形剂含量大，硬脂酸镁影响较大时，必须注意消除硬脂酸镁对药物含量测定的干扰。水中或醇中溶解度较小的赋形剂，如滑石粉硬脂酸镁、硫酸钙及淀粉等，由于其可使溶液混浊，当采用重量法、比色法、紫外-可见分光光度法、荧光法及比旋法测定片剂胶囊剂中主药的含量时，会干扰测定，必须注意消除它们的干扰。

（1）依他尼酸片含量测定

取本品 20 片，精密称定，研细，精密称取适量（约相当于依他尼酸 0.15 g），置于分液漏斗中，加 0.1 mol/L 盐酸溶液 25 ml，摇匀，用二氯甲烷振摇提取 3 次，每次 50 ml，合并提取液，过滤，滤液置于 250 ml 碘瓶中，在水浴上蒸发至干，加冰醋酸 40 ml 溶解后，精密加溴滴定液（0.05 mmol/L）25 ml，加盐酸 3 ml，立即密塞，摇匀，在暗处放置 1 h，注意微开瓶塞，加碘化钾试液 10 ml，立即密塞，摇匀，再加水 100 ml，用硫代硫酸钠滴定液（0.1 mol/L）滴定，至近终点时，加淀粉指示液 2 ml，继续滴定至蓝色消失，并将滴定的结果用空白试验校正。每 1 ml 溴滴定液（0.05 mol/L）相当于 15.16 mg 的 $C_{13}H_{12}Cl_2O_4$，含依他尼酸应为标示量的 90.0%~110.0%。

（2）葡萄糖酸亚铁胶囊的含量测定

取装量差异项下的内容物，混合均匀，精密称取适量（约相当于葡萄糖酸亚铁 1.5 g），置于具塞锥形瓶中，加水 75 ml 与 1 mol/L 硫酸溶液 15 ml，溶解后，加锌粉 0.75 g 密塞，放置约 20 min，直至溶液褪色。用铺有锌粉的 4 号垂熔漏斗过滤，除去沉淀，滤器用新沸过的冷水 20 ml 洗涤，洗液与滤液合并，加邻二氮菲指示液 0.2 ml，用硫酸铈滴定液（0.1 mol/L）滴定至溶液由橘黄色转变为绿色，并将滴定药品检验的结果用空白试验校正。

二、含量均匀度检查法

含量均匀度检查法用于检查单剂量的固体、半固体和非均相液体制剂含量符合标示量的程度。

（一）检查方法

除另有规定外，片剂、硬胶囊剂、颗粒剂或散剂等，每一个单剂量标示量小于 25 mg 或主药含量小于每一个单剂量重量 25% 者，药物间或药物与辅料间采用混粉工艺制成的注射用无菌粉末，内充非均相溶液的软胶囊，单剂量包装的口服混悬液、透皮贴剂和栓剂等品种项下规定含量均匀度应符合要求的制剂，均应检查含量均匀度。复方制剂仅检查符合上述条件的组分，多种维生素或微量元素一般不检查含量均匀度。

凡检查含量均匀度的制剂，一般不再进行检查重（装）量差异；当全部主成分均进行含量均匀度检查时，复方制剂一般不再进行检查重（装）量差异。

除另有规定外，取供试品 10 个，按照各品种项下规定的方法分别测定每一个单剂量以标示量为 100 的相对含量 X，求其均值 $\overline{X}$ 和标准差 $S\left[S = \sqrt{\dfrac{\sum (X - \overline{X})^2}{n - 1}}\right]$ 及标示量与均值之差的绝对值 $A(A = | 100 - X |)$；如 $A + 2.2S \leq L$，则供试品的含量均匀度符合规定；若 $A + S > L$，则不符合规定；若 $A + 2.2S > L$，且 $A + S \leq L$，则应另取 20 个复试。根据初试、复试结果，计算 30 个单剂量的 $\overline{X}$、S 和 A；当 $A \leq 0.25L$ 时，若 $A^2 + S^2 \leq 0.25L^2$，则供试品的含量均匀度符合规定；若 $A^2 + S^2 > 0.25L^2$，则不符合规定。当 $A > 0.25L$ 时，若 $A + 1.7S \leq L$，则供试品的含量均匀度符合规定；若 $A + 1.7S > L$，则不符合规定。

上述公式中 L 为规定值。除另有规定外，$L = 15.0$；单价量包装的口服混悬液，内充非均相溶液的软胶囊，胶囊型或泡罩型粉雾剂，单剂量包装的眼用、耳用、鼻用混悬剂，固体或半固体制剂的 $L = 20$；透皮贴剂、栓剂的 $L = 25$。

如该品种项下规定含量均匀度为 ±20% 或其他数值时，$L = 20.0$ 或其他相应的数值。

当各品种正文项下含量限度规定的上下限平均值（T）大于 100.0（%）时，若 $\overline{X} < 100.0$，则 $A = 100 - \overline{X}$；若 $100.0 \leq \overline{X} \leq T$，则 $A = 0$；若 $\overline{X} > T$，则

$A = \overline{X} - T$。同上方法计算，判定结果，即得。当 $T < 100.0$（%）时，应在各品种正文中规定 A 的计算方法。

当含量测定与含量均匀度检查所用方法不同时，而且含量均匀度未能从响应值求出每一个单剂量含量情况下，可取供试品 10 个，按照该品种含量均匀度项下规定的方法，分别测定，得出仪器测得的响应值 Y_i（可为吸光度、峰面积等），求其均值 $\overline{Y}$。另由含量测定法测得以标示量为 100 的含量 X_A，由 X_A 除以响应值的均值 $\overline{Y}$，得出比例系数 $K(K = X_A / \overline{Y})$。将上述诸响应值 Y_i 与 K 相乘，求得每一个单剂以标示量为 100 的相对含量（%）X_i（$X_i = KY_i$），同上方法求 $\overline{x}$ 和 S 及 A，计算，判定结果，即得。如须复试，应另取供试品 20 个，按上述方法测定，计算 30 个单剂的均值 $\overline{Y}$、比例系数 K、相对含量（%）X_i、标准差 S 和 A，判定结果，即得。

（二）注意事项

含量均匀度检验过程中因操作不当，势必会造成检验结果的准确性与真实值发生偏离，数据可信度降低。因此在药品含量均匀度检查操作中，应注意以下几点事项。

（1）供试品 10 片（个）操作过程应保持一致，加入溶剂的数量应准确一致，且加入溶剂的顺序应一致。

（2）采用对照品做参比物质时，其操作过程、加入溶剂的数量及加入顺序应与供试品操作一致。

（3）所使用的溶剂应符合各品种项下的具体要求，避免随意性。

三、溶出度与释放度测定法

溶出度系指药物从片剂、胶囊剂或颗粒剂等固体制剂在规定条件下溶出的速率和程度。释放度系指口服药物从缓释制剂、控释制剂在规定溶剂中释放的溶出速度和程度。

（一）仪器装置

1. 第一法（篮法）

（1）仪器装置

仪器装置包括转篮、溶出杯、篮轴与电动机等。

（2）转篮

转篮分篮体与篮轴两部分，均由不锈钢或其他惰性材料制成。篮体 A 由方孔筛网［丝径（0.28±0.03）mm，网孔（0.40±0.04）mm］制成，呈圆柱形，转篮内径为（20.2±1.0）mm，上下两端都有封边。篮轴 B 的直径为（9.75±0.35）mm，轴的末端连一圆片，作为转篮的盖；盖上有一通气孔［孔径（2.0±0.5）mm］；盖边系两层，上层直径与转篮外径相同，下层直径与转篮内径相同；盖上的 3 个弹簧片与中心呈 120°。

（3）溶出杯

由硬质玻璃或其他惰性材料制成的透明或棕色的、底部为半球形的 1000 ml 杯状容器，内径为（102±4）mm（圆柱部分内径最大值与内径最小值之差不得大于 0.5 mm），高为（185±25）mm；溶出杯配有适应的盖子，盖上有适当的孔，中心孔为篮轴的位置，其他孔供取样或测量温度用。溶出杯置恒温水浴或其他适当的加热容器中。

篮轴与电动机相连，由速度调节装置控制电动机的转速，使篮轴的转速在各品种项下规定转速的±4%范围之内。运转时整套装置应保持平稳，均不能产生明显的晃动或振动（包括装置所处的环境）。转篮旋转时，篮轴与溶出杯的垂直轴任一点的偏离均不得大于 2 mm，转篮下缘的摆动幅度不得偏离轴心 1.0 mm。

仪器一般配有 6 套测定装置，可一次测定供试品 6 片（粒、袋）。

2. 第二法（桨法）

仪器装置：除将转篮换成搅拌桨外，其他装置和要求与第一法相同。搅拌桨的下端及桨叶部分可涂适当的惰性物质的材料（如聚四氯乙烯）。桨杆对称度（桨轴左侧距桨叶左边缘距离与桨轴右侧距桨叶右边缘距离之差）不得超过 0.5 mm，桨轴和桨叶垂直度（90±0.2）°；桨杆旋转时，桨轴与溶出杯的垂直轴在任一点的偏差均不得大于 2 mm；搅拌桨旋转时 A、B 两点的摆动幅度不得超过 0.5 mm。

3. 第三法（小杯法）

（1）仪器装置

仪器装置包括搅拌桨和溶出杯。

（2）搅拌桨

由不锈钢或其他惰性材料制成（同第一法）；桨杆上部直径为（9.75±0.35）mm，桨杆下部直径为（6.0±0.2）mm；桨杆对称度（桨轴左侧距桨叶左边缘距离与桨轴右侧距桨叶右边缘距离之差）不得超过 0.5 mm，桨轴和桨叶垂直度（90±0.2)°；桨杆旋转时，桨轴与溶出杯的垂直轴在任一点的偏差均不得大于 2 mm；搅拌桨旋转时，A、B 两点的摆动幅度不得超过 0.5 mm。

（3）溶出杯

由硬质玻璃或其他惰性材料制成的透明或棕色的、底部为半球形的 250 ml 杯状容器，内径为（62±3）mm（圆柱部分内径最大值与内径最小值之差不得大于 0.5 mm），高为（126±6）mm，其他要求同第一法。

桨杆与电动机相连，转速应在各品种项下规定转速的±4%范围内。其他要求同第二法。

4. 第四法（桨碟法）

（1）方法 1

搅拌桨、溶出杯按第二法，溶出杯放入用于放置贴片的不锈钢网碟。

（2）方法 2

除更换网碟外，其他装置和要求与第一法相同。

5. 第五法（转筒法）

溶出杯按第二法，但搅拌桨另用不锈钢转筒装置替代。组成搅拌装置的杆和转筒均由不锈钢制成。

（二）测定法

1. 第一法和第二法

（1）普通制剂

测定前，应对仪器装置进行必要的调试，使转篮或桨叶底部距溶出杯的内底部（25±2）mm。分别量取溶出介质置各溶出杯中，实际量取的体积与规定体积的偏差应在±1%范围内，待溶出介质温度恒定在（37±0.5）℃后，取供试品 6 片（粒、袋），如为第一法，分别投入 6 个干燥的转篮内，将转篮降入溶出杯中；如为第二法，分别投入 6 个溶出杯内（当品种项下规定需要使用沉降篮时，可将胶囊剂先装入规定的沉降篮内；品种项下未规定使用沉降篮时，如胶囊剂浮于液面，可用一小段耐腐蚀的细金属丝轻绕于胶囊外壳）。注意避免供试品表面产生气泡，立即按各品种项下规定的转速启动仪器，计时。至规定的取样时间 [取样位置应在转篮或桨叶顶端至液面的中点，距溶出杯内壁 10 mm 处；须多次取样时，所量取溶出介质的体积和应在溶出介质的 1%之内，如超出总体积的 1%时，应及时补充相同体积的温度为（37±0.5）℃的溶出介质，或在计算时加以校正]，立即用适当的微孔滤膜，自取样至过滤应在30 s内完成。取澄清滤液，按照该品种项下规定的方法测定，计算每片（粒、袋）的溶出量。

缓释制剂或控释制剂：照普通制剂方法操作，但至少采用3个取样时间点，在规定取样时间点，吸取溶液适量，及时补充相同体积的温度为（37±0.5）℃的溶出介质，过滤，自取样至过滤应在30 s内完成。按照该品种项下规定的方法测定，计算每片（粒）的溶出量。

（2）肠溶制剂

①方法1

A. 酸中溶出量

除另有规定外，分别量取0.1 mol/L盐酸溶液750 ml置于各溶出杯中，实际量取的体积与规定体积的偏差应在±1%范围之内，待溶出介质温度恒定在（37±0.5）℃，取供试品6片（粒）分别投入转篮或溶出杯中（当品种项下规定需要使用沉降篮时，可将胶囊剂先装入规定的沉降篮内；品种项下未规定使用沉降篮时，如胶囊剂浮于液面，可用一小段耐腐蚀的细金属丝轻绕于胶囊外壳），注意避免供试品表面产生气泡，立即按各品种项下规定的转速启动仪器，2 h后在规定取样点吸取溶出液适量，过滤，自取样至过滤应在30 s内完成。按照该品种项下规定的方法测定，计算每片（粒）的酸中溶出量。

其他操作同第一法和第二法项下的普通制剂。

B. 缓冲液中溶出量

上述酸液中加入温度为（37±0.5）℃的0.2 mol/L磷酸钠溶液250 ml（必要时用2 mol/L氢氧化钠溶液调节pH至6.8），继续运转45 min，或按各品种项下规定的时间，在规定取样点吸取溶出液适量，过滤，自取样至过滤应在30 s内完成。按照该品种项下规定的方法测定，计算每片（粒）的缓冲液中溶出量。

②方法2

A. 酸中溶出量

除另有规定外，量取0.1 mol/L盐酸溶液900 ml，注入每个溶出杯中，照方法1酸中溶出量项下进行测定。

B. 缓冲液中溶出量

弃去上述各溶出杯中酸液，立即加入温度为（37±0.5）℃的磷酸盐缓冲液（pH值6.8）（取0.1 mol/L盐酸溶液和0.2 mol/L磷酸钠溶液，按3：1混合均匀，必要时用 2 mol/L 盐酸溶液或 2 mol/L 氢氧化钠溶液调节 pH 至 6.8）900 ml，或将每片（粒）转移入另一盛有温度为（37±0.5）℃的磷酸盐缓冲液（pH 值 6.8）900 ml 的溶出杯中，照方法 1 缓冲液中溶出量项下进行测定。

2. 第三法

（1）普通制剂

测定前，应对仪器装置进行必要的调试，使桨叶底部距溶出杯的内底部（15±2）mm。分别量取溶出介质置于各溶出杯中，介质体积 150~250 ml，实际量取的体积与规定体积的偏差应在±1%范围内（当品种项下规定需要使用沉降篮时，可将胶囊剂先装入规定的沉降篮内；品种项下未规定使用沉降篮时，如胶囊剂浮于液面，可用一小段耐腐蚀的细金属丝轻绕于胶囊外壳）。接下来的操作同第二法，取样位置应在桨叶顶端至液面的中点，距溶出杯内壁 6 mm 处。

（2）缓释制剂或控释制剂

照第三法普通制剂方法操作，其余要求同第一法和第二法项下缓释制剂或控释制剂。

3. 第四法

透皮贴剂：分别量取溶出介质置于各溶出杯中，实际量取的体积与规定体积的偏差应在±1%范围内，待溶出介质预温至（32±0.5）℃；将透皮贴剂固定于两层碟片之间（方法 1）或网碟上（方法 2），溶出面朝上，尽可能使其保持平整。再将网碟水平放置于溶出杯下部，并使网碟与桨底旋转面平行，两者相距（25±2）mm，按品种正文规定的转速启动装置，在规定取样时间点，吸取溶出液适量，及时补充相同体积的温度为（32±0.5）℃的溶出介质。其他操作同第一法和第二法项下缓释制剂或控释制剂。

4. 第五法

透皮制剂：分别量取溶出介质置于各溶出杯中，实际量取的体积与规定体积的偏差应在±1%范围内，待溶出介质预温至（32±0.5）℃；除另有规定外，应按下述进行准备，除去贴剂的保护套，将有黏性的一面置于一片铜纺上，铜纺的边比贴剂的边至少大 1 cm。将贴剂的铜纺覆盖面朝下放于干净的表面，涂抹适宜的胶黏剂于多余的铜纺边。如需要，可将胶黏剂涂抹于贴剂背面。干燥 1 min，仔细将贴剂涂胶黏剂的面安装于转筒外部，使贴剂的长轴通过转筒的圆心。挤压铜纺面以除去引入的气泡。将转筒安装在仪器中，试验过程中保持转筒底部距溶出杯内底部（25±2）mm，立即按品种正文规定的转速启动装置，在规定取样时间点，吸取溶出液适量，及时补充相同体积的温度为（32±0.5）℃的溶出介质。其他操作同第一法和第二法项下缓释制剂或控释制剂。

以上5种测定法中，当采用原位光纤实时测定时，辅料的干扰应可以忽略，或可以通过设定参比波长等方法消除；原位光纤实时测定主要适用于溶出曲线和缓释制剂溶出度的测定。

（三）结果判定

1. 普通制剂

符合下述条件之一者，可判为符合规定。

（1）6片（粒、袋）中，每片（粒、袋）的溶出量按标示量计算，均不低于规定限度（Q）。

（2）6片（粒、袋）中，如有1~2片（粒、袋）低于Q，但不低于Q-10%，且其平均溶出量不低于（Q）。

（3）6片（粒、袋）中，有1~2片（粒、袋）低于Q，其中仅1片（粒、袋）低于Q-10%，但不低于Q-20%，且其平均溶量不低于Q时，应另取6片（粒、袋）复试；初、复试的12片（粒、袋）中有1~3片（粒、袋）低于Q，其中仅有1片（粒、袋）低于Q-10%，但不低于Q-20%，且其平均溶出量不低于Q。

以上判断结果中所示的10%、20%是指相对于标示量的百分率（%）。

2. 缓释制剂或控释制剂

除另有规定外，符合下述条件之一者，可判为符合规定。

（1）6片（粒）中，每片（粒）在每个时间点测得的溶出量按标示量计算，均未超出规定范围。

（2）6片（粒）中，在每个时间点测得的溶出量，如有1~2片（粒）超出规定范围，但未超出规定范围的10%，且在每个时间点测得的平均溶出量未超出规定限度。

（3）6片（粒）中，在每个时间点测得的溶出量，如有1~2片（粒）超出规定范围，其中仅有1片（粒）超出规定范围的10%，但未超出规定范围的20%，且其平均溶出量未超出规定范围，应另取6片（粒）复试；初、复试的12片（粒）中，在每个时间点测得的溶出量，有1~3片（粒）超出规定范围，其中仅有1片（粒）超出规定范围的10%，但未超出规定范围的20%，且其平均溶出量未超出规定范围。

以上判断中所示超出规定范围的10%、20%是指相对于标示量的百分率（%），其中超出规定范围的10%是指：每个时间点测得的溶出量不低于低限的-10%，或不超过高限的+10%；每个时间点测得的溶出量应包括最终时间测得的溶出量。

3. 肠溶制剂

除另有规定外，符合下述条件之一者，可判为符合规定。

（1）酸中溶出量

① 6片（粒）中，每片（粒）的溶出量均不大于标示量的10%。

② 6片（粒）中，有1~2片（粒）大于10%，但其平均溶出量不大于10%。

（2）缓冲液中溶出量

① 6片（粒）中，每片（粒）的溶出量按标示量计算，均不低于规定限度（Q）；除另有规定外，Q应为标示量的70%。

② 6片（粒）中，仅有1~2片（粒）低于Q，但不低于Q-10%，且其平均溶出量不低于Q。

③ 6片（粒）中，如有1~2片（粒）低于Q，其中仅1片（粒）低于Q-10%，但不低于Q-20%，且其平均溶量不低于Q时，应另取6片（粒）复试；初、复试的12片（粒）中有1~3片（粒）低于Q，其中仅有1片（粒）低于Q-10%，但不低于Q-20%，且其平均溶出量不低于Q。

以上判断结果中所示的10%、20%是指相对于标示量的百分率（%）。

4. 透皮贴剂

除另有规定外，同缓释制剂或控释制剂。

（四）溶出条件和注意事项

（1）溶出仪的适用性和性能确认试验。除仪器的各项机械性能应符合上述规定外，还应用溶出度标准片对仪器进行性能确认试验，按照标准片的说明书操作，试验结果应符合标准片的规定。

（2）溶出介质。应使用各品种项下规定的溶出介质，除另有规定外，室温下体积为900 ml，并应新鲜配制和经脱气处理；如果溶出介质为缓冲液，当需要调节 pH 时，一般调节 pH 至规定 pH±0.05 之内。

（3）取样时间。应按照品种各论中规定的取样时间取样，即 6 杯完成取样的时间应在 1 min 内。

（4）除另有规定外，颗粒剂或干混悬剂的投样应在溶出介质表面分散投样，避免集中投样。

（5）如胶囊壳对分析有干扰，应取不少于 6 粒胶囊，除尽内容物后，置同一溶出杯中，按该品种项下规定的分析方法测定空胶囊的平均值，做必要的校正。如校正值大于标示量的 25%，试验无效。如校正值不大于标示量的 2%，可忽略不计。

四、典型药品的检验

（一）厄贝沙坦片的检验

厄贝沙坦片检验项目包括性状、鉴别、有关物质检查、溶出度检查、片剂其他项下检查、含量等。

1. 性状

厄贝沙坦片为白色或类白色片或薄膜衣片，除去包衣后显白色或类白色。

2. 鉴别

在含量测定项下记录的色谱图中，供试品溶液主峰的保留时间应与对照品溶液主峰的保留时间一致。

3. 有关物质检查

取本品，精密称定，加甲醇溶解并定量稀释制成每 1 ml 中约含厄贝沙坦 1 mg 的溶液，过滤，取续滤液作为供试品溶液；精密量取 1 ml，置于 200 ml 量瓶中，用甲醇稀释至刻度，摇匀，作为对照溶液。另精密称取杂质 I 对照品，加甲醇溶解并定量稀释至每 1 ml 中约含 2 μg 的溶液，作为对照品溶液。照厄贝沙坦有关物质项下的方法测定。供试品溶液的图谱中，除相对主峰保留时间小于 0.3 倍的辅料峰外，如有与杂质 I 峰保留时间一致的色谱峰，按外标法以峰面积计算，不得超过厄贝沙坦标示量的 0.2%，其他单个杂质峰面积不得大于对照溶液主峰面积的 0.4 倍（0.2%），杂质总量不得超过 0.5%。

4. 溶出度检查

取本品，照溶出度与释放度测定法（第二法），以 0.1 mol/L 盐酸溶液

900 ml 为溶出介质，转速为 50 r/min，经 30 min，取溶液 10 ml 过滤，精密量取续滤液适量，用溶出介质定量稀释制成每 1 ml 中约含厄贝沙坦 10 μg 的溶液，照紫外-可见分光光度法，在 245 nm 波长处测定吸光度。另取厄贝沙坦对照品适量，精密称定，加溶出介质溶解并定量稀释制成每 1 ml 中约含 10 μg 的溶液，同方法测定，计算每片的溶出量。限度为标示量的 80%，应符合规定。

5. 含量测定

色谱条件与系统适应性试验：以十八烷基硅烷键合硅胶为填充剂，以磷酸溶液（85%磷酸 5.5 ml，加水至 950 ml，用三乙胺调节 pH 至 3.2）–乙腈（62∶38）为流动相，检测波长为 245 nm。分别取厄贝沙坦对照品与杂质 I 对照品各适量，作为系统适应性溶液，取 10 μg 注入液相色谱仪，记录色谱图，出峰顺序依次为杂质 I 峰与厄贝沙坦峰，杂质 I 峰与厄贝沙坦峰的分离度应大于 2，理论塔板数按厄贝沙坦峰计算不低于 2000。

测定法：取本品 20 片，精密称定，研细，精密称取适量（约相当于厄贝沙坦 10 mg），置于 50 ml 量瓶中，加甲醇适量，振摇使厄贝沙坦溶解并稀释至刻度，摇匀，过滤，取续滤液作为供试品，精密量取 10 μg 注入液相色谱仪，记录色谱图；另精密称取厄贝沙坦对照品适量，加甲醇溶解并定量稀释至每 1 ml 中含 0.2 mg 的溶液，同方法测定，按外标法以峰面积计算，即得。

6. 检验注意事项

（1）片剂有关物质检查中注意区分辅料峰与厄贝沙坦降解产物峰。

（2）片剂的含量检验的样品预处理过程中应注意：①片剂应研细后取样；②振荡过程应充分，使厄贝沙坦能够充分溶解。

（二）齐多夫定胶囊的检验

齐多夫定胶囊检验项目包括性状、鉴别、有关物质检查、溶出度检查、胶囊剂其他项下检查、含量等。

1. 性状

齐多夫定胶囊剂内容物为白色至棕色颗粒或粉末。

2. 鉴别

（1）取溶出度项下的供试品溶液，照紫外-可见分光光度法测定，在 265 nm 波长处有最大吸收。

（2）在含量测定项下记录的色谱图中，供试品溶液主峰的保留时间应与对照品溶液主峰的保留时间一致。

3. 有关物质检查

取本品胶囊内容物，研细，混匀，精密称取适量（约相当于齐多夫定100 mg），置于100 ml量瓶中，加流动相适量使齐多夫定溶解并稀释至刻度，摇匀，过滤，取续滤液为供试品溶液；另取胸腺嘧啶对照品，精密称定，加流动相溶解并定量稀释至每1 ml中约含10 μg的溶液，作为对照品溶液。按含量测定项下色谱条件，精密量取供试品溶液、精密量取供试品溶液与对照品溶液各10 μl，分别注入液相色谱仪，记录供试品溶液色谱图至主成分峰保留时间的3倍。

4. 溶出度检查

取本品，照溶出度与释放度测定法（第一法），以水900 ml为溶出介质，转速为100 r/min，经30 min，取溶液适量过滤，精密量取续滤液适量，用水定量稀释制成每1 ml中约含齐多夫定15 μg的溶液，作为供试品溶液；另取齐多夫定对照品适量，精密称定，加水溶解并定量稀释至每1 ml中约含15 μg的溶液，作为对照品溶液。取上述两种溶液，照紫外–可见分光光度法，在265 nm波长处测定吸光度，计算每粒的溶出量。限度为标示量的80%，应符合规定。

5. 含量测定

（1）色谱条件与系统适应性试验

以十八烷基硅烷键合硅胶为填充剂，以甲醇–水（30∶70）为流动相，检测波长为265 nm。分别取杂质Ⅰ与齐多夫定对照品各10 mg，置于同一100 ml量瓶中，加流动相溶解并稀释至刻度，摇匀，取10 μg注入液相色谱仪，记录色谱图，齐多夫定峰与杂质Ⅰ峰的分离度应大于2，理论塔板数按齐多夫定峰计算不低于2000。

（2）测定法

取胶囊内容物，研细，混合均匀，精密称取适量（约相当于齐多夫定100 mg），置于100 ml量瓶中，加流动相适量，振摇使齐多夫定溶解，并用流动相稀释至刻度，摇匀，过滤，精密量取续滤液10 ml，置于100 ml量瓶中，用流动相稀释至刻度，摇匀，作为供试品，精密量取10 μg注入液相色谱仪，记录色谱图；另精密称取齐多夫定对照品适量，加入流动相溶解并定量稀释至每1 ml中含0.1 mg的溶液，同方法测定，按外标法以峰面积计算，即得。

6. 检验注意事项

（1）胶囊剂有关物质检查中注意区分辅料峰与齐多夫定降解产物峰，注意齐多夫定峰与杂质峰的分离度。

（2）含量检验的样品取样时应取混合均匀样品，预处理过程中应注意：①胶囊内容物应研细后取样；②振荡过程应充分，使齐多夫定能够充分溶解。

（三）乙酰半胱氨酸颗粒的检验

乙酰半胱氨酸颗粒的检验项目包括性状、鉴别、酸度检查、干燥失重检查、有关物质检查、颗粒剂其他项下检查、含量等。

1. 性状

乙酰半胱氨酸颗粒为可溶性细颗粒，气芳香。

2. 鉴别

（1）取本品适量（约相当于乙酰半胱氨酸 0.2 g），加水 20 ml 溶解，用 1 mol/L 氢氧化钠溶液调节 pH 至 6.5，并用水稀释至 40 ml，作为供试品溶液；另取乙酰半胱氨酸对照品 0.2 g，同方法制备作为对照品溶液。照薄层色谱法试验，吸取上述两种溶液各 5 μl，分别点样于同一硅胶 G 薄层板上，以正丁醇-冰醋酸-水（4∶1∶5）混合并平衡 10 min 的上层液为展开剂，展开后，取出，在热气流下吹干，再于碘蒸气中显色，供试品溶液所显主斑点的位置和颜色与对照品溶液的主斑点相同。

（2）在含量测定项下记录的色谱图中，供试品溶液主峰的保留时间应与对照品溶液主峰的保留时间一致。以上（1）、（2）两项可选做一项。

3. 酸度检查

取本品，加水溶解并稀释制成 10% 的溶液，依法测定，pH 应为 2.0~3.0。

4. 干燥失重检查

取本品，在 70℃ 干燥 4 h，减失重量不得超过 2.0%。

5. 有关物质检查

取本品细粉适量（约相当于乙酰半胱氨酸 25 mg），精密称定，置于 25 ml 量瓶中，加流动相适量使溶解并稀释至刻度，摇匀，过滤，取续滤液为供试品溶液；精密量取 1 ml，置于 100 ml 量瓶中，用流动相稀释至刻度，摇匀，作为对照溶液。照高效液相色谱法测定，以十八烷基硅烷键合硅胶为填充剂，以硫酸铵缓冲液（取硫酸铵 2.25 g、庚烷磺酸钠 1.85 g，用水稀释至 450 ml，用 7 mol/L 的盐酸溶液调节 pH 至 1.4）–甲醇（90：10）为流动相，检测波长为 205 nm。理论塔板数按乙酰半胱氨酸峰计算不低于 1000。精密量取供试品溶液、对照溶液和对照品溶液各 10 μl，分别注入液相色谱仪，记录供试品溶液色谱图至主成分峰保留时间的 3 倍。供试品溶液色谱图中如有杂质峰，单个杂质的峰面积不得大于对照溶液主峰面积（1.0%），各杂质峰面积和不得大于对照溶液主峰面积的 1.5 倍（1.5%）。

6. 含量测定

色谱条件与系统适应性试验：以十八烷基硅烷键合硅胶为填充剂，以 0.05 mol/L 磷酸氢二钾溶液（用磷酸调节 pH 为 3.0）为流动相，检测波长为 214 nm。理论塔板数按乙酰半胱氨酸峰计算不低于 1000。

测定方法：取本品 10 袋，将内容物全量转移至 500 ml 量瓶中，加焦亚硫酸钠溶液（1→2000）适量，振摇使溶解，稀释至刻度，摇匀，精密量取 25 ml，置于 100 ml（0.1 g 规格）或 200 ml（0.2 g 规格）量瓶中，用焦亚硫酸钠溶液（1→2000）稀释至刻度，摇匀，过滤，取续滤液作为供试品溶液，精密量取 20 μg 注入液相色谱仪，记录色谱图；另取乙酰半胱氨酸对照品约 50 mg，精密称定，置于 100 ml 量瓶中，加焦亚硫酸钠溶液（1→2000）溶解并稀释至刻度，摇匀，作为对照品溶液，同方法测定，按外标法以峰面积计算，即得。

7. 检验注意事项

（1）颗粒剂有关物质检查中注意区分辅料峰与乙酰半胱氨酸降解产物峰，注意乙酰半胱氨酸峰与杂质峰的分离度。

（2）含量检验的样品取样时应取混合均匀样品，预处理过程中应注意：①颗粒剂应研细后取样；②振荡过程应充分，使乙酰半胱氨酸能够充分溶解。

（3）含量测定时注意色谱柱的选择。

第二节　液体制剂检验

液体制剂是指将药品分散在液体媒介中而制成的供内服、注射和外用的制剂。液体制剂包括溶液剂、注射剂、糖浆剂、口服液、搽剂、滴眼剂、滴鼻剂及滴耳剂等。

一、注射剂常规检验

注射剂指原料药物或与适宜的辅料制成的供注入体内的无菌制剂，可分为注射液、注射用无菌粉末和注射用浓溶液等。

凡检查含量均匀度的注射用无菌粉末，一般不再进行装量差异的检查。

（一）装量检查

注射液及注射用浓溶液按照下述方法检查，应符合规定。标示装量为不大于2 ml 者，取供试品 5 支（瓶）；2 ml 以上至 50 ml 者，取供试品 3 支（瓶）。开启时注意避免损失，将内容物分别用相应体积的干燥注射器及注射针头抽尽，然后缓慢连续注入经标化的量入式量筒内（量具的大小应使待测体积至少占其额定体积的 40%，且不排尽针头中的液体），同时应在室温下检视。测定油溶液、乳状液或混悬液时，应先加温（如有必要）摇匀，再用干燥注射器及注射针头抽尽后，同前方法操作，放冷（加温时），检视每支（瓶）的装量均不得少于其标示量。

生物制品多剂量供试品：取供试品 1 支（瓶），按标示剂量数和每剂的装量，分别用注射器抽出，按上述步骤测定单次剂量，应不低于标示量。

标示装量为 50 ml 以上的注射液及注射用浓溶液按照最低装量检查法检查，应符合规定。也可采用重量除以相对密度计算装量。准确量取供试品，精密称定，求出每 1 ml 供试品的重量（供试品的相对密度）；精密称定用干燥注射器及注射针头抽出或直接缓慢倾出供试品内容物的重量，再除以供试品相对密度，从而得出相应的装量。

预装式注射器和弹筒式装置的供试品：标示装量不大于 2 ml 者，取供试品 5 支（瓶）；2 ml 以上至 50 ml 者，取供试品 3 支（瓶）。供试品与所配注射器、针头或活塞装配后将供试品缓慢连续注入容器（不排尽针头的液体），按单剂量供试品要求进行装量检查，应不低于标示量。

（二）装量差异检查

除另有规定外，注射用无菌粉末按照下述方法检查，应符合规定。

取供试品 5 瓶（支），除去标签、铝盖，容器外壁用乙醇擦净，干燥，开启时注意避免玻璃屑等异物落入容器中，分别迅速精密称定；对装注射用无菌粉末玻璃瓶的处理，首先应小心开启内塞，使容器内外气压平衡，盖紧后，再精密称定。然后倾出内容物，容器用水或乙醇洗净，在适宜条件下干燥后，再分别精密称定每一容器的重量，求出每瓶（支）的装量与平均装量。

（三）渗透压摩尔浓度检查

除另有规定外，静脉输液及椎管注射用注射液按各品种项下的规定，照渗透压摩尔浓度测定法测定，应符合规定。

1. 渗透压摩尔浓度测定

通常采用测量溶液的冰点下降来间接测定其渗透压摩尔浓度。

（1）仪器

采用冰点下降原理设计的渗透压摩尔浓度测定仪通常由制冷系统、用来测定电流或电位差的热敏探头和振荡器（或金属探针）组成。测定时将探头浸入供试溶液中心，并降至仪器的冷却槽中。启动制冷系统，当供试溶液的温度降至凝固点以下时，仪器采用振荡器（或金属探针）诱导溶液结冰，自动记录冰点下降的温度。仪器显示的测定值可以是冰点下降的温度，也可以是渗透压摩尔浓度。

（2）渗透压摩尔浓度测定仪校正用标准溶液的制备

取基准氯化钠试剂，于 500℃ ~ 650℃ 干燥 40 ~ 50 min，置于干燥器（硅胶）中放冷至室温。

（3）供试品溶液

除另有规定外，供试品应结合临床用法，直接测定或按各品种项下固定的具体溶解或稀释方法制备，并使其摩尔浓度处于表中测定范围内。注射用无菌粉末，可采用药品标签或说明书中规定的溶剂溶解并稀释后测定。须特别注意的是，供试品溶液经稀释后，粒子间的相互作用与原溶液有所不同，一般不能简单地将稀释后测定值乘以稀释倍数来计算原溶液的渗透压摩尔浓度。

（4）测定法

按仪器说明书操作，首先取适量新沸放冷的水调节仪器零点，其次由表中选择两种标准溶液（供试品溶液的渗透压摩尔浓度应介于两者之间）校正仪器，最后测定供试品溶液的渗透压摩尔浓度或冰点下降值。

2. 渗透压摩尔浓度比的测定

供试品溶液与 0.9%（g/ml）氯化钠标准溶液的渗透压摩尔浓度比率称为渗透压摩尔浓度比。用渗透压摩尔浓度测定仪分别测定供试品溶液与 0.9%（g/ml）氯化钠标准溶液的渗透压摩尔浓度 O_T 与 O_S，方法同渗透压摩尔浓度测定法，并用下列公式计算渗透压摩尔浓度比：

$$渗透压摩尔浓度比 = O_T/O_S \qquad (5-1)$$

渗透压摩尔浓度测定仪校正用标准溶液的制备：取基准氯化钠试剂，于500℃~650℃干燥40~50 min，置于干燥器（硅胶）中放冷至室温。取0.900 g，精密称定，加水溶解并稀释至100 ml，摇匀，即得。

（四）可见异物检查

可见异物是指存在于注射剂、眼用液体制剂和无菌原料药中，在规定条件下目视可以观测到的不溶性物质，其粒径或长度>50 μm。

可见异物检查法有灯检法和光散射法。一般常用灯检法，也可采用光散射法。灯检法不适用的品种（如用有色透明容器包装或液体色泽较深的品种）可选用光散射法，混悬液、乳状液型注射液和滴眼液不能使用光散射法。

实验室检测时应避免引入可见异物。当制备注射用无菌粉末和无菌原料药供试品溶液时，或供试品的容器（如不透明、不规则形状容器等）不适合检测时，须转移至专用玻璃容器中时，均应在B级洁净环境（如层流净化台）中进行。

1. 第一法（灯检法）

灯检法应在暗室中进行。

（1）检查装置

检查装置包括光源、式样、背景。

（2）光源

为带有遮光板的日光灯，光照度可在1000~4000 lx的范围内调节。

（3）式样

采用伞棚式装置，两面或单面用。

（4）背景

为不反光黑色。在背部右侧和底部为不反光的白色背景（供检查有色异物）。遮光板内侧为反光的白色背景。

（5）检查人员条件

远距离和近距离视力测验均应4.9或4.9以上（矫正后视力应为5.0或5.0以上），应无色盲。

（6）检查方法

按各类供试品的要求，取规定量供试品，除去容器标签，擦净容器外壁，必要时将药液转移至洁净透明的适宜容器内，将供试品置于遮光板边缘处，在明视距离（指供试品至人眼距离，通常为 25 cm），手持容器颈部，轻轻旋转和翻转容器（应避免产生气泡），使药液中可能存在的可见异物悬浮，分别在黑色和白色背景下目视检查，重复观察，总检查时限为 20 s。供试品装量每支（瓶）在 10 ml 及 10 ml 以下的，每次检查可手持 2 支（瓶）。50 ml 或 50 ml 以上的大容量注射液按直、横、倒三步法旋转检视。供试品溶液中有大量气泡产生影响观察时，须静置足够时间至气泡消失后检查。

用无色透明容器包装的无色供试品溶液，检查时被观察供试品所在处的光照度应为 1000~1500 lx；用透明塑料容器包装、棕色透明容器包装的供试品或有色供试品溶液，光照度应为 2000~3000 lx；混悬型供试品或乳状液，光照度应为 4000 lx。

①注射液

除另有规定外，取供试品 20 支（瓶），按上述方法检查。

②注射用无菌制剂

除另有规定外，取供试品 5 支（瓶），用适宜的溶剂及适当的方法使药粉全部溶解后，按上述方法检查。附专用溶剂的注射用无菌粉末，应先将专用溶剂按注射液要求检查并符合注射液的规定后，再用其溶解注射用无菌制剂。如经真空处理的供试品，必要时应用适当的方法破其真空，以便于药物溶解。低温冷藏的品种，应先将其放至室温，再进行溶解和检查。

③无菌原料药

除另有规定外，按抽样要求称取各品种制剂项下的最大规格量 5 份，分别置于洁净透明的适宜容器内，采用适宜的溶剂及适当的方法使药物全部溶解后，按上述方法检查。

注射用无菌制剂及无菌原料药所选用的适宜溶剂应无可见异物。如为水溶性药物，一般使用不溶性微粒检查用水进行溶解制备；如使用其他溶剂，则应在各品种正文中明确规定。溶剂量应确保药物溶解完全并便于观察。

注射用无菌制剂及无菌原料药溶解所用的适当方法，应与其制剂说明书中注明的临床使用前处理的方式相同。除振摇外，如需其他辅助条件，则应在各品种正文中明确规定。

④眼用液体制剂

除另有规定外，取供试品20支（瓶），按上述方法检查。临用前配制的滴眼液所带的专用溶剂，应先检查合格后，再用其溶解滴眼用制剂。

（7）结果判定

供试品中不得检出金属屑、玻璃屑、长度超过2 mm的纤毛、最大粒径超过2 mm的块状物和静置一段时间后轻旋转时肉眼可见的烟雾状微粒沉积物、无法计数的微粒群或摇不散的沉淀，以及在规定时间内较难计数的蛋白质絮状物等明显可见异物。

供试品中如检出点状物、2 mm以下的短纤维和块状物等细微可见物，生化药品或生物制品若检出半透明的小于约1 mm的细小蛋白质絮状物或蛋白质颗粒等微细可见物。

既可静脉用也可非静脉用的注射液，以及脑池内、硬膜外、椎管内用的注射液应执行静脉用注射液的标准，混悬液与乳状液仅对明显可见异物进行检查。

2. 第二法（光散射法）

当一束单色光照射溶液时，溶液中存在的不溶性物质使入射光发生散射，散射的能量与不溶性物质的大小有关。本方法通过对溶液中不溶性物质引起的光散射能量的测量，并与规定的阈值比较，以检查可见异物。

（1）仪器装置和检测原理

仪器由旋瓶装置、激光光源、图像采集器、数据处理系统和终端显示系统组成。

供试品被放至检测装置后，旋瓶装置使供试品沿垂直中轴线高速旋转一定时间后迅速停止，同时激光光源发出的均匀激光束照射在供试品上；当药液涡流基本消失，瓶内药液因惯性继续旋转，图像采集器在特定角度对旋转药液中悬浮的不溶性物质引起的散射光能量进行连续摄像，采集图像不少于75幅；数据处理系统对采集的系列图像进行处理，然后根据预先设定的阈值自动判定超过一定大小的不溶性物质的有无，或在终端显示器上显示图像供人工判定，同时记录检测结果。

（2）仪器校准

仪器应具备自动校准能力，在检测供试品前可采用标准粒子进行校准。

除另有规定外，分别用粒径为40 μm和60 μm的标准粒子溶液对仪器进行标定，根据标定结果得到曲线方程，并计算出与粒径50 μm相对应的检测像素值。

当把检测像素参数设定为与粒径 50 μm 相对应的数值时，对 60 μm 的标准粒子溶液测定 3 次，应均能检出。

（3）检查法

①溶液型供试液

除另有规定外，取供试品 20 支（瓶），除去不透明标签，擦净容器外壁，置于仪器检测装置上，从仪器提供的菜单中选择与供试品规格相应的测定参数，并根据供试品瓶体大小对参数进行适当调整后，启动仪器，将供试品检测 3 次并记录检测结果。凡仪器判定有 1 次不合格者，可用灯检法确认。用深色透明容器包装或液体色泽较深等灯检法检查困难的品种可不用灯检法确认。

②注射用无菌粉末

除另有规定外，取供试品 5 支（瓶），用适宜的溶剂及适当的方法使药粉全部溶解后，按上述方法检查。

③无菌原料粉末

除另有规定外，取各品种制剂项下的最大规格量 5 份，分别置洁净的专用玻璃容器内，用适宜的溶剂及适当的方法使药粉全部溶解后，按上述方法检查。

设置检测参数时，一般情况下，取样视窗的左右边线和底线应与瓶体重合，上边线与液面的弯月面成切线；旋转时间应能使液面旋涡到底，以能带动固体物质悬浮并消除气泡；旋瓶停止至摄像头启动的时间应尽可能短，但应避免液面旋涡及气泡的干扰，同时保证摄像头启动时固体物质仍在转动。

（五）不溶性微粒检查

不溶性微粒检查用以检查静脉用注射剂（溶液型注射液、注射用无菌粉末、注射用浓溶液）及供静脉注射用无菌原料药中不溶性微粒的大小及数量。

试验环境及检测：试验操作环境应不得引入外来微粒，测定前操作应在洁净工作台进行。玻璃仪器和其他所需用品均应洁净、无微粒。本方法所用微粒检查用水（或其他适宜溶剂），使用前须经不大于 1.0 μm 的微孔滤膜过滤。

取微粒检查用水（或其他适宜溶剂）应符合下列要求：光阻法取 50 ml 测定，要求每 10 ml 含 10 μm 及 10 μm 以上的不溶性微粒数应在 10 粒以下，含 25 μm 及 25 μm 以上的微粒数应在 2 粒以下。显微镜计数法取 50 ml 测定，要求含 10 μm 及 10 μm 以上的不溶性微粒数应在 20 粒以下，含 25 μm 及 25 μm 以上的不溶性微粒应在 5 粒以下。

1. 第一法（光阻法）

对仪器的一般要求：仪器通常包括取样器、传感器和数据处理器三部分。测量粒径范围为 2~100 μm，检测微粒浓度为 0~10 000 个/ml。

（1）仪器校准

所用仪器应至少每 6 个月校准一次。

（2）取样体积

待仪器稳定后，取多于取样体积的微粒检查用水置于取样杯中，称定重量；通过取样器由取样杯中量取一定体积的微粒检查用水后，再次称定重量。以两次称定的重量之差计算取样体积，连续测定 3 次，每次测得体积与取样体积的示值之差应在±5%以内。测定体积的平均值与量取体积的示值之差应在±3%以内。也可采用其他适宜的方法校准，结果应符合上述规定。

（3）微粒计数

取相对标准偏差不大于 5%，平均粒径为 10 μm 的标准粒子，制成每 1 ml 中含 1000~1500 微粒数的悬浮液，静置 2 min 脱气泡，开启搅拌器，缓慢搅拌使其均匀（避免气泡产生），依法测定 3 次，记录 5 μm 通道的累计计数，舍弃第一次测定数据，后两次测定数据的平均值与已知粒子数之差应在±20%以内。

（4）传感器分辨率

取相对标准偏差不大于 5%，平均粒径为 10 μm 的标准粒子（均值粒径的标准差应不大于 1 μm），制成每 1 ml 中含 1000~1500 微粒数的悬浮液，静置 2 min 脱气泡，开启搅拌器，缓慢搅拌使其均匀（避免气泡产生），依法测定 8 μm、10 μm 和 12 μm 3 个通道的粒子数，计算 8 μm 与 10 μm 2 个通道的差值计数与 10 μm 通道的累计计数之比都不得小于 68%。若测定结果不符合规定，应重新调试仪器后再次校准，符合规定后方可使用。

如所使仪器附有自检功能，可进行自检。

（5）检查法

①标示装量为 25 ml 或 25 ml 以上的静脉用注射液或注射用浓溶液

除另有规定外，取供试品至少 4 个，分别按下面方法测定：用水将容器外壁洗净，小心翻转 20 次，使溶液混合均匀，立即小心开启容器，先倒出部分供试品溶液冲洗开启口及取样杯，再将供试品溶液倒入取样杯中，静置 2 min 或适当时间脱气泡，置于取样器上（或将供试品容器直接置于取样器上）。开启搅拌器，使溶液混匀（避免气泡产生），每个供试品依法测定至少 3 次，每次取样应不少于 5 ml，记录数据，舍弃第一次测定数据，取后续测定数据的平均值作为测定结果。

②标示装量为 25 ml 以下的静脉用注射液或注射用浓溶液

除另有规定外，取供试品至少 4 个，分别按下面方法测定：用水将容器外壁洗净，小心翻转 20 次，使溶液混合均匀，小心开启容器，直接将供试品容器置于取样器上。开启搅拌器或以手缓缓转动，使溶液混匀（避免气泡产生），由仪器直接抽取适量溶液（以不吸入气泡为限），测定并记录数据，舍弃第一次测定数据，取后续测定数据的平均值作为测定结果。注射用浓溶液如黏度太大，不便直接测定时，可适当稀释，依法测定。

也可采用适宜的方法，在洁净工作台小心合并至少 4 个供试品的内容物（使总体积不少于 25 ml），置于取样杯中，静置 2 min 或适当时间脱气泡，置于取样器上。开启搅拌，使溶液混匀（避免气泡产生），依法测定至少 4 次，每次取样应不少于 5 ml。舍弃第一次测定数据，取后续 3 次测定数据的平均值作为测定结果，根据取样体积和每个容器的标示装置体积，计算每个容器所含的微粒数。

③静脉注射用无菌粉末

除另有规定外，取供试品至少 4 个，分别按下面方法测定：用水将容器外壁洗净，小心开启瓶盖，精密加入适量微粒检查用水（或适宜的溶剂），小心盖上瓶盖，缓慢振摇使内容物溶解，静置 2 min 或适当时间脱气泡，小心开启容器，直接将供试品容器置于取样器上，开启搅拌器或以手缓缓转动，使溶液混匀（避免气泡产生），由仪器直接抽取适量溶液（以不吸入气泡为限），测定并记录数据，舍弃第一次测定数据，取后续测定数据的平均值作为测定结果。

也可采用适宜的方法，取至少 4 个供试品，在洁净工作台上用水将容器外壁洗净，小心开启瓶盖，分别精密加入适量微粒检查用水（或适宜的溶剂），缓慢振摇使内容物溶解，小心合并容器中的溶液（使总体积不少于 25 ml），置于取样器上。开启搅拌，使溶液混匀（避免气泡产生），依法测定至少 4 次，每次取样应不少于 5 ml。舍弃第一次测定数据，取后续测定数据的平均值作为测定结果。

④注射用无菌原料药

按各品种项下规定，取供试品适量（相当于单个制剂的最大规格量）4 份，分别置于取样杯或适宜的容器中，照上述③法，自"精密加入适量微粒检查用水（或适宜的溶剂），缓慢振摇使内容物溶解"起，依法操作，测定并记录数据，舍弃第一次测定数据，取后续测定数据的平均值作为测定结果。

（6）结果判定

①标示装量为 100 ml 或 100 ml 以上的静脉用注射液，除另有规定外，每 1 ml 中含 10 μm 及 10 μm 以上的微粒数不得超过 25 粒，含 25 μm 及 25 μm 以上的微粒数不得超过 3 粒。

②标示装量为 100 ml 以下的静脉用注射液、静脉注射液用无菌粉末、注射用浓溶液及供注射用无菌原料药，除另有规定外，每个供试品容器（份）中含 10 μm 及 10 μm 以上的微粒数不得超过 6000 粒，含 25 μm 及 25 μm 以上的微粒数不得超过 600 粒。

2. 第二法（显微镜法）

对仪器的一般要求：仪器通常包括洁净工作台、显微镜、微孔滤膜及其滤器、平皿等。

（1）检查前准备

在洁净工作台上将滤器用微粒检查用水（或其他适宜溶剂）冲洗至洁净，用平头无齿镊子夹取测定用滤膜，用微粒检查用水（或其他适宜溶剂）冲洗后，置于滤器托架上；固定滤器，倒置，反复用微粒检查用水（或其他适宜溶剂）冲洗滤器内壁，控干后安装在抽滤瓶上，备用。

（2）检查法

①标示装量为 25 ml 或 25 ml 以上的静脉用注射液或注射用浓溶液：除另有规定外，取供试品至少 4 个，分别按下面方法测定。用水将容器外壁洗净，在洁净工作台上小心翻转 20 次，使溶液混合均匀，立即小心开启容器，用适宜的方法抽取或量取供试品溶液 25 ml，沿滤器内壁缓慢注入经预处理的滤器（滤膜直径 25 mm）中。静置 1 min，缓慢抽滤至滤膜近干，再用微粒检查用水 25 ml，沿滤器内壁缓慢注入，洗涤并抽滤至滤膜近干，然后用平头镊子将滤膜移置平皿上（必要时可涂抹极薄层的甘油使滤膜平整），微启盖子使滤膜适当干燥后，将平皿闭合，置于显微镜载物台上。调好入射光，放大 100 倍进行显微测量，调节显微镜至滤膜格栅清晰，移动坐标轴，分别测定有效过滤面积上最长粒径大于 10 μm 和 25 μm 的微粒数。计算 3 个供试品测定结果的平均值。

②标示装量为 25 ml 以下的静脉用注射液或注射用浓溶液：除另有规定外，取供试品至少 4 个，用水将容器外壁洗净，在洁净工作台上小心翻转 20 次，使溶液混合均匀，立即小心开启容器，用适宜的方法直接抽取每个容器中的全部溶液，沿滤器内壁缓慢注入经预处理的滤器（滤膜直径 13 mm）中，照上述①操作

测定。

（3）结果判定

①标示装量为 100 ml 或 100 ml 以上的静脉用注射液，除另有规定外，每 1 ml 中含 10 μm 及 10 μm 以上的微粒数不得超过 12 粒，含 25 μm 及 25 μm 以上的微粒数不得超过 2 粒。

②标示装量为 100 ml 以下的静脉用注射液、静脉注射液用无菌粉末、注射用浓溶液及供注射用无菌原料药，除另有规定外，每个供试品容器（份）中含 10 μm 及 10 μm 以上的微粒数不得超过 3000 粒，含 25 μm 及 25 μm 以上的微粒数不得超过 300 粒。

（六）中药注射剂有关物质检查

注射剂有关物质系指中药材经提取、纯化制成注射剂后，残留在注射剂中可能含有需要控制的物质。除另有规定外，一般应检查蛋白质、鞣质及树脂等，静脉注射液还应检查草酸盐、钾离子等。

1. 蛋白质

除另有规定外，取注射液 1 ml，加新配制的 30% 磺基水杨酸溶液 1 ml，混匀，放置 5 min，不得出现混浊。注射液中如含有遇酸能产生沉淀的成分，可改加鞣酸试液 1~3 滴，不得出现混浊。

2. 鞣质

除另有规定外，取注射液 1 ml，加新配制的含 1% 鸡蛋清的生理氯化钠溶液 5 ml ［必要时用微孔滤膜（0.45 μm）过滤］，放置 10 min，不得出现混浊或沉淀。如出现混浊或沉淀，取注射液 1 ml，加稀醋酸 1 滴，再加氯化钠明胶试液 4~5 滴，不得出现混浊或沉淀。含有聚乙二醇、聚山梨酯等聚氧乙烯基物质，虽有鞣质但也不产生沉淀。对这类注射液应取未加附加剂前的半成品检查。

3. 树脂

除另有规定外，取注射液 5 ml，加盐酸 1 滴，放置 30 min，不得出现沉淀。如出现沉淀，另取注射液 5 ml，加三氯甲烷 10 ml 振摇提取，分取三氯甲烷液，置于水浴上蒸干，残渣加冰醋酸 2 ml 使溶解，置于具塞试管中，加水 3 ml，混匀，放置 30 min，不得出现沉淀。

4. 草酸盐

除另有规定外，取溶液型静脉注射液适量，用稀盐酸调节 pH 至 1~2，过滤，取滤液 2 ml，滤液调节 pH 至 5~6，加 3%氯化钙溶液 2~3 滴，放置 10 min，不得出现混浊或沉淀。

5. 钾离子

除另有规定外，取静脉注射液 2 ml，蒸干，先用小火炽灼至炭化，再在 500℃~600℃ 炽灼至完全灰化，加稀醋酸 2 ml 使溶解，置于 25 ml 量瓶中，加水稀释至刻度，混匀，作为供试品溶液。取 10 ml 纳氏比色管 2 支，甲管中精密加入标准钾离子溶液 0.8 ml，加碱性甲醛溶液（取甲醛溶液，用 0.1 mol/L 氢氧化钠调节 pH 至 8.0~9.0）0.6 ml、3%乙二胺四醋酸二钠溶液 2 滴、3%四苯硼钠溶液 0.5 ml，加水稀释成 10 ml，乙管中精密加入供试品溶液 1 ml，与甲管同时依法操作，摇匀，甲、乙两管同置于黑纸上，自上向下透视，乙管中显出的浊度与甲管比较，不得更浓。

（七）重金属及有害元素残留量检查

除另有规定外，中药注射剂照铅、镉、砷、汞及铜测定法测定，按各品种项下最大使用量计算，铅不得超过 12 μg，镉不得超过 3 μg，砷不得超过 6 μg，汞不得超过 2 μg，铜不得超过 150 μg。

（八）无菌检查

照无菌检查法检查，应符合规定。

（九）细菌内毒素或热源检查

除另有规定外，静脉用注射剂按各品种项下规定，照细菌内毒素检查法或热源检查法检查，应符合规定。

二、眼用制剂常规检验

眼用制剂指直接用于眼部发挥治疗作用的无菌制剂。眼用制剂可分为眼用液体制剂（滴眼液、洗眼液及眼内注射溶液等）、眼用半固体制剂（眼膏剂、眼用乳膏剂及眼用凝胶剂等）、眼用固体制剂（眼膜剂、眼丸剂及眼内植入剂等）。眼用液体制剂也可以固态形式包装，另备溶液，在临用前配成溶液或混悬液。

（一）可见异物检查

除另有规定外，滴眼剂照可见异物检查法中滴眼剂项下的方法检查，应符合规定；眼内注射溶液照可见异物检查法中注射液项下的方法检查，应符合规定。

（二）粒度检查

除另有规定外，含饮片原粉的眼用制剂和混悬型眼用制剂按下述方法检查，粒度应符合规定。

检查方法：取液体型供试品强烈振摇，立即量取适量（或相当于主药10 μg）置于载玻片上，共涂3片；或取3个容器的半固体型供试品，将内容物全部挤于适宜的容器中，搅拌均匀，取适量（或相当于主药10 μg）置于载玻片上，涂成薄层，薄层面积相当于盖玻片面积，共涂3片；照粒度和粒度分布测定法测定，每个涂片中大于50 μm的粒子不超过2个（含饮片原粉的除外），且不得检出大于90 μm的粒子。

（三）沉降体积比检查

混悬型滴眼液（含饮片细粉的滴眼液除外）照下述方法检查，沉降体积比应不低于0.90。

检查方法：除另有规定外，用具塞量筒量取供试品50 ml，密塞，用力振摇1 min，记下混悬物的开始高度 H_0，静置3 h，记下混悬物的最终高度 H，按沉降体积比=H/H_0计算。

（四）金属性异物检查

除另有规定外，眼用半固体制剂照下述方法检查，应符合规定。

检查方法：取供试品10个，分别将全部内容物置于底部平整光滑、无可见异物和气泡、直径为6 cm的平底培养皿中，加盖，除另有规定外，在85℃保温2 h，使供试品摊布均匀，室温放冷至凝固后，倒置于适宜的显微镜台上，聚光灯从上方45°的入射光照射皿底，放大30倍，检视不小于50 μm且具有光泽的金属性异物数。10个容器中每个含金属性异物超过8粒者，不超过1个，且其总数不得超过50粒；如不符合上述规定，应另取20个复试；初、复试结果合并计算，30个中每个容器含金属性异物超过8粒者，不得超过3个，且总数不得超过150粒。

（五）装量差异检查

除另有规定外，单剂量包装的眼用固体制剂或半固体制剂照下述方法检查，应符合规定。

检查方法：取供试品 20 个，分别称定内容物重量，计算平均装量，每个装量与平均装量相比较（有标示装量的应与标示装量相比较）超过平均装量±10%者，不得超过 2 个，并不得有超过平均装量±20%者。

（六）装量检查

除另有规定外，单剂量包装的眼用液体制剂照下述方法检查，应符合规定。

检查方法：取供试品 10 个，将内容物分别倒入经标化的量入式量筒（或适宜容器）内，检视，每个装量与标示装量相比较，均不得少于其标示量。多剂量包装的眼用液体制剂，照最低装量检查法检查，应符合规定。

（七）渗透压摩尔浓度

除另有规定外，水溶液型滴眼液、洗眼液和眼内注射液按各品种项下规定，照渗透压摩尔浓度测定法测定，应符合规定。

（八）无菌检查

除另有规定外，照无菌检查法检查，应符合规定。

三、糖浆剂常规检验

糖浆指含有原料药物的浓蔗糖水溶液。

（一）装量检查

单剂量灌装的糖浆剂，照下述方法检查，应符合规定。

检查方法：取供试品 5 支，将内容物分别倒入经标化的量入式量筒中，尽量倾净。在室温下检视，每支装量与标示装量相比较，少于标示装量的不得多于 1 支，并不得少于标示装量的 95%。多剂量灌装的糖浆剂，照最低装量检查法检查，应符合规定。

（二）微生物限度

除另有规定外，照非无菌产品微生物限度检查；微生物计数法和控制菌检查法及非无菌药品微生物限度标准检查，应符合规定。

四、液体制剂含量测定方法

液体制剂在制剂过程中常会加入溶剂和附加剂。溶剂主要包括水、油、乙醇、丙二醇、甘油及聚乙二醇等，附加剂主要包括矫味剂、pH 调节剂、渗透压调节剂、增溶剂、乳化剂、助悬剂、抗氧剂及抑菌剂等。在测定药物含量时，溶剂和附加剂不产生干扰，可采用原料药含量测定方法，否则，须通过预处理排除干扰后，再测定。总的来说，注射液处方比较简单，易均匀取样，故其含量的测定也较简便快速；口服液处方相对而言比较复杂，有时需要进行预处理。常用的含量测定方法有滴定法、紫外–可见分光光度法、高效液相色谱法及气相色谱法等。下面对常用方法进行简要介绍。

（一）依地酸钙钠注射液含量测定

精密量取本品 10 ml，置于 200 ml 量瓶中，加水稀释至刻度。精密量取 5 ml，置于锥形瓶中，加水 95 ml 和二甲酚橙指示液 3 滴，用硝酸铋滴定液（0.01 mol/L）滴定至溶液由黄色变为红色。每 1 ml 硝酸铋滴定液（0.01 mol/L）相当于 3.743 mg 的 $C_{10}H_{12}CaN_2Na_2O_8$，含依地酸钙钠应为标示量的 90.0%~110.0%。

（二）枸橼酸哌嗪糖浆含量测定

用内容量移液管精密量取本品 5 ml，置于 50 ml 量瓶中，用少量水洗出移液管内壁的附着液，洗液并入量瓶中，用水稀释至刻度，摇匀，精密量取 10 ml，置于 150 ml 烧杯中，加三硝基苯酚试液 70 ml，搅拌，加热，至上层溶液澄清，放冷，1 h 后，用 105 号恒重的垂熔玻璃坩埚滤过，沉淀用哌嗪的三硝基苯酚衍生物（$C_4H_{10}N_2 \cdot 2C_6H_3N_3O_7$）的饱和溶液洗涤数次后，在 105℃ 干燥至恒重，精密称定，沉淀的重量与 0.4487 相乘，即得供试量中含有（$C_4H_{10}N_2)_3 \cdot 2C_6H_8O_7 \cdot 5H_2O$ 的重量。本品含枸橼酸哌嗪应为 14.4%~17.6%（g/ml）。

（三）盐酸丁丙诺啡注射液含量测定

色谱条件与系统适用性试验：以十八烷基硅烷键合硅胶为填充剂，以甲醇–乙腈–2%醋酸铵溶液–冰醋酸（60：10：40：5）为流动相，检测波长为 286 nm。理论板数按丁丙诺啡峰计算不低于 1000。精密量取本品，用水定量稀释制成每 1 ml 中约含 0.15 mg 的溶液，作为供试品溶液；精密量取 20 μl 注入液相色谱仪，记录色谱图；另取盐酸丁丙诺啡对照品，同法测定，按外标法以峰面积计算，含丁丙诺啡应为标示量的 90.0%~110.0%。

（四）盐酸奈福泮注射液含量测定

精密量取本品适量（约相当于盐酸奈福泮 20 mg），置于 100 ml 量瓶中，用无水乙醇稀释至刻度，摇匀，照紫外–可见分光光度法，在 267 mn 的波长处测定吸光度；另精密称取盐酸奈福泮对照品，同法操作。计算，含盐酸奈福泮应为标示量的 90.0%～110.0%。

（五）托吡卡胺滴眼液

色谱条件与系统适用性试验：以辛烷基硅烷键合硅胶为填充剂，以甲醇 –0.01 mol/L 辛烷磺酸钠溶液（55：45，用磷酸调节 pH 至 3.0）为流动相，检测波长为 254 nm。分别取羟苯甲酯、羟苯乙酯及托吡卡胺对照品，加流动相溶解并稀释制成每 1 ml 中约含羟苯甲酯、羟苯乙酯各 15 μg，托吡卡胺 150 μg 的溶液，精密量取 10 μl 注入液相色谱仪，记录色谱图，理论板数按托吡卡胺峰计算不低于 3000，托吡卡胺峰与羟苯甲酯峰、羟苯乙酯峰的分离度均应符合要求。精密量取本品适量（约相当于托吡卡胺 15 mg），用流动相定量稀释制成每 1 ml 中约含托吡卡胺 0.15 mg 的溶液，作为供试品溶液，精密量取 10 μl 注入液相色谱仪，记录色谱图；另取托吡卡胺对照品，同法测定，按外标法以峰面积计算，本品含托吡卡胺应为标示量的 90.0%～110.0%。

五、典型药品的检验

（一）注射用氨苄西林钠舒巴坦钠的检验

注射用氨苄西林钠舒巴坦钠的检验项目包括性状、鉴别、碱度、溶液澄清度与颜色、有关物质检查、水分、细菌内毒素、不溶性微粒、无菌及注射剂其他项下检查、含量等。

1. 性状

本品为白色或类白色的粉末或结晶性粉末。

2. 鉴别

（1）在含量测定项下记录的色谱图中，供试品溶液两个主峰的保留时间应分别与对照品溶液的相应两个主峰的保留时间一致。

（2）本品显钠盐鉴别的反应。

3. 碱度

取本品，加水制成每 1 ml 中含氨苄西林（按 $C_{16}H_{19}N_3O_4S$ 计）10 mg 和舒巴坦 5 mg 的溶液，依法测定，pH 应为 8.0～10.0。

4. 溶液的澄清度与颜色

取本品 5 瓶，按标示量分别加水制成每 1 ml 中含 0.15 g 的溶液，溶液应澄清无色；如显混浊，与 1 号浊度标准液比较，均不得更浓；如显色，与黄色或黄绿色 5 号标准比色液比较，均不得更深。

5. 水分

取本品适量，照水分测定法测定，含水分不得超过 2.0%。

6. 细菌内毒素

取本品，依法检查，每 1 mg 本品中含内毒素的量应小于 0.10 EU。

7. 不溶性微粒

取本品，按标示量加微粒检查用水制成每 1 ml 中含 45 mg 的溶液，依法检查，标示量为 1.0 g 以下的折算为每 1.0 g 样品中含 10 μm 及 10 μm 以上的微粒不得超过 6000 粒，含 25 μm 及 25 μm 以上的微粒不得超过 600 粒；标示量为 1.0 g 以上（包括 1.0 g）每个供试品容器中含 10 μm 及 10 μm 以上的微粒不得超过 6000 粒，含 25 μm 及 25 μm 以上的微粒不得超过 600 粒。

8. 无菌

取本品，用适宜溶剂溶解并稀释后，经薄膜过滤法处理，依法检查，应符合规定。

9. 含量测定

色谱条件与系统适应性试验：以十八烷基硅烷键合硅胶为填充剂，以 0.02 mol/L 磷酸二氢钠溶液［用 1 mol/L 磷酸溶液调节 pH 至（4.0±0.1）］－乙腈（92∶8）为流动相，检测波长为 230 nm。氨苄西林的保留时间应在 6 min 以上。取系统适应性溶液（取氨苄西林对照品 6 mg 和舒巴坦对照品 3 mg，分别加 0.01 mol/L 氢氧化钠溶液 10 ml 溶解后，室温放置 30 min，用 1 mol/L 磷酸溶液调节 pH 至（4.0±0.1）；取上述两种溶液各 5 ml，置于内含氨苄西林 5 mg 和舒巴坦 2.5 mg 的 25 ml 量瓶中，振摇使其溶解，再用流动相稀释至刻度，摇匀）10 μl，注入液相色谱仪，记录色谱图，出峰顺序依次为舒巴坦的碱性降解产物、舒巴坦、氨苄西林的碱性降解产物、氨苄西林。舒巴坦的碱性降解产物峰与舒巴坦峰、氨苄西林的碱性降解产物峰与氨苄西林峰的分离度均应符合要求。

（1）测定法

取装量差异项下的内容物适量，精密称定，加流动相溶解并定量稀释制成每 1 ml 中约含氨苄西林（按 $C_{16}H_{19}N_3O_4S$ 计）0.6 mg 和舒巴坦 0.3 mg 的溶液，作为供试品溶液，精密量取 10 μl 注入液相色谱仪，记录色谱图；取氨苄西林对照品与舒巴坦对照品各适量，精密称定，加流动相溶解并定量稀释制成每 1 ml 中约含氨苄西林（按 $C_{16}H_{19}N_3O_4S$ 计）0.6 mg 和舒巴坦 0.3 mg 的溶液，同法测定，按外标法以峰面积计算供试品中 $C_{16}H_{19}N_3O_4S$ 和 $C_8H_{11}NO_3S$ 的含量。

（2）检验注意事项

①注射剂有关物质检查中注意各降解产物峰与主成分的分离度。

②含量检验的样品取样时应取混合均匀样品，有关物质检查时从溶液配制到进样应控制在 2 h 内。

（二）硝酸毛果芸香碱滴眼液

硝酸毛果芸香碱滴眼液的检验项目包括性状、鉴别、pH、有关物质、渗透压摩尔浓度、眼用制剂其他项下检查、含量等。

1. 性状

本品为无色的澄明液体。

2. 鉴别

（1）取本品，依次加入重铬酸钾试液 2 滴、过氧化氢试液 1 ml 与三氯甲烷 2 ml，振摇，三氯甲烷层即显紫色。

（2）在含量测定项下记录的色谱图中，供试品溶液主峰的保留时间应与对照品溶液主峰的保留时间一致。

3. pH

pH 应为 4.0~6.0。

4. 有关物质

取含量测定项下的供试品溶液，作为供试品溶液；精密量取 1 ml，置于 100 ml 量瓶中，用水稀释至刻度，摇匀，作为对照溶液。照含量测定项下的色谱条件，精密量取供试品溶液与对照溶液各 20 μl，分别注入液相色谱仪，记录色谱图至主成分保留时间的 2 倍。供试品溶液的色谱图中如显毛果芸香酸峰，其峰面积不得超过对照溶液主峰面积的 4 倍（4.0%），其他杂质峰的和不得超过对照溶液主峰面积的 1.5 倍（1.5%）。

5. 渗透压摩尔浓度

取本品，依法检查，渗透压摩尔浓度应为 280~330 mOsmol/kg。

6. 含量测定

色谱条件与系统适应性试验：以十八烷基硅烷键合硅胶为填充剂，以甲醇－乙腈－0.002 mol/L 氢氧化四丁基铵溶液（55∶60∶885）（用 20%磷酸溶液调节 pH 至 7.7）为流动相，检测波长为 220 nm。取对照品溶液 5 ml，加浓氨溶液 0.1 ml，水浴上加热 30 min，放冷，用水稀释至 25 ml，摇匀，取 3 ml，用水稀释至 25 ml，摇匀，作为毛果芸香酸定位用溶液，取 20 μl 注入液相色谱仪，记录色谱图，毛果芸香酸峰与毛果芸香碱峰的分离度应符合要求。

（1）测定法

精密量取本品适量，用水定量稀释制成每 1 ml 中含硝酸毛果芸香碱 1.0 mg 的溶液，作为供试品溶液，精密量取 20 μl 注入液相色谱仪，记录色谱图；另取硝酸毛果芸香碱对照品适量，精密称定，加水溶解并定量稀释制成每 1 ml 中含 1.0 mg 的溶液，作为对照品溶液，同法测定。按外标法以峰面积计算，即得。

（2）检验注意事项

注射剂有关物质检查中注意毛果芸香酸峰与毛果芸香碱峰的分离度。

（三）葡萄糖酸亚铁糖浆

葡萄糖酸亚铁糖浆的检验项目包括性状、鉴别、pH、溶液澄清度、相对密度、高铁盐、糖浆剂其他项下检查及含量等。

1. 性状

本品为淡黄棕色澄清的浓厚液体，带调味剂的芳香。

2. 鉴别

取本品 0.5 ml，加水 5 ml，摇匀，溶液显亚铁盐的鉴别反应。

3. 溶液的澄清度

取本品 10 ml，加水 50 ml，摇匀，溶液应澄清。

4. 相对密度

本品的相对密度不小于 1.25。

5. 高铁盐

精密量取本品 50 ml，置于 250 ml 碘瓶中，加水 100 ml 与盐酸 10 ml 后，加碘化钾 3 g，密塞，摇匀，在暗处放置 5 min，用硫代硫酸钠滴定液（0.1 mol/L）滴定，至近终点时，加淀粉指示液 0.5 ml，继续滴定至蓝色消失，并将滴定的结果用空白试验校正。每 1 ml 硫代硫酸钠滴定液（0.1 mol/L）相当于 5.585 mg 的 Fe，本品含高铁盐不得超过葡萄糖酸亚铁标示量的 1.0%。

6. 含量测定

（1）方法

取本品 25 ml，置于具塞锥形瓶中，精密称定，加水 75 ml 与稀硫酸 15 ml，摇匀，加锌粉 0.38 g，放置 20 min，用铺有锌粉的 4 号垂熔漏斗过滤，用水 20 ml 洗涤锥形瓶与滤器，合并洗液与滤液，加邻二氮菲指示液 4 滴，用硫酸铈滴定液（0.1 mol/L）滴定至溶液由橘黄色变为绿色，并将滴定的结果用空白试验校正。每 1 ml 硫酸铈滴定液（0.1 mol/L）相当于 48.22 mg 的 $C_{12}H_{22}FeO_{12} \cdot 2H_2O$。

（2）检验注意事项

①糖浆剂检查中注意相对密度值要符合要求。

②高铁盐检查时，淀粉指示液应在近终点时加入。

第三节　半固体制剂检验

一、软膏剂、乳膏剂、糊剂和凝胶剂常规检验

半固体制剂是指由适宜的基质制成的具有一定的黏稠度，易于涂布于皮肤、黏膜或创面的不融化流失的一类制剂，如软膏剂、乳膏剂、糊剂及凝胶剂等。

（一）软膏剂、乳膏剂的一般检验

1. 粒度

除另有规定外，混悬型软膏剂、含饮片细粉的软膏剂照下述方法检查，应符合规定。

检查方法：取供试品适量，置于载玻片上涂成薄层，薄层面积相当于盖玻片

面积，共涂 3 片，照粒度和粒度分布测定法测定，均不得检查出大于 180 μm 的粒子。

2. 装量

按照最低装量检查法检查，应符合规定。

3. 无菌

用于烧伤［除程度较轻的烧伤（Ⅰ度或者Ⅱ度）外］或严重创伤的软膏剂与乳膏剂，照无菌检查法检查，应符合规定。

4. 微生物限度

除另有规定外，照非无菌产品微生物限度检查：微生物计数法和控制菌检查法及非无菌药品微生物限度标准检查，应符合规定。

（二）糊剂的一般检查

1. 装量

按照最低装量检查法检查，应符合规定。

2. 微生物限度

除另有规定外，照非无菌产品微生物限度检查：微生物计数法和控制菌检查法及非无菌药品微生物限度标准检查，应符合规定。

（三）凝胶剂

1. 粒度

除另有规定外，混悬型凝胶剂照下述方法检查，应符合规定。

检查方法：取供试品适量，置于载玻片上涂成薄层，薄层面积相当于盖玻片面积，共涂 3 片，照粒度和粒度分布测定法测定，均不得检查出大于 180 μm 的粒子。

2. 装量

按照最低装量检查法检查，应符合规定。

3. 无菌用于烧伤

无菌用于烧伤［除程度较轻的烧伤（Ⅰ度或者Ⅱ度）外］或严重创伤的凝胶剂，照无菌检查法检查，应符合规定。

4. 微生物限度

除另有规定外，照非无菌产品微生物限度检查：微生物计数法和控制菌检查法及非无菌药品微生物限度标准检查，应符合规定。

二、软膏剂、乳膏剂、糊剂和凝胶剂含量测定

软膏剂、乳膏剂等半固体制剂处方中含有基质，如凡士林、羊毛脂、蜂蜡等，另外还加有溶剂和保湿剂、pH 调节剂、防腐剂等附加剂。在含量测定时需要通过预处理排除干扰后再测定。常用的含量测定方法有滴定法、紫外-可见分光光度法、高效液相色谱法及气相色谱法等。下面对常用方法进行简要介绍。

（一）吲哚美辛乳膏的含量测定

取本品适量（约相当于吲哚美辛 50 mg），精密称定，置于分液漏斗中，加环己烷 50 ml 与甲醇 25 ml，振摇使其溶解，放置，分取下层溶液至另一加有 2%氯化钠溶液 100 ml 的分液漏斗中，上层用甲醇制氯化钠溶液（取 10%氯化钠溶液 20 ml，加甲醇稀释至 100 ml，摇匀，即得）15 ml、10 ml 分次提取，将下层溶液并入上述分液漏斗中，用三氯甲烷提取 3 次（25 ml、20 ml、10 ml），每次三氯甲烷提取液均通过同一加有无水硫酸钠 10 g 的漏斗过滤至烧杯中，置于约 70℃水浴中蒸干，加甲醇 20 ml 微温使吲哚美辛溶解，放冷，过滤，滤液置于 100 ml 量瓶中，用甲醇洗涤滤器，洗液与滤液合并，用甲醇稀释至刻度，摇匀，精密量取 5 ml，置于 100 ml 量瓶中，用磷酸盐缓冲液（pH 值 7.0）-甲醇（1:1）稀释至刻度，摇匀，过滤，按照紫外-可见分光光度法，在 320 m 的波长处分别测定吸光度；另取吲哚美辛对照品 50 mg，精密称定，置于 100 ml 量瓶中，用甲醇稀释至刻度，摇匀，精密量取 5 ml，置于 100 ml 量瓶中，用磷酸盐缓冲液（pH 值 7.0）-甲醇（1:1）稀释至刻度，同法测定，计算，含吲哚美辛应为标示量的 90.0%~110.0%。

（二）丙酸倍氯米松乳膏的含量测定

1. 色谱条件与系统适用性试验

以十八烷基硅烷键合硅胶为填充剂，以甲醇-水（74:26）为流动相，检测波长为 240nm。理论板数按丙酸倍氯米松峰计算应不低于 2500，丙酸倍氯米松峰和内标物质峰的分离度应大于 4.0。

2. 内标溶液的制备

取甲睾酮，加流动相制成 0.12 mg/ml 的溶液，即得。

取本品适量（约相当于丙酸倍氯米松 1.25 mg），精密称定，置于 50 ml 量瓶中，加甲醇约 30 ml，置于 80℃ 水浴中加热 2 min，振摇使丙酸倍氯米松溶解，放冷至室温，精密加内标溶液 5 ml，用甲醇稀释至刻度，摇匀，置于冰浴中冷却 2 h 以上，取出后迅速过滤，放至室温，取续滤液 20 μl 入液相色谱仪，记录色谱图；另取丙酸倍氯米松对照品约 12.5 mg，精密称定，置于 100 ml 量瓶中，加甲醇 74 ml 使溶解，用水稀释至刻度，摇匀，精密量取该溶液 10 ml 与内标溶液 5 ml，置于 50 ml 量瓶中，加流动相稀释至刻度，摇匀，同法测定，按内标法以峰面积计算，含丙酸倍氯米松应为标示量的 85.0%～115.0%。

（三）过氧苯甲酰凝胶含量测定

精密称取本品适量（约相当于过氧苯甲酰 200 mg），置于 100 ml 碘瓶中，放置片刻，使供试品平铺于碘瓶底层，加丙酮 30 ml 用玻棒挤压，使过氧苯甲酰完全溶解，用少量丙酮冲洗玻棒，洗液并入溶液中；加碘化钾试液 5 ml，密塞，摇匀，于暗处放置 10 min，用硫代硫酸钠滴定液（0.1 mol/L）滴定至无色，用力振摇 30 s，放置 2 min，如仍为无色，即为终点。每 1 ml 硫代硫酸钠滴定液（0.1 mol/L）相当于 12.11 mg 的 $C_4H_{10}O_4$。含过氧苯甲酰应为标示量的 90.0%～110.0%。

（四）氧化锌软膏的含量测定

取本品约 0.5 g，精密称定，加三氯甲烷 10 ml，微温，使凡士林融化，加 0.5 mol/L 硫酸溶液 10 ml，搅拌使氧化锌溶解，加 0.025% 甲基红的乙醇溶液 1 滴，滴加氨试液至溶液显微黄色，加水 25 ml、氨-氯化铵缓冲液（pH 值 10.0）10 ml 与铬黑 T 指示剂少许，用乙二胺四醋酸二钠滴定液（0.05 mol/L）滴定至溶液由紫色转变为纯蓝色。每 1 ml 乙二胺四醋酸二钠滴定液（0.05 mol/L）相当于 4.069 mg 的 ZnO。含氧化锌应为标示量的 14.0%～16.0%。

三、典型药品的检验

（一）盐酸利多卡因凝胶

盐酸利多卡因凝胶的检验项目包括性状、鉴别、pH、有关物质检查、凝胶剂其他项下检查及含量等。

1. 性状

本品为无色或几乎无色的黏稠液体。

2. 鉴别

（1）取本品约 10 ml，加水 20 ml 稀释后，取溶液 2 ml，加硫酸铜试液 0.2 ml 与碳酸钠试液 1 ml，即显蓝紫色，再加三氯甲烷 2 ml，振摇后放置，三氯甲烷层显黄色。

（2）在含量测定项下记录的色谱图中，供试品溶液主峰的保留时间应与对照品溶液主峰的保留时间一致。

（3）取鉴别（1）项下的水溶液，显氯化物鉴别（1）的反应。

3. pH

pH 应为 5.0~7.0。

4. 有关物质

2，6-二甲基苯胺临用新制。取本品适量（约相当于盐酸利多卡因 100 mg），精密称定，置于 20 ml 量瓶中，加流动相溶解并稀释至刻度，摇匀，作为供试品溶液；另取 2，6-二甲基苯胺对照品适量，精密称定，加流动相溶解并稀释制成每 1 ml 中各约含 5 mg 与 2 μg 的溶液，作为系统适用性溶液。照盐酸利多卡因 2，6-二甲基苯胺项下的方法测定，供试品溶液色谱图中如有 2，6-二甲基苯胺峰，按外标法以峰面积计算，含 2，6-二甲基苯胺不得超过盐酸利多卡因标示量的 0.04%。

5. 含量色谱条件与系统适应性试验

以十八烷基硅烷键合硅胶为填充剂，以磷酸盐缓冲液（取 1 mol/L 磷酸二氢钠溶液 1.3 ml 与 0.5 mol/L 磷酸氢二钠溶液 32.5 ml，用水稀释至 1000 ml，摇匀）-乙腈（50∶50）（用磷酸调节 pH 至 8.0）为流动相，检测波长为 254 nm。理论塔板数按利多卡因峰计算不低于 2000。

（1）测定法

取本品适量（约相当于盐酸利多卡因 40 mg），精密称定，置于 20 ml 量瓶中，加流动相溶解并稀释至刻度，摇匀，离心，取上清液作为供试品溶液，精密量取 20 μl，注入液相色谱仪，记录色谱图；另取利多卡因对照品适量，精密称定，加流动相溶解并定量稀释成每 1 ml 中约含盐酸利多卡因 2 mg 的溶液，同法测定。按外标法以峰面积计算,即得。

(2)检验注意事项

凝胶剂 pH 检查时注意电极要擦拭干净,含量测定时注意色谱柱的选择。

(二)联苯苄唑乳膏

联苯苄唑乳膏的检验项目包括性状、鉴别、乳膏剂其他项下检查、含量等。

1. 性状

本品为乳白色至微黄色乳膏。

2. 鉴别

在含量测定项下记录的色谱图中,供试品溶液主峰的保留时间应与对照品溶液主峰的保留时间一致。

3. 含量测定

色谱条件与系统适应性试验:以十八烷基硅烷键合硅胶为填充剂,以甲醇-水-四氢呋喃(84:15:1)为流动相,检测波长为 254 nm。理论塔板数按联苯苄唑峰计算不低于 700。

(1)测定法

取本品适量(约相当于联苯苄唑 5 mg),精密称定,置于 100 ml 量瓶中,加甲醇适量,猛烈振摇,使乳膏充分分散,使联苯苄唑溶解,用甲醇稀释至刻度,摇匀,置于冰浴中冷却 2 h 以上,取出后迅速滤过,取续滤液放至室温,作为供试品溶液,精密量取 10 μl 注入液相色谱仪,记录色谱图;另取联苯苄唑对照品,精密称定,加甲醇溶解并定量稀释制成每 1 ml 约含 50 μg 的溶液,同法测定。按外标法以峰面积计算,即得。

(2)检验注意事项

含量测定加甲醇溶解药物时应猛烈振摇,使乳膏分散,药物溶解;置于冰浴冷却后应迅速过滤,滤液放至室温。

第六章　药品的安全性检查

第一节　微生物限度检查法

一、基本概念及检查要求

（一）微生物限度检查法的概念、内容和意义

微生物限度检查法系检查非无菌制剂及其原料、辅料受微生物污染程度的一种检查方法。检查项目包括需氧菌总数、霉菌和酵母菌总数及控制菌的检查。微生物限度检查中，包含非无菌产品微生物限度检查、微生物计数法、非无菌产品微生物限度检查、控制菌检查法、非无菌药品微生物限度标准、中药饮片微生物限度检查法、非无菌产品微生物限度检查指导原则。其中将需氧菌总数、霉菌和酵母菌总数称为微生物总数检查，耐胆盐革兰阴性菌、大肠埃希菌、沙门菌、铜绿假单胞菌、金黄色葡萄球菌、梭菌、白念珠菌检查为7种控制菌检查。

通过进行微生物限度检查，可评价药品生产过程的卫生状况，保证药品质量，保障人们的用药安全。微生物限度检查的结果要求为需氧菌总数，霉菌和酵母菌总数不得超过规定限度，相关控制菌不得检出。

（二）微生物限度检查法的环境要求

微生物限度检查应在环境洁净度为不低于 D 级背景下的 B 级单向流洁净空气区域内进行。检查全过程必须严格遵守无菌操作，防止再污染，防止污染的措施不得影响供试品中微生物的检出。

二、微生物总数检查

（一）试验前准备

1. 仪器

培养箱、高压蒸汽灭菌器、电子天平、恒温水浴锅、电热干燥箱、匀浆仪、冰箱、菌落计数器、pH 计等。

2. 器材

锥形瓶、培养皿（9 cm）、量筒、试管及试管塞、吸管、无菌衣、帽、口罩、乳胶手套、酒精灯、酒精棉球、灭菌称量纸、不锈钢药匙、研钵、试管架、打火机、记号笔、玻璃或搪瓷消毒缸（带盖）等。

3. 试验菌株

金黄色葡萄球菌、铜绿假单胞菌、枯草芽孢杆菌、白念珠菌、黑曲霉。

4. 培养基

胰酪大豆胨琼脂培养基（TSA）或胰酪大豆胨液体培养基（TSB）、沙氏葡萄糖琼脂培养基（SDA）。

5. 稀释液

pH 值 7.0 无菌 NaCl-蛋白胨缓冲液、pH 值 6.8 无菌磷酸盐缓冲液、pH 值 7.2 无菌磷酸盐缓冲液、pH 值 7.6 无菌磷酸盐缓冲液、0.9% 无菌 NaCl 溶液。

（二）操作过程

1. 培养基的适用性检查

供试品微生物计数中使用的培养基可按处方配制，也可使用按处方生产的脱水培养基或成品培养基，所使用的培养基均应进行适用性检查。检查目的是验证实验室所使用培养基的制备程序（包括配制方法、灭菌程序）和储存条件（温度、相对湿度、有效期、容器条件）等能否满足微生物限度检查用要求。一般每一批脱水培养基的适用性试验可只进行一次。

（1）菌种及菌液制备

试验用菌株的传代次数不得超过 5 代（从菌种保存中心获得的干燥菌种为第 0 代），并采用适宜的菌种保藏技术进行保存，以保证试验菌株的生物学特性。

菌种：计数培养基适用性检查和计数方法适用性试验用菌株包括以下 5 种：金黄色葡萄球菌、铜绿假单胞菌、枯草芽孢杆菌、白念珠菌、黑曲霉菌。

菌液制备：接种金黄色葡萄球菌、铜绿假单胞菌、枯草芽孢杆菌的新鲜培养物至胰酪大豆胨琼脂培养基或胰酪大豆胨液体培养基中，在 30℃~35℃条件下培养 18~24 h；接种白念珠菌的新鲜培养物至沙氏葡萄糖琼脂培养基或沙氏葡萄糖液体培养基中，在 20℃~25℃条件下培养 2~3 d；取黑曲霉菌的新鲜培养物至沙氏葡萄糖琼脂培养基或马铃薯葡萄糖琼脂培养基中，在 20℃~25℃条件下培养 5~7 d 或直到获得丰富的孢子。

取金黄色葡萄球菌、铜绿假单胞菌、枯草芽孢杆菌、白念珠菌的新鲜培养物，用 pH 值 7.0 无菌氯化钠-蛋白胨缓冲液或 0.9% 无菌氯化钠溶液制成适宜浓度的菌悬液；取黑曲霉菌的新鲜培养物加入适量含 0.05%（体积分数）聚山梨酯 80 的 pH 值 7.0 无菌氯化钠-蛋白胨缓冲液或含 0.05%（体积分数）聚山梨酯 80 的 0.9% 无菌氯化钠溶液，将孢子洗脱。然后采用适宜的方法吸出孢子悬液至无菌试管内，用含 0.05%（体积分数）聚山梨酯 80 的 pH 值 7.0 无菌氯化钠-蛋白胨缓冲液或含 0.05%（体积分数）聚山梨酯 80 的 0.9% 无菌氯化钠溶液制成适宜浓度的黑曲霉菌孢子悬液。

菌液制备后若在室温下放置，应在 2 h 内使用；若保存在 2℃~8℃，可在 24 h 内使用。黑曲霉菌孢子悬液可保存在 2℃~8℃，在验证过的贮存期内使用。

（2）阴性对照试验

为确认试验条件是否符合要求，应进行阴性对照试验，阴性对照试验应无菌生长。如阴性对照有菌生长，应进行偏差调查。

（3）培养基适用性检查

分别接种不大于 100 CFU 的金黄色葡萄球菌、铜绿假单胞菌、枯草芽孢杆菌的菌悬液至胰酪大豆胨液体培养基管和无菌平皿中，平皿中立即倾注胰酪大豆胨琼脂培养基，混匀，凝固，置于 30℃~35℃培养不超过 3 d，每株试验菌平行制备 2 管或 2 个平皿；分别接种不大于 100 CFU 的白念珠菌、黑曲霉菌注入无菌平皿中，立即倾注胰酪大豆胨琼脂培养基和沙氏葡萄糖琼脂培养基，混匀，凝固，分别置于 30℃~35℃与 20℃~25℃培养不超过 5 d，每株试验菌、每种培养基均平行制备 2 个平皿。同时，用相应的对照培养基替代被检培养基进行上述试验。

被检固体培养基上的菌落平均数与对照培养基上的菌落平均数的比值应在 0.5~2，且菌落形态大小应与对照培养基上的菌落一致；被检液体培养基管与对照培养基管比较，试验菌应生长良好。

2. 计数方法适用性试验

（1）供试液的制备

根据供试品的理化特性与生物学特性，采取适宜的方法制备供试液，若供试品具有抑菌活性时，可使用含有中和剂或灭活剂的稀释液制备供试液。供试液制备若须加温时，应均匀加热，且温度不应超过45℃。供试液从制备至加入检验用培养基，不得超过1 h。如果下列供试液制备方法经确认均不适用，应建立其他适宜的方法。常用的供试液制备方法如下。

①水溶性供试品

取供试品，用pH值7.0无菌氯化钠-蛋白胨缓冲液，或pH值7.2无菌磷酸盐缓冲液，或胰酪大豆胨液体培养基溶解或稀释制成1∶10供试液。若需要，调节供试液pH值至6~8。必要时，用同一稀释液将供试液进一步以10倍系列稀释。水溶性液体制剂也可用混合的供试品原液作为供试液。

②水不溶性非油脂类供试品

取供试品，用pH值7.0无菌氯化钠-蛋白胨缓冲液，或pH值7.2磷酸盐缓冲液，或胰酪大豆胨液体培养基制备成1∶10供试液。分散力较差的供试品，可在稀释液中加入表面活性剂如0.1%（体积分数）的聚山梨酯80，使供试品分散均匀。若需要，调节供试液pH值至6~8。必要时，用同一稀释液将供试液进一步10倍系列稀释。

③油脂类供试品

取供试品，加入无菌十四烷酸异丙酯使之溶解，或与最少量并能使供试品乳化的无菌聚山梨酯80或其他无抑菌性的无菌表面活性剂充分混匀。表面活性剂的温度一般不超过40℃（特殊情况下，最多不超过45℃），小心混合，若需要可在水浴中进行，然后加入预热的稀释液使成1∶10供试液，保温，混合，并在最短时间内形成乳状液。必要时，用稀释液或含上述表面活性剂的稀释液进一步以10倍系列稀释。

④膜剂供试品

取供试品，剪碎，加pH值7.0无菌氯化钠-蛋白胨缓冲液，或pH值7.2磷酸盐缓冲液，或胰酪大豆胨液体培养基，浸泡，振摇，制备成1∶10的供试液。若需要，调节供试液pH值至6~8。必要时，用同一稀释液将供试液进一步以10倍系列稀释。

⑤肠溶及结肠溶制剂供试品

取供试品，加入 pH 值 6.8 无菌磷酸盐缓冲液（用于肠溶制剂）或 pH 值 7.6 无菌磷酸盐缓冲液（用于结肠溶制剂），置于 45℃水浴中，振摇，使溶解，作为 1：10 的供试液。必要时，用同一稀释液将供试液进一步以 10 倍系列稀释。

⑥气雾剂供试品

取供试品，置于 −20℃或其他适宜温度冷冻约 1 h，取出，迅速消毒供试品开启部位或阀门，正置容器，用无菌钢锥或针样设备在与阀门结构相匹配的适宜位置钻一小孔，供试品各容器的钻孔大小和深度应尽量保持一致，拔出钢锥时应无明显抛射剂抛出，轻轻转动容器，使抛射剂缓缓释出，也可采用专用设备释出抛射剂。释放抛射剂后再无菌开启容器，并将供试品转移至无菌容器中混合，必要时用冲洗液冲洗容器内壁。供试品也可采用其他适宜的方法取出，然后取样检查。

⑦贴剂、贴膏剂供试品

取供试品，去掉防粘层，将粘贴面朝上放置在无菌玻璃或塑料器皿上，在粘贴面上覆盖一层适宜的无菌多孔材料（如无菌纱布），避免供试品粘贴在一起。将处理后的供试品放入盛有适宜体积并含有表面活性剂（如聚山梨酯 80 或卵磷脂）稀释液的容器中，振荡至少 30 min。必要时，用同一稀释液将供试液进一步以 10 倍系列稀释。

（2）接种和稀释

按照下列要求进行供试液的接种和稀释，制备微生物回收试验用供试液，所加菌液的体积应不超过供试液体积的 1%。一般试验过程分为试验组、供试品对照组、菌液对照组，添加中和剂或灭活剂对照组的试验还应设立中和剂和灭活剂对照组；为确认供试品中的微生物能被充分检出，首先应选择最低稀释级的供试液进行计数方法适用性试验。

①试验组

取上述制备好的供试液，分别向供试液中加入制备好的金黄色葡萄球菌、铜绿假单胞菌、枯草芽孢杆菌、白念珠菌、黑曲霉菌试验菌液，所加菌液的体积应不超过供试液体积的 1%。混匀后注皿或薄膜过滤，使每皿或每张滤膜接种量不大于 100 CFU。

②供试品对照组

取制备好的供试液，以稀释液代替菌液同试验组操作。

③菌液对照组

取不含中和剂及灭活剂的相应稀释液替代供试液，按试验组操作加入试验菌液，并进行微生物回收试验。

④中和剂或灭活剂对照组

取相应量稀释液替代供试品，其余试验同试验组操作。

若因供试品抗菌活性或溶解性较差的原因导致无法选择最低稀释级的供试品液进行方法适用性试验时，应采用适宜的方法对供试品液进行进一步处理。如果供试品对微生物生长的抑制作用无法以其他方法消除，供试品液可经过中和、稀释或薄膜过滤处理后，再加入试验菌悬液进行方法适用性试验。

（3）抗菌活性的去除或灭活

供试品液接种后，按下列"微生物回收"规定的方法进行微生物计数。若试验组菌落数减去供试品对照组菌落数的值小于菌液对照组菌落数值的50%，可采用增加稀释液或培养基体积、加入适宜的中和剂或灭活剂、采用薄膜过滤法，以及前面几种方法联合使用等方法来消除供试品的抑菌活性。

（4）供试品中微生物的回收

微生物的回收可采用平皿法、薄膜过滤法或 MPN 法，各试验菌应逐一进行微生物回收试验。

①平皿法

平皿法包括倾注法和涂布法。每株试验菌每种培养基至少制备 2 个平皿，以算术平均值作为计数结果。

A. 倾注法

取照上述"供试液的制备""接种和稀释""抗菌活性的去除或灭活"制备的供试液 1 mL，置于直径 90 mm 的无菌平皿中，注入 15～20 mL 温度不超过 45℃熔化的胰酪大豆胨琼脂培养基或沙氏葡萄糖琼脂培养基，混匀、凝固、倒置培养。其中含金黄色葡萄球菌、铜绿假单胞菌、枯草芽孢杆菌的平皿置于 30℃～35℃培养不超过 3 d，含白念珠菌、黑曲霉菌的平皿置于 20℃～25℃培养不超过 5 d，最后进行计数。同法测定供试品对照组及菌液对照组菌数。计算各试验组的平均菌落数。

B. 涂布法

取适量（通常为 15～20 mL）温度不超过 45℃的胰酪大豆胨琼脂或沙氏葡萄糖琼脂培养基，注入直径 90 mm 的无菌平皿，凝固，制成平板，采用适宜的方法使培养基表面干燥。若使用直径较大的平皿，培养基用量也应相应增加。每一平皿表面接种不少于 0.1 mL 的供试液。按与"倾注法"相同条件培养、计数。同法测定供试品对照组及菌液对照组菌数。计算各试验组的平均菌落数。

②薄膜过滤法

薄膜过滤法所采用的滤膜孔径应不大于 0.45 μm，直径一般为 50 mm，若采用其他直径的滤膜，冲洗量应进行相应调整。供试品及其溶剂应不影响滤膜材质对微生物的截留。滤器及滤膜使用前应采用适宜的方法灭菌。使用时，应保证滤膜在过滤前后的完整性。水溶性供试液过滤前先将少量的冲洗液过滤，以润湿滤膜。油类供试品，其滤膜和滤器在使用前应充分干燥。为发挥滤膜的最大过滤效率，应注意保持供试品溶液及冲洗液覆盖整个滤膜表面。供试液经薄膜过滤后，若需要用冲洗液冲洗滤膜，每张滤膜每次冲洗量一般为 100 mL。总冲洗量一般不超过 500 mL，最多不得超过 1000 mL，以避免滤膜上的微生物受损伤。

取供试液适量（一般取相当于 1 g、1 mL 或 10 cm² 的供试品，若供试品中所含的菌数较多时，供试液可酌情减量），加至适量的稀释液中，混匀，过滤，用适量的冲洗液冲洗滤膜。冲洗后取出滤膜，菌面朝上贴于胰酪大豆胨琼脂培养基平板或于沙氏葡萄糖琼脂培养基上培养，每株试验菌每种培养基至少制备 1 张滤膜。同法测定供试品对照组及菌液对照组菌数。计算各试验组的平均菌落数。

③MPN 法

MPN 法的精密度和准确度不及薄膜过滤法和平皿计数法，仅在供试品需氧菌总数没有适宜计数方法的情况下使用。本方法不适用于霉菌计数。

（5）结果判断

计数方法适用性试验中，采用平皿法或薄膜过滤法时，试验组菌落数减去供试品对照组菌落数的值与菌液对照组菌落数的比值应在 0.5~2；采用 MPN 法时，试验组菌数应在菌液对照组菌数的 95% 置信限内。若各试验菌的回收试验均符合要求，对照所用的供试液制备方法及计数方法进行该供试品的需氧菌总数、霉菌与酵母菌总数的计数。方法适用性确认时，若采用上述方法还存在一株或多株试验菌的回收达不到要求，那么应选择回收最接近要求的方法和试验条件进行供试品的检查。

3. 供试品检查

（1）检验量

检验量即一次试验所用的供试品量（g、mL 或 cm²）。一般应随机抽取不少于 2 个最小包装的供试品，混合，取规定量供试品进行检验。

除另有规定外，一般供试品的检验量为 10 g 或 10 mL，膜剂、贴剂和贴膏剂为 100 cm²。检验时，应从 2 个以上最小包装单位中抽取供试品，大蜜丸不得少于 4 丸，膜剂、贴剂和贴膏剂不得少于 4 片。贵重药品、微量包装药品的检验量可以酌减。

（2）供试品的检查

按计数方法适用性试验确认的计数方法进行供试品中需氧菌总数、霉菌和酵母菌总数的测定。胰酪大豆胨琼脂培养基或胰酪大豆胨液体培养基用于测定需氧菌总数，沙氏葡萄糖琼脂培养基用于测定霉菌和酵母总数。

阴性对照试验：以稀释液代替供试液进行阴性对照试验，阴性对照试验应无菌生长。如果阴性对照有菌生长，应进行偏差调查。

①平皿法

平皿法包括倾注法和涂布法。除另有规定外，取规定量供试品，按方法适用性试验确认的方法进行供试品液制备和菌数测定，每稀释级每种培养基至少制备 2 个平板。

培养和计数：除另有规定外，胰酪大豆胨琼脂培养基平板在 30℃~35℃ 培养 3~5 d，沙氏葡萄糖琼脂培养基平板在 20℃~25℃ 培养 5~7 d，观察菌落生长情况，点计平板上生长的所有菌落数，计数并报告。菌落蔓延生长成片的平板不宜计数。点计菌落数后，计算各稀释级供试液的平均菌落数，按菌落数报告规则报告菌数。若同稀释级两个平板的菌落数平均值不小于 15，则两个平板的菌落数不能相差 1 倍或以上。

菌落数报告规则：需氧菌总数测定宜选取平均菌落数小于 300 CFU 的稀释级，霉菌和酵母菌总数测定宜选取平均菌落数小于 100 CFU 的稀释级，作为菌落数报告的依据。取最高的平均菌落数，计算 1 g、1 mL 或 10 cm²供试品中所含的微生物数，取两位有效数字报告。

如各稀释级的平板均无菌落生长，或仅最低稀释级的平板有菌落生长，但平均菌落数小于 1 时，以小于 1 乘以最低稀释倍数的值报告菌落数。

②薄膜过滤法

除另有规定外，按计数方法适用性试验确认的方法进行供试液制备。取相当于 1 g、1 mL 或 10 cm²供试品的供试液，若供试品所含的菌落数较多时，可取适宜稀释级的供试液，照方法适用性试验确认的方法加至适量稀释液中，立即过滤、冲洗，冲洗后取出滤膜，菌面朝上贴于胰酪大豆胨琼脂培养基或沙氏葡萄糖琼脂培养基上培养。

培养和计数：培养条件和计数方法同平皿法，每张滤膜上的菌落数应不超过100 CFU。

菌落数报告规则：以相当于 1 g、1 mL 或 10 cm² 供试品的菌落数报告；若滤膜上无菌落生长，以小于 1 报告（每张滤膜过滤 1 g、1 mL 或 10 cm² 供试品），或小于 1 乘以最低稀释倍数的值报告。

③MPN 法

取规定量供试品，按方法适用性试验确认的方法进行供试液制备和供试品接种，所有试验管在 30℃~35℃ 培养 3~5 d，如果需要确认是否有微生物生长，按方法适用性试验确定的方法进行。记录每一稀释级微生物生长的管数，从"微生物最可能数检索表"查每 1 g、1 mL 或 10 cm² 供试品中需氧菌总数的最可能数。

（三）结果判断

需氧菌总数是指胰酪大豆胨琼脂培养基上生长的总菌落数（包括真菌菌落数），霉菌和酵母菌总数是指沙氏葡萄糖琼脂培养基上生长的总菌落数（包括细菌菌落数）。若因沙氏葡萄糖琼脂培养基上生长的细菌使霉菌和酵母菌的计数结果不符合微生物限度要求，可使用含抗生素（如氯霉素、庆大霉素）的沙氏葡萄糖琼脂培养基或其他选择性培养基（如玫瑰红钠琼脂培养基）进行霉菌和酵母菌总数测定。使用选择性培养基时，应进行培养基适用性检查。若采用 MPN 法，测定结果为需氧菌总数。

三、控制菌检查

控制菌检查法系用于在规定的试验条件下，检查供试品中是否存在特定的微生物。控制菌检查包括耐胆盐革兰阴性菌、大肠埃希菌、沙门菌、铜绿假单胞菌、金黄色葡萄球菌、梭菌、白念珠菌的检查。供试品检出控制菌或其他致病菌时，按一次检出结果为准，不再复试。供试液制备及试验环境要求同"微生物计数法"。

如果供试品具有抗菌活性，应尽可能去除或中和。供试品检查时，若使用了中和剂或灭活剂，应确认有效性及对微生物无毒性。

（一）控制菌检查用培养基的适用性检查

控制菌检查用的商品化的预制培养基、脱水培养基或按处方配制的培养基均应进行培养基的适用性检查。控制菌检查用培养基的适用性检查项目包括促生长能力、抑制能力及指示特性的检查。

（二）控制菌检查方法适用性试验

根据各品种项下微生物限度标准中规定检查的控制菌选择相应的试验菌株。确认耐胆盐革兰阴性菌检查方法时，采用大肠埃希菌和铜绿假单胞菌为试验菌。

（三）供试品检查

供试品的控制菌检查应按经方法适用性试验确认的方法进行。

阳性对照试验：阳性对照试验方法同供试品的控制菌检查，对照菌的加量应不大于 100 CFU。阳性对照试验应检出相应的控制菌。

阴性对照试验：以稀释剂代替供试液依照相应控制菌检查法检查，阴性对照试验应无菌生长。如果阴性对照有菌生长，应进行偏差调查。

1. 大肠埃希菌

大肠埃希菌是人和恒温动物肠道内的栖居菌，随粪便排出体外。在药品中检出大肠埃希菌，表明该样品受到人和恒温动物的粪便污染，即可能污染肠道病原体，还可能引起婴幼儿、成人爆发性腹泻。因此，大肠埃希菌被列为粪便污染指示菌，为了保证人体健康，口服药品必须检查大肠埃希菌。

（1）供试液制备和增菌培养

取供试品，照"非无菌产品微生物限度检查：微生物计数法"制成 1∶10 供试液。取相当于 1 g 或 1 mL 供试品的供试液，接种至适宜体积（经方法适用性试验确定）的胰酪大豆胨液体培养基中，混匀，30℃～35℃培养 18～24 h。

（2）选择和分离培养

取上述培养物 1 mL 接种至 100 mL 麦康凯液体培养基中，42℃～44℃培养 24～48 h。取麦康凯液体培养物画线接种于麦康凯琼脂培养基平板上，30℃～35℃培养 18～72 h。

（3）结果判断

若麦康凯琼脂培养基平板上有菌落生长，应进行分离、纯化及适宜的鉴定试验，确证是否为大肠埃希菌；若麦康凯琼脂培养基平板上没有菌落生长，或虽有菌落生长但鉴定结果为阴性，判断为供试品未检出大肠埃希菌。

2. 铜绿假单胞菌

铜绿假单胞菌为假单胞菌属，广泛分布在土壤、水、空气，人和动物的皮肤、肠道、呼吸道等处，可通过环境和生产的各个环节污染药品。本菌是常见的化脓性感染菌，在烧伤、烫伤、眼科及其他外科疾患中常引起继发感染，由于本菌对许多抗菌药物具有天然的耐药性，所以以增加了治疗的难度，国内外药典均将铜绿假单胞菌检查列为外用制剂的检查项目之一。

（1）供试液制备和增菌培养

取供试品，照"非无菌产品微生物限度检查：微生物计数法"制成 1∶10 供试液。取相当于 1 g 或 1 mL 供试品的供试液，接种至适宜体积（经方法适用性试验确定）的胰酪大豆胨液体培养基中，混匀，30℃~35℃培养 18~24 h。

（2）选择和分离培养

取上述培养物画线接种于溴化十六烷基三甲铵琼脂培养基平板上，30℃~35℃培养 18~72 h。取上述平板上生长的菌落进行氧化酶试验，或采用其他适宜方法进一步鉴定。

（3）氧化酶试验

将洁净滤纸片置于平皿内，用无菌玻璃棒取上述平板上生长的菌落涂于滤纸片上，滴加新配制的 1%二盐酸-N，N-二甲基对苯二胺试液，在 30 s 内若培养物呈粉红色并逐渐变为紫红色为氧化酶试验阳性，否则为阴性。

（4）结果判断

若溴化十六烷基三甲铵琼脂培养基平板上有菌落生长，且氧化酶试验阳性，应进一步进行适宜的鉴定试验，确证是否为铜绿假单胞菌。如果平板上没有菌落生长，或虽有菌落生长但鉴定结果为阴性，或氧化酶试验阴性，判断为供试品未检出铜绿假单胞菌。

3. 金黄色葡萄球菌

金黄色葡萄球菌为葡萄球菌属中的一种，其广泛分布于自然界，如空气、水、土壤等，以及人和动物皮肤及与外界相通的腔道中。本菌可产生多种毒素及酶，这些毒性物质能引起局部及全身化脓性炎症，严重时可发展成为败血症和脓毒血症，是人类化脓性感染中重要的病原菌。金黄色葡萄球菌检查是外用制剂的检查项目之一。

（1）供试液制备和增菌培养

取供试品，照"非无菌产品微生物限度检查：微生物计数法"制成1∶10供试液。取相当于1 g或1 mL供试品的供试液，接种至适宜体积（经方法适用性试验确定）的胰酪大豆胨液体培养基中，混匀，30℃~35℃培养18~24 h。

（2）选择和分离培养

取上述培养物画线接种于甘露醇氯化钠琼脂培养基平板上，30℃~35℃培养18~72 h。

（3）结果判断

若甘露醇氯化钠琼脂培养基平板上有黄色菌落或外周有黄色环的白色菌落生长，应进行分离、纯化及适宜的鉴定试验，确认是否为金黄色葡萄球菌；若平板上没有与上述形态特征相符或疑似的菌落生长，或虽有相符或疑似的菌落生长但鉴定结果为阴性，判断为供试品未检出金黄色葡萄球菌。

第二节　无菌检查法

一、基本概念及检查原理

（一）无菌检查法的概念和意义

无菌检查法系用于检查药典要求无菌的药品、生物制品、医疗器械、原料、辅料及其他品种是否无菌的一种方法。无菌检查的项目包括需氧菌、厌氧菌及真菌检查。

无菌检查是利用无菌操作的方法，将被检查的药品分别加入适合需氧菌、厌氧菌和真菌生长的液体培养基中，置于适宜温度下培养一定时间后，观察有无微生物生长，以判断药品是否合格。通过无菌检查，可以确定药品是否受微生物污染，可以控制药品质量，保证用药安全性。

（二）无菌检查法的适用范围

凡是直接进入人体血液循环、肌肉、皮下组织或者接触创伤、溃疡等部位的原辅料、药品、材料或器械等，均要进行无菌检查。需要进行无菌检查的主要有以下五类。

1. 各种注射剂

注射液、注射用无菌粉末与注射用浓溶液及注射剂原料等。

2. 眼用制剂

眼用液体制剂（滴眼剂、洗眼剂、眼内注射溶液等）、眼用半固体制剂（眼膏剂、眼用乳膏剂、眼用凝胶剂等）、眼用固体制剂（眼膜剂、眼丸剂等）。

3. 外用药物制剂

用于烧伤、溃疡或严重创伤等外用药物制剂，如软膏剂、乳膏剂、气雾剂、喷雾剂、散雾剂、耳用制剂（用于手术、耳部伤口或耳膜穿孔的滴耳剂与洗耳剂）、鼻用制剂、冲洗剂、涂剂、洗剂、涂膜剂、凝胶剂。

4. 植入剂

用于包埋于人体内的药物制剂。

5. 外科用的敷料、器材

外伤用脱脂棉、纱布、缝合线、一次性注射器、一次性无菌手术刀片、输血输液袋、心脏瓣膜，以及金属和有机器材等。

（三）无菌检查法的要求

为保证无菌检查结果的准确性和可靠性，无菌检查过程既要防止微生物污染，又要避免防止污染的措施影响供试品中微生物的检出。因此，无菌检查在环境、人员、操作方面都应严格要求。

1. 环境要求

无菌操作应在无菌条件下进行，操作环境必须达到无菌检查的要求，通常为 B 级背景下的 A 级单向流区域或隔离系统。单向流空气区、工作台面及受控环境应定期按医药工业洁净室（区）悬浮粒子、浮游菌和沉降菌的测试方法进行洁净度确认。隔离系统应定期按相关的要求进行验证，其内部环境的洁净度须符合无菌检查的要求。日常检验还须对试验环境进行监测。

2. 人员要求

无菌检查操作人员应具备微生物及检验专业知识，并经过无菌检查的相关培训。在无菌操作前，人员应按照程序进行更衣及消毒。

3. 操作要求

无菌检查全过程应严格遵守无菌操作，防止微生物污染。同时，操作过程也应避免对供试品中微生物的检出造成影响。

二、无菌检查操作过程

（一）培养基的配制、灭菌、保藏和装量

无菌检查用培养基为硫乙醇酸盐流体培养基和胰酪大豆胨液体培养基，其中硫乙醇酸盐流体培养基主要用于需氧菌、厌氧菌的培养，培养温度为30℃～35℃；胰酪大豆胨液体培养基用于培养真菌和需氧菌，培养温度为20℃～25℃。

1. 培养基的制备

采用商品脱水合成培养基配制后，应核查 pH 值是否符合规定。培养基分装装量不宜超过容器的 2/3，以免灭菌时溢出。在供试品接种前，培养基氧化层的颜色不得超过培养基深度的 1/5；否则，须经 100℃水浴加热至粉红色消失（不超过 20 min），迅速冷却。培养基只限加热一次，并防止被污染。

2. 培养基的灭菌

制备并分装好的培养基及时密封，宜在配制后 2 h 内进行灭菌处理。灭菌时应采用验证合格的灭菌程序。

3. 培养基的保藏

制备好的培养基应保存在 2℃～25℃避光的环境中，最好置于冰箱 4℃～8℃冷藏为宜。培养基若保存于非密闭容器中，应在 3 周内使用；若保存于密闭性容器中，可在 1 年内使用。

4. 培养基的装量

对于采用直接接种法检查的液体样品，培养基的装量与供试品装量有关，应根据供试品接种量确定培养基的装量，使供试品接种体积不大于培养基体积的10%。对于采用直接接种法检查的固体样品，培养基的装量可以为 100 mL。对于采用薄膜过滤法检查的样品，密闭式薄膜过滤器的培养基装量为 100 mL。

（二）培养基的适用性检查

无菌检查用的硫乙醇酸盐流体培养基和胰酪大豆胨液体培养基等应符合培养基的无菌性检查及灵敏度检查的要求。本检查可在供试品的无菌检查前或与供试品的无菌检查同时进行。

1. 无菌性检查

每批培养基一般随机取不少于 5 支（瓶），置于各培养基规定的温度培养 14 d，应无菌生长。

2. 培养基灵敏度检查

以金黄色葡萄球菌、铜绿假单胞菌、枯草芽孢杆菌、生孢梭菌、白念珠菌、黑曲霉菌六种菌株为代表，检查无菌检查所用培养基对各种菌株的敏感性，是否适合各种菌的生长，避免由于培养基引起的假阴性。

（1）菌液制备

接种金黄色葡萄球菌、铜绿假单胞菌、枯草芽孢杆菌的新鲜培养物至胰酪大豆胨液体培养基中或胰酪大豆胨琼脂培养基上，接种生孢梭菌的新鲜培养物至硫乙醇酸盐流体培养基中，30℃~35℃培养 18~24 h；接种白念珠菌的新鲜培养物至沙氏葡萄糖液体培养基中或沙氏葡萄糖琼脂培养基上，20℃~25℃培养 2~3 d，上述培养物用 pH 值 7.0 无菌氯化钠-蛋白胨缓冲液或 0.9%无菌氯化钠溶液制成适宜浓度菌悬液。接种黑曲霉菌至沙氏葡萄糖琼脂斜面培养基或马铃薯葡萄糖琼脂培养基上，20℃~25℃培养 5~7 d 或直到获得丰富的孢子，加入适量含 0.05%（体积分数）聚山梨酯 80 的 pH 值 7.0 无菌氯化钠-蛋白胨缓冲液或含 0.05%（体积分数）聚山梨酯 80 的 0.9%无菌氯化钠溶液，将孢子洗脱。然后，采用适宜的方法吸出孢子悬液至无菌试管内，用含 0.05%（体积分数）聚山梨酯 80 的 pH 值 7.0 无菌氯化钠-蛋白胨缓冲液或含 0.05%（体积分数）聚山梨酯 80 的 0.9%无菌氯化钠溶液制成适宜浓度的孢子悬液。

菌悬液若在室温下放置，一般应在 2 h 内使用；若保存在 2℃~8℃可在 24 h 内使用。黑曲霉孢子悬液可保存在 2℃~8℃，在验证过的贮存期内使用。

（2）培养基接种

取适宜装量的硫乙醇酸盐流体培养基 7 支，分别接种不大于 100 CFU 的金黄色葡萄球菌、铜绿假单胞菌、生孢梭菌各 2 支，另 1 支不接种作为空白对照；取适宜装量的胰酪大豆胨液体培养基 7 支，分别接种不大于 100 CFU 的枯草芽孢杆菌、白念珠菌、黑曲霉菌各 2 支，另 1 支不接种作为空白对照。接种细菌的培养管培养时间不超过 3 d，接种真菌的培养管培养时间不超过 5 d。

3. 结果判定

空白对照管应无菌生长，若加菌的培养基管均生长良好，判断该培养基的灵敏度检查应符合规定。

（三）稀释液、冲洗液的配制与灭菌

稀释液、冲洗液配制后应采用验证合格的灭菌程序灭菌。

1. 0.1%无菌蛋白胨水溶液

取蛋白胨 1.0 g，加水 1000 mL，微温使溶解，必要时过滤使澄清，调 pH 值至 7.1±0.2，分装，灭菌。

2. pH 值 7.0 无菌氯化钠-蛋白胨缓冲液

取磷酸二氢钾 3.56 g、无水磷酸氢二钠 5.77 g、氯化钠 4.30 g、蛋白胨 1.00 g，加水 1000 mL，微温使其溶解，必要时过滤使澄清，分装，灭菌。

根据供试品的特性，可选用其他经验证过的适宜的溶液作为稀释液或冲洗液（如 0.9%无菌氯化钠溶液）。如需要，可在上述稀释液或冲洗液的灭菌前或灭菌后加入表面活性剂或中和剂等。

（四）方法适用性试验

1. 菌种及菌液制备

金黄色葡萄球菌、枯草芽孢杆菌、生孢梭菌、白念珠菌、黑曲霉菌的菌株及菌液制备相同培养基进行灵敏度检查。大肠埃希菌的菌液制备同金黄色葡萄球菌。

2. 薄膜过滤法

按供试品的无菌检查要求，取每种培养基规定接种的供试品总量，采用薄膜过滤法过滤、冲洗，在最后一次的冲洗液中加入不大于 100 CFU 的试验菌，过滤。加培养基至滤筒内，接种金黄色葡萄球菌、大肠埃希菌、生孢梭菌的滤筒内加硫乙醇酸盐流体培养基，接种枯草芽孢杆菌、白念珠菌、黑曲霉菌的滤筒内加胰酪大豆胨液体培养基。另取一装有同体积培养基的容器，加入等量试验菌，作为对照。置于规定温度培养，培养时间不得超过 5 d。

3. 直接接种法

取符合直接接种法培养基用量要求的硫乙醇酸盐流体培养基 6 管，分别接入不大于 100 CFU 的金黄色葡萄球菌、大肠埃希菌、生孢梭菌各 2 管，取符合直接接种法培养基用量要求的胰酪大豆胨液体培养基 6 管，分别接入不大于 100 CFU 的枯草芽孢杆菌、白念珠菌、黑曲霉菌各 2 管。其中 1 管按供试品的无菌检查要求，接入每支培养基规定的供试品接种量；另1管作为对照，置于规定的温度培养，培养时间不得超过5 d。

4. 结果判断

与阳性对照比较，如含供试品各容器中的试验菌均生长良好，并且与阳性对照容器内的培养结果相似，则供试品的该检验量在该检验条件下的无抑菌作用或抑菌作用可忽略不计，供试品可按该方法进行无菌检查。如含供试品的任一容器中的试验菌生长微弱、缓慢或不生长，则说明供试品的该检验量在该检验条件下有抑菌作用，应采用增加冲洗量、增加培养基的用量、使用中和剂或灭活剂、更换滤膜品种等方法，消除供试品的抑菌作用，并重新进行方法适用性试验。

（五）供试品的无菌检查

无菌检查法包括薄膜过滤法和直接接种法。只要供试品性质允许，应采用薄膜过滤法。供试品无菌检查所采用的检查方法和检验条件应与方法适用性试验确认的方法相同。

无菌试验过程中，若须使用表面活性剂、灭活剂、中和剂等试剂，应证明其有效性，且对微生物无毒性。

1. 检验数量

检验数量是指一次试验所用供试品最小包装容器的数量。成品每亚批均应进行无菌检查。

2. 检验量

检验量是指供试品每个最小包装接种至每份培养基的最小量。若每支（瓶）供试品的装量按规定足够接种两种培养基，则应分别接种硫乙醇酸盐流体培养基和胰酪大豆胨液体培养基。采用薄膜过滤法时，只要供试品特性允许，应将所有容器内的内容物全部过滤。

3. 阳性对照

应根据供试品特性选择阳性对照菌：无抑菌作用及抗革兰阳性菌为主的供试品，以金黄色葡萄球菌为对照菌；抗革兰阴性菌为主的供试品，以大肠埃希菌为对照菌；抗厌氧菌的供试品，以生孢梭菌为对照菌；抗真菌的供试品，以白念珠菌为对照菌。阳性对照试验的菌液制备同方法适用性试验，加菌量不大于100 CFU，供试品用量同供试品无菌检查时每份培养基接种的样品量。阳性对照管培养不超过 5 d，应生长良好。

4. 阴性对照

供试品进行无菌检查时，应取相应溶剂和稀释液、冲洗液同法操作，作为阴性对照。阴性对照不得有菌生长。

5. 供试品处理及接种培养基

操作时，用适宜的方法对供试品容器表面进行彻底消毒，如果供试品容器内有一定的真空度，可用适宜的无菌器材（如带有除菌过滤器的针头）向容器内导入无菌空气，再按无菌操作开启容器取出内容物。除另有规定外，按下列方法进行供试品处理及接种培养基。

（1）薄膜过滤法

薄膜过滤法一般应采用封闭式薄膜过滤器，根据供试品及其溶剂的特性选择滤膜材质。无菌检查用的滤膜孔径应不大于 0.45 μm。滤膜直径约为 50 mm，若使用其他尺寸的滤膜，应对稀释液和冲洗液体积进行调整，并重新验证。使用时，应保证滤膜在过滤前后的完整性。

水溶性供试液过滤前，一般应先将少量的冲洗液过滤，以润湿滤膜。油类供试品，其滤膜和过滤器在使用前应充分干燥。为发挥滤膜的最大过滤效率，应注意保持供试品溶液及冲洗液覆盖整个滤膜表面。供试液经薄膜过滤后，若需要用冲洗液冲洗滤膜，每张滤膜每次冲洗量一般为 100 mL，且总冲洗量不超过 500 mL，最高不得超过 1000 mL，以避免滤膜上的微生物受损伤。

①水溶性液体供试品

取规定量，直接过滤，或混合至含不少于 100 mL 适宜稀释液的无菌容器中，混匀，立即过滤。如供试品具有抑菌作用，必须用冲洗液冲洗滤膜，冲洗次数一般不少于 3 次，所用的冲洗量、冲洗方法同方法适用性试验。除生物制品外，一般样品冲洗后，1 份滤器中加入 100 mL 硫乙醇酸盐流体培养基，1 份滤器中加入 100 mL 胰酪大豆胨液体培养基。生物制品样品冲洗后，2 份滤器中加入 100 mL 硫乙醇酸盐流体培养基，1 份滤器中加入 100 mL 胰酪大豆胨液体培养基。

②水溶性固体和半固体供试品

取规定量，加适宜的稀释液溶解或按标签说明复溶，然后按照水溶液供试品项下的方法操作。

③非水溶性供试品

取规定量，直接过滤；或混合溶于适量含聚山梨酯 80 或其他适宜乳化剂的稀释液中，充分混合，立即过滤。用含 0.1%~1% 聚山梨酯 80 的冲洗液冲洗滤膜至少 3 次。加入含或不含聚山梨酯 80 的培养基。接种培养基照水溶性供试品项下的方法操作。

（2）直接接种法

直接接种法适用于无法用薄膜过滤法进行无菌检查的供试品，即取规定量供试品分别等量接种至硫乙醇酸盐流体培养基和胰酪大豆胨液体培养基中。除生物制品外，一般样品无菌检查时，两种培养基接种的瓶数或支数相等；生物制品无菌检查时，硫乙醇酸盐流体培养基和胰酪大豆胨液体培养基接种的瓶数或支数为 2∶1。除另有规定外，每个容器中培养基的用量应符合接种的供试品体积不得大于培养基体积的 10%；同时，硫乙醇酸盐流体培养基每管装量不少于 15 mL，胰酪大豆胨液体培养基每管装量不少于 10 mL。供试品检查时，培养基的用量和高度同方法适用性试验。

混悬液等非澄清水溶性液体供试品取规定量，等量接种至各管培养基中。

固体供试品取规定量，直接等量接种至各管培养基中，或加入适宜的溶剂溶解，或按标签说明复溶后，取规定量等量接种至各管培养基中。

非水溶性供试品取规定量，混合，加入适量的聚山梨酯 80 或其他适宜的乳化剂及稀释剂使其乳化，等量接种至各管培养基中。或直接等量接种至含聚山梨酯 80 或其他适宜乳化剂的各管培养基中。

敷料供试品取规定数量，以无菌操作拆开每个包装，于不同部位剪取约 100 mg 或 1 cm×3 cm 的供试品，等量接种于各管足以浸没供试品的适量培养基中。

肠线、缝合线及其他一次性使用的医用材料按规定量取最小包装，无菌拆开包装，等量接种于各管足以浸没供试品的适量培养基中。

灭菌医用器械的供试品，除另有规定外，取规定量，必要时应将其拆散或切成小碎段，等量接种于各管足以浸没供试品的适量培养基中。

放射性药品：取供试品 1 瓶（支），等量接种于装量为 7.5 mL 的硫乙醇酸盐流体培养基和胰酪大豆胨液体培养基中。每管接种量为 0.2 mL。

（六）培养及观察

将上述接种供试品后的培养基容器分别按各培养基规定的温度培养不少于 14 d；接种生物制品的硫乙醇酸盐流体培养基的容器应分成两等份：一份置于 30℃~35℃培养，一份于 20℃~25℃培养。培养期间应逐日观察并记录是否有菌生长。如果在加入供试品后或在培养过程中，培养基出现混浊，培养 14 d 后，不能从外观上判断有无微生物生长，可取该培养液不少于 1 mL 转种至同种新鲜培养基中，将原始培养物和新接种的培养基继续培养不少于 4 d，观察接种的同种新鲜培养基是否再出现混浊；或取培养液涂片、染色、镜检，判断是否有菌。

（七）结果判断

若供试品管均澄清，或虽显混浊但经确认无菌生长，判断供试品符合规定；若供试品管中任何一管显混浊并确认有菌生长，判断供试品不符合规定，除非能充分证明试验结果无效，即生长的微生物非供试品所含。只有符合下列至少一个条件时方可判试验无效。

（1）无菌检查试验所用的设备及环境的微生物监控结果不符合无菌检查法的要求。

（2）回顾无菌试验过程，发现有可能引起微生物污染的因素。

（3）在阴性对照中观察到微生物生长。

（4）供试品管中生长的微生物经鉴定后，确证是因无菌试验中所使用的物品和（或）无菌操作技术不当引起的。

试验若经评估确认无效后，应重试。重试时，重新取同量供试品，依法检查，若无菌生长，判断供试品符合规定；若有菌生长，判断供试品不符合规定。

第三节　细菌内毒素检查法

一、基本概念

细菌内毒素检查法是利用鲎试剂来检测或量化由革兰阴性菌产生的细菌内毒素，以判断供试品中细菌内毒素的限量是否符合规定的一种方法。

细菌内毒素检查方法包括两种，即凝胶法和光度测定法，后者包括浊度法和显色基质法。供试品检测时，可使用其中任何一种方法进行试验。当测定结果有争议时，除另有规定外，以凝胶限度试验结果为准。

细菌内毒素的量用内毒素单位（EU）表示，1EU 与 1 个内毒素国际单位（IU）相当。

细菌内毒素国家标准品是由大肠埃希菌提取精制而成，并以细菌内毒素国际标准品标定其效价。用于标定、复核、仲裁鲎试剂灵敏度，标定细菌内毒素工作标准品的效价，干扰试验及检查法中编号 B 和 C 溶液的制备，凝胶法中鲎试剂灵敏度复核试验，光度测定法中标准曲线可靠性试验。

细菌内毒素工作标准品是以细菌内毒素国家标准品为基准标定其效价。其可用于干扰试验及检查法中编号 B 和 C 溶液的制备，凝胶法中鲎试剂灵敏度复核试验，光度测定法中标准曲线可靠性试验。

细菌内毒素检查用水应符合灭菌注射用水标准，其内毒素含量小于 0.015 EU/mL（用于凝胶法）或小于 0.005 EU/mL（用于光度测定法），且对内毒素试验无干扰作用。

二、试验前准备

试验所用的器皿应经处理，以去除可能存在的外源性内毒素。耐热器皿常用干热灭菌法（250℃，至少 30 min）去除，也可采用其他确证不干扰细菌内毒素检查的适宜方法。若使用塑料器具，如微孔板和与微量加样器配套的吸头等，应选用标明无内毒素并对试验无干扰的器具。

（一）供试品溶液的制备

某些供试品须进行复溶、稀释或在水性溶液中浸提制成供试品溶液。必要时，可调节被测溶液（或其稀释液）的 pH 值，一般供试品溶液和鲎试剂混合后溶液的 pH 值在 6.0~8.0 为宜，可使用适宜的酸、碱溶液或缓冲液调节 pH 值。酸或碱溶液应用细菌内毒素检查用水在已去除内毒素的容器中配制。所用溶剂、酸碱溶液及缓冲液应不含内毒素和干扰因子。

（二）内毒素限值的确定

药品、生物制品的细菌内毒素限值（L）一般按以下公式确定：

$$L = K/M \qquad\qquad (6-1)$$

式中：L——供试品的细菌内毒素限值，一般以 EU/mL、EU/mg 或 EU/U（活性单位）表示；

K——人用每千克体重每小时最大可接受的内毒素剂量，以 EU/（kg·h）

表示，注射剂 $K=5$ EU/（kg·h），放射性药品注射剂 $K=2.5$ EU/（kg·h），鞘内用注射剂 $K=0.2$ EU/（kg·h）；

M——人用每千克体重每小时最大供试品剂量，以 mL/（kg·h）、mg/（kg·h）或 U/（kg·h）表示，人均体重按 60 kg 计算，人体表面积按 1.62 m² 计算。注射时间若不足 1 h，按 1 h 计算。供试品每平方米体表面积剂量乘以 0.027 即可转换为每千克体重剂量（M）。

按人用剂量计算限值时，如遇特殊情况，可根据生产和临床用药实际情况做必要调整，但须说明理由。

（三）确定最大有效稀释倍数（MVD）

最大有效稀释倍数是指在试验中供试品溶液被允许稀释达到的最大倍数，在不超过此稀释倍数的浓度下进行内毒素限值的检测。用以下公式来确定 MVD：

$$MVD = cL/\lambda \qquad\qquad (6-2)$$

式中：L——供试品的细菌内毒素限值；

c——供试品溶液的浓度，当 L 以 EU/mg 或 EU/U 表示时，c 的单位须为 mg/mL 或 U/mL；当 L 以 EU/mL 表示时，则 c 等于 1.0mL/mL。如须计算在 MVD 时的供试品浓度，即最小有效稀释浓度，可使用公式 $c=\lambda/L$。

λ——在凝胶法中鲎试剂的标示灵敏度（EU/mL），或是在光度测定法中所使用的标准曲线上最低的内毒素浓度。

三、凝胶法操作过程

（一）鲎试剂灵敏度复核试验

在本检查法规定的条件下，使鲎试剂产生凝集的内毒素的最低浓度即为鲎试剂的标示灵敏度，用 EU/mL 表示。当使用新批号的鲎试剂或试验条件发生了任何可能影响检验结果的改变时，应进行鲎试剂灵敏度复核试验。

1. 标准内毒素稀释

根据鲎试剂灵敏度的标示值（λ），将细菌内毒素国家标准品或细菌内毒素工作标准品用细菌内毒素检查用水溶解，在旋涡混合器上混匀 15 min，然后制成

2λ、λ、0.5λ 和 0.25λ 四个浓度的内毒素标准溶液，每稀释一步均应在旋涡混合器上混匀 30s。

2. 灵敏度复核操作

取分装有 0.1 mL 鲎试剂溶液的试管（10 mm×75 mm）或复溶后的 0.1 mL/支规格的鲎试剂原安瓿 18 支，其中 16 管分别加入 0.1 mL 不同浓度的内毒素标准溶液，每一个内毒素浓度平行做 4 管；另外 2 管加入 0.1 mL 细菌内毒素检查用水作为阴性对照。将试管中溶液轻轻混匀后，封闭管口，垂直放入（37±1）℃的恒温器中，保温（60±2）min。

将试管从恒温器中轻轻取出，缓缓倒转 180°，若管内形成凝胶并且凝胶不变形、不从管壁滑脱者为阳性，未形成凝胶或形成的凝胶不坚实、变形并从管壁滑脱者为阴性。保温和拿取试管过程应避免受到振动，以免造成假阴性结果。

3. 试验结果的判断和数据处理

当最大浓度 2λ 管均为阳性，最低浓度 0.25λ 管均为阴性，阴性对照管为阴性，试验方为有效。按下式计算反应终点浓度的几何平均值，即为鲎试剂灵敏度的测定值（λ_c）。

$$\lambda_c = antilg\left(\sum X/n\right) \tag{6-3}$$

式中：X——反应终点浓度的对数值（lg），反应终点浓度是指系列递减的内毒素浓度中最后一个呈阳性结果的浓度；

n——每个浓度的平行管数。

当 λ_c 在 $0.5\sim2\lambda$（包括 0.5λ 和 2λ）时，方可用于细菌内毒素检查，并以标示灵敏度 λ 为该批鲎试剂的灵敏度。

（二）凝胶限度试验

1. 供试品溶液的制备

计算 $MVD = cL/\lambda$，c、L 的意义同前面公式，然后将供试品进行稀释，其稀释倍数不得超过 MVD。

2. 阳性对照溶液的制备

取内毒素标准品，用细菌内毒素检查用水溶解并稀释到 2 倍的鲎试剂灵敏度

（2 λ ）。

3. 供试品阳性对照溶液的制备

用待检测的供试品溶液或其稀释液将内毒素标准品制成 2 λ 浓度的内毒素溶液。

4. 阴性对照液

阴性对照液即细菌内毒素检查用水。

5. 鲎试剂的准备

取复溶后规格为 0.1 mL/支或分装好的鲎试剂 8 管备用。

6. 加样

其中 2 支加入 0.1 mL 供试品溶液或其稀释液（其稀释倍数不得超过 MVD）作为供试品管（A），2 支加入 0.1 mL 供试品阳性对照溶液作为供试品阳性对照管（B），2 支加入 0.1 mL 阳性对照溶液作为阳性对照管（C），2 支加入 0.1 mL 检查用水作为阴性对照管（D）。

7. 保温

将试管中溶液轻轻混匀后，用封口膜封闭管口，垂直放入（37±1）℃水浴或适宜恒温器中，保温（60±2）min 后观察结果。将试管从恒温器中轻轻取出，缓缓倒转 180° 时，管内凝胶不变形，不从管壁滑脱者为阳性，记录为（+）；凝胶不能保持完整并从管壁滑脱者为阴性，记录为（-）。

四、凝胶半定量试验简介

凝胶半定量试验是使用凝胶法估测供试品中内毒素含量的方法。利用供试品系列与鲎试剂反应的终点浓度计算出供试品中内毒素的含量。

五、光度测定法简介

光度测定法分为浊度法和显色基质法。

浊度法系指利用检测鲎试剂与内毒素反应过程中的浊度变化来测定内毒素含量的方法。根据检测原理，可分为终点浊度法和动态浊度法。终点浊度法是依据反应混合物中的内毒素浓度和其在孵育终止时的浊度（吸光度或透光率）之间存在的量化关系来测定内毒素含量的方法。动态浊度法是检测反应混合物的浊度到达某一预先设定的吸光度或透光率所需要的反应时间，或是检测浊度增加速度的方法。

　　显色基质法系指利用检测鲎试剂与内毒素反应过程中产生的凝固酶使特定底物释放出呈色团的多少来测定内毒素含量的方法。根据检测原理，分为终点显色法和动态显色法。终点显色法是依据反应混合物中内毒素浓度和其在孵育终止时释放出的呈色团的量之间存在的量化关系来测定内毒素含量的方法。动态显色法是检测反应混合物的吸光度或透光率达到某一预先设定的检测值所需要的反应时间，或是检测值增加速度的方法。

第七章　生物药物的检测

第一节　生物药物检测的程序与内容

生物药物检测是应用微生物学、分子生物学、免疫学、生物化学、有机化学、数学、分析化学、生化工程等学科的理论及其技术，以及检测和研究各种生物药物质量的一门综合性学科。

生物药物检测的根本目的就是保证生物药物使用时的安全性和有效性。生物药物检验工作者必须具备严谨求实和一丝不苟的工作态度，必须具有熟练、正确的操作技能及良好的科学作风，从而保证药品检验工作的准确性和公正性。

一、生物药物检测的基本程序

（一）检验机构

药品监督管理部门设置或者确定的药品检验机构，承担依法实施药品审批和药品质量监督检查所需的药品检验工作。国家食品药品监督管理总局（CFDA）领导下的国家级药品检验机构，比如中国食品药品检定研究院/中国药品检验总所，以及各省、自治区、直辖市药品检验所，分别承担各辖区内的药品检验工作。

药品监督管理部门及其设置的药品检验机构与确定的专业从事药品检验的机构不得参与药品生产经营活动，不得以其名义推荐或者监制、销售药品。药品生产企业、经营企业和医疗机构的药品检验部门或者人员，应当接受当地药品监督管理部门设置的药品检验机构的业务指导，并承担起药品生产、经营和使用过程中的质量分析检验及控制任务，确保药品安全有效、质量合格。

（二）检验程序

生物药物检测的基本程序一般为取样、鉴别、检查、含量（或效价）测定、书写检验报告等。

1. 取样

取样的基本原则是科学性、真实性和代表性。取样是否均匀、合理将直接影响到检验结果的准确性。收检的生物样品必须包装完整、标签批号清晰、来源确切。常规检验品收检数量为一次全项检验用量的 3 倍，即 1/3 用于实验室分析检验，1/3 用于复核，1/3 用于留样保存。

2. 鉴别

依据药物的化学结构、理化性质和生物学特性，进行特定的化学反应，测定某些理化常数、光谱特征或药物的生物学特性（抑菌能力、生物活性等）来判断药物及其制剂的真伪。通常，某一项鉴别试验，如官能团反应、焰色反应，只能表示药物的某一特征，不能将其作为判断的唯一依据。药物的鉴别不能只靠一项试验完成，而是采用一组（两个或几个）试验项目进行全面评价，力求结论准确无误。鉴别方法必须准确、灵敏、简便、快速。常用的鉴别方法包括理化法和生物学法等。

（1）理化法

理化法是利用生物药物的物理性质（光谱、色谱行为）和化学性质（呈色反应、沉淀反应等）特征进行鉴别的一种方法。例如蛋白质或多肽分子中有共轭体系，在紫外区有特征吸收，即每一种蛋白质或多肽分子的最大吸收波长是固定的。又如利用某种药物的高效液相色谱图与其对照品溶液图谱的一致性进行鉴别。

（2）生物学法

生物学法是利用药效学和分子生物学等有关技术来鉴别药品的一种方法。例如人纤维蛋白原的原液检定，操作过程是于反应管内加入预热至 37℃ 的凝血酶溶液（3 IU/ml）0.5 ml，再加入用生理氯化钠溶液稀释成 3 mg/ml 的供试品溶液 0.5 ml，摇匀，置于 37℃ 下记录凝固时间，两次测定结果平均值应不超过 60 s。该反应利用的是人纤维蛋白原能激活凝血酶这一生物学性质。

3. 检查

药物在不影响疗效及人体健康的原则下，可以允许生产过程和贮藏过程中引入的微量杂质的存在。通常按照药品质量标准规定的项目进行，以判断药物的纯度是否符合限量规定要求，所以也称为纯度检查。

4. 含量（或效价）测定

含量（或效价）即测定药物中主要有效成分的含量或活性。一般采用理化分析或生物学检定方法来测定，以确定药物的含量是否符合药品标准的规定。

概括起来，鉴别是用来判定药物的真伪，而检查和含量（或效价）测定则可用来判定药物的优劣。判断一个药物的质量是否符合要求，必须全面考虑这三者的结果。除此之外，尚有药物的性状要求，性状在评价质量优劣方面同样具有重要意义。在一定程度上，药物的外观、色泽、气味、晶型、物理常数等性状能综合反映药品的内在质量，应给予重视。

5. 检验报告

上述药品检验及其结果必须有完整的原始记录，实验数据必须真实，不得涂改，全部项目检验完毕后，还应写出检验报告，并根据检验结果做出明确的结论。药物分析工作者在完成药品检验工作、写出书面报告后，还应对不符合规定的药品提出处理意见，以便供有关部门参考和查找原因，并尽快使药品的质量符合要求。

二、生物药物检测的主要内容

生物药物检测的依据是国家药品质量标准，标准对每种药品的检测项目、检测方法和质量指标都有明确的规定。生物药物种类不同，检测项目也有所区别。

（一）生化药物及抗生素

1. 性状

（1）外观

外观是对药品安全和效力的最直观判断，一般采用肉眼观察法。如四环素类抗生素盐酸表柔比星性状应为红色或橙红色粉末，有引湿性。

（2）溶解性

溶解性包括在水和有机溶剂中的溶解情况。

（3）物理常数

物理常数是生物药物重要的检测项目之一，包括吸收系数、比旋度、熔点、相对密度、pH值、渗透压摩尔浓度、馏程、熔点、凝点、折光率、黏度、制药用水中的电导率和总有机碳等。

2. 鉴别

（1）一般鉴别

检验项目包括钠盐、钾盐、钙盐、硫酸盐、亚硫酸盐或亚硫酸氢盐、有机氟化物、醋酸盐、磷酸盐等。该项目一般是采用化学反应进行鉴别。

（2）其他鉴别

一般来说是采用仪器分析法进行鉴别，包括光谱法（紫外-可见分光光度法、红外分光光度法、电感耦合等离子体原子发射光谱法、拉曼光谱法）、色谱法（纸色谱法、薄层色谱法、高效液相色谱法、气相色谱法）、质谱法、X射线衍射法、核磁共振波谱法等。

3. 检查

（1）限量检查

生物药物的限量检查项目包括氯化物、硫酸盐、硫化物、硒、氟、氰化物、铁盐、铵盐、重金属、砷盐、干燥失重、水分、炽灼残渣、易碳化物、残留溶剂、甲醇量、合成多肽中的醋酸、2-乙基己酸等。

（2）特性检查

特性检查系指制剂通则项下规定的检查项目，该项检查只针对某个具体制剂进行，原料药不检查。剂型不同检查项目也不同，如片剂需要检查重量差异、崩解时限等；注射液需要检查装量、装量差异、渗透压摩尔浓度、可见异物、不溶性微粒等。

（3）生物检查法

生物检查法包括无菌、非无菌产品微生物限度、抑菌效力、热原、细菌内毒素、异常毒性、升压物质、降压物质、组胺类物质、过敏反应、溶血与凝集检查等。

4. 含量（效价）测定

含量（效价）测定可以采用容量（滴定）分析法、仪器分析法、生物活性测定法等方法进行。有以下生物活性测定方法：抗生素微生物检定法、青霉素酶及其活力测定法、升压素生物测定法、细胞色素C活力测定法、玻璃酸酶测定法、肝素生物测定法、绒促性素生物测定法、缩宫素生物测定法、胰岛素生物测定法、精蛋白锌胰岛素注射液延缓作用测定法、鱼精蛋白生物测定法、洋地黄生物测定法、葡萄糖酸锑钠毒力检查法、卵泡刺激素生物测定法、黄体生成素生物测定法、降钙素生物测定法和生长激素生物测定法等。

（二）生物制品

1. 一般理化检查

（1）外观

一般采用肉眼观察法，如体外诊断试剂乙型肝炎病毒表面抗原诊断试剂盒，外观应为液体组分澄清透明、冻干组分呈白色或棕色疏松体。又如腮腺炎减毒活疫苗外观应为乳酪色疏松体，复溶后应为橘红色或淡粉红色澄明液体，无异物。

（2）特性检查

生物制品与生化药物及抗生素相比，其剂型种类较少，疫苗及体内诊断制品有注射剂与胶囊剂两种。血液制品、抗毒素及抗血清制品只有注射剂。基因重组技术产品和其他治疗性产品包括注射剂、栓剂、乳膏剂（软膏剂）、喷雾剂、凝胶剂和涂剂。

2. 微生物检查

（1）生物检查法

生物检查法包括无菌、非无菌产品微生物限度、热原、细菌内毒素、异常毒性检查等。

（2）微生物检查法

微生物检查法包括支原体检查法、外源病毒因子检查法、鼠源性病毒检查法、SV40核酸序列检查法、猴体神经毒力试验、血液制品生产用人血浆病毒核酸检测技术要求等。

3. 化学残留物测定

（1）限量检查的部分项目

限量检查项下部分项目包括水分、干燥失重、氰化物、残留溶剂等。

（2）其他化学残留物

其他化学残留物包括乙醇、聚乙二醇、聚山梨酯80、戊二醛、磷酸三丁酯、碳二亚胺、游离甲醛、人血白蛋白铝、羟胺等。

4. 含量测定法

生物制品中某些需要定量测定的物质，包括固体总量、唾液酸、磷、硫酸铵、亚硫酸氢钠、氢氧化铝（或磷酸铝）、氯化钠、枸橼酸离子、钾离子、钠离子、辛酸钠、乙酰色氨酸、苯酚、间甲酚、硫柳汞、对羟基苯甲酸甲酯、对羟基苯甲酸丙酯等。

这些物质的作用各不相同，如氢氧化铝是精制破伤风类毒素、白喉类毒素、流脑多糖菌苗时常用的佐剂，用来提高制品的免疫原性，采用配位滴定法测定。又如硫柳汞、对羟基苯甲酸甲酯、对羟基苯甲酸丙酯等是防腐剂，硫柳汞可采用滴定法或原子吸收光谱法测定，对羟基苯甲酸甲酯和对羟基苯甲酸丙酯采用气相色谱法测定。再如 A 群脑膜炎球菌多糖疫苗原液检定时需要测定磷含量，以控制其有效成分含量，测定时采用钼蓝法。

5. 生物测定法

生物测定法是采用生物学方法对生物制品进行鉴别、对某些特殊杂质进行检查或测定蛋白质含量、分子量、分子大小等。规定的项目包括免疫学试验、肽图检查、质粒丢失率检查、外源性 DNA 残留量、抗生素残留量、激肽释放酶原激活剂测定、抗补体活性测定、牛血清白蛋白残留量测定、大肠埃希菌菌体蛋白质残留量、假单胞菌菌体蛋白质残留量、酵母工程菌菌体蛋白质残留量、类 A 血型物质、鼠 IgG 残留量、无细胞百日咳疫苗鉴别、抗生素抗血清制品鉴别、A 群脑膜炎球菌多糖分子大小测定、伤寒 Vi 多糖分子大小、b 型流感嗜血杆菌结合疫苗多糖含量测定、人凝血酶活性检查等。

6. 生物活性/生物效价测定法

生物制品是具有生物活性的制剂，一般都需要采用特定的生物学方法测定生物活性/生物效价。

生物制品的效力，从实验室检定来讲，一是指制品中有效成分的含量水平，二是指制品在机体中建立自动免疫或被动免疫后引起的抗感染作用的能力。对于诊断用品而言，其效力表现在诊断试验的特异性和敏感性。生物制品的质量主要是从效力上体现。无效的生物制品不仅没有使用价值，而且可能给预防、治疗和诊断工作带来严重后果，如贻误病情和误诊。

效力检定的方法可以分为体内和体外两类，根据生物制品种类不同，检定方法可大体分为以下五类。

(1) 动物保护力试验

将生物制品对动物进行免疫，再用同种的活菌、活毒或毒素攻击，从而判定制品的保护水平。

①定量免疫定量攻击法

先以定量抗原（制品）免疫实验动物（豚鼠、小鼠或家兔）2~5周后，再以相应的定量毒菌或毒素攻击，观察动物的存活数或不受感染的情况，以此判定制品的效力。攻击用量的选择一般为最小致死量（MLD）或最小感染量（MID）。同时需要设立对照组，只有在对照试验成立时，试验组的检定结果才有效。该方法多用于活菌疫苗和类毒素的效力检定，如皮上划痕人用炭疽活疫苗效力检定等。

②变量免疫定量攻击法

变量免疫定量攻击法即50%有效免疫剂量（ED或IDo）测定法。疫苗经系列稀释制成不同的免疫剂量，分别免疫各组动物，间隔一定时间后，各免疫组均用同一剂量的毒素或活毒攻击，观察一定时间，用统计学方法计算出能使50%的动物获得保护的免疫剂量。此法多用小鼠进行，优点是敏感和简便，人用狂犬疫苗效价测定常用此方法。

③定量免疫变量攻击法

定量免疫变量攻击法即保护指数（免疫指数）测定法。动物经生物制品免疫后，其耐受毒菌或活毒攻击量相当于未免疫动物耐受量的倍数称为保护指数。试验时，将动物分为对照组及免疫组，免疫组动物先用同一剂量制品免疫，间隔一定时间后，与对照组同时以不同稀释度的毒菌或活毒攻击，观察两组动物的存活率，按半数致死量（LD）计算结果。如对照组10个菌有50%动物死亡，而免疫组需要1000个菌，则免疫组的耐受量为对照组的100倍，表明免疫组能保护100个LD_{50}，即该制品的保护指数为100。此方法常用于疫苗的效力检定，如冻干人用狂犬病疫苗（Vero细胞）的免疫原性检测。

④被动保护力测定

先将免疫血清注射给动物后，待一至数日，用相应的毒菌或活毒攻击，观察血清抗体被动免疫引起的保护作用。如抗炭疽血清效价测定（豚鼠试验法）、抗蛇毒血清效价测定（小鼠试验法）。

（2）活菌数和活病毒滴度测定

①活菌数测定

多以制品中的抗原菌的存活数表示其效力，如皮内注射用卡介苗（BCG）、皮上划痕用鼠疫活疫苗等。先用分光光度法测出制品的含菌浓度，然后稀释至一定浓度（估计接种后能长出1~100个菌），取一定量菌液涂布接种于适宜的平皿培养基上培养后计取菌落数，并计算活菌率。

②活病毒滴度测定

活疫苗多以病毒滴度表示其效力，如风疹减毒活疫苗、水痘减毒活疫苗等。常用的方法是将疫苗稀释液接种于特定细胞中，待数天后测定滴度。如风疹减毒活疫苗，滴度测定过程为将毒种做 10 倍系列稀释，每稀释度病毒液接种 RK-13 细胞，置于 32℃培养 7~10 d 后判定，病毒滴度应不低 4.81 gCCID$_{50}$/ml（CCID$_{50}$表示 50%细胞感染剂量）。

（3）抗毒素和类毒素的效价单位测定

抗毒素和类毒素的生物学活性比较稳定，其效价是以"单位"表示。

①抗毒素单位测定

抗毒素的效力即抗毒素中和毒素的效力，用"单位（IU）"表示，一个抗毒素单位系指当与一个致死限量或反应剂量的相应毒素作用后，以特定途径注射给动物，仍能使该动物在一定时间内死亡或呈现特征性反应的最小抗毒剂量。抗毒素单位常用中和法测定，具体方法是将供试品和标准品抗毒素分别与相应试验毒素结合后，通过动物反应进行对比试验，由标准品效价判定供试品中所含的单位数（IU/ml）。

②絮状单位测定

能和一个单位的抗毒素首先发生絮状沉淀反应的类毒素量，即为一个絮状单位（L_f）值。此单位数常用来表示类毒素的效价。类毒素与相应的抗毒素在适当的含量比例及一定温度条件下，可在试管中发生抗原抗体结合，产生肉眼可见的絮状凝集反应。根据抗毒素絮状反应标准品可测定供试品的絮状单位值。

（4）血清学试验

血清学试验主要用于测定抗体水平或抗原活性。预防生物制品接种于机体后，可刺激机体产生相应抗体，并保持较长时间，接种后抗体形成水平是衡量生物制品质量的重要指标。血清学试验系指基于抗原抗体反应，在体外检查抗原抗体活性的一种方法。抗原抗体反应具有高度特异性，已知抗原，即可检测抗体；反之，亦然。常见的检测方法包括凝集试验、沉淀试验、补体结合试验、中和试验、间接血凝试验、间接血凝抑制试验等。

（5）基因工程产品生物学活性测定

基因工程产品生物学活性测定可分为体外测定法、体内测定法、酶促反应测定法、免疫学活性测定法和相对结合活性测定法等。体外测定法主要利用生物制品对细胞的促进生长作用、细胞增殖抑制作用、细胞病变抑制作用等进行活性的测定。体内测定法是利用动物体内某些指标的变化进行活性测定，如人促红素（EPO）可刺激网织红细胞生成。酶促反应测定法利用的是酶特定的生物催化反应进行活性测定，如重组链激酶能激活游离的纤溶酶原为纤溶酶，从而降解人纤维蛋白。免疫学活性测定法是基于基因工程产品化学本质是蛋白质这一特点，有相应的免疫原性，采取 ELISA 法测定其含量。

第二节　氨基酸及蛋白质类药物的分析

氨基酸、多肽和蛋白质是人体内的重要组成成分，具有重要生物活性。氨基酸是治疗蛋白质代谢紊乱、蛋白质缺损所引起的一系列疾病的重要生化药物，同时是具有高度营养价值的蛋白质补充剂，有广泛的生化和临床功效。多肽和蛋白质是生物体内广泛存在的生化物质，具有多种生理功能，是一大类非常重要的生化药物。随着生物技术和基因工程技术的发展，多肽和蛋白质类药物的应用将日渐广泛。

一、概述

（一）氨基酸的结构与分类

1. 氨基酸的结构

氨基酸是组成蛋白质的基本单位。按照氨基酸中氨基与羧基的位置，可将氨基酸分为 α、β、γ、δ-氨基酸。参与蛋白质合成的 20 多种氨基酸都是 α-氨基酸（脯氨酸除外），其相邻的 α 碳原子上连接着氨基，因此称为 α-氨基酸。

除甘氨酸外，氨基酸有光学异构体，因此具有旋光性。按照旋光性的不同，可将氨基酸分为 D-型、L-型氨基酸。从蛋白质水解得到的 α-氨基酸都是 L-型氨基酸，在一些生物体特别是细菌细胞壁和某些抗生素中存在 D-型氨基酸。

2. 氨基酸的分类

α-氨基酸（包括脯氨酸）按照组成蛋白质侧链 R 基团的性质不同可分为以下四类。

（1）非极性 R 基氨基酸

非极性 R 基氨基酸包括丙氨酸、亮氨酸、异亮氨酸、缬氨酸、脯氨酸、苯丙氨酸、色氨酸、甲硫氨酸 8 种，其在水中溶解度比极性 R 基氨基酸小。

（2）不带电荷的极性 R 基氨基酸

不带电荷的极性 R 基氨基酸包括甘氨酸、丝氨酸、苏氨酸、半胱氨酸、酪氨酸、天冬酰胺、谷氨酰胺 7 种，因它们的侧链中含有不解离的极性基团，能与水形成氢键，因此比非极性 R 基氨基酸更易溶于水。

（3）带正电荷的 R 基氨基酸（碱性氨基酸）

带正电荷的 R 基氨基酸包括赖氨酸、精氨酸和组氨酸，在 pH 值 7.0 时，这类氨基酸带正电荷。

（4）带负电荷的 R 基氨基酸（酸性氨基酸）

带负电荷的 R 基氨基酸包括谷氨酸和天冬氨酸，它们都含有两个羧基，在 pH 值 7.0 时，第二个羧基也完全解离，因此带负电荷。

此外，氨基酸还可以按照营养功能分为必需氨基酸、半必需氨基酸和非必需氨基酸，按 R 基团的化学结构可分为脂肪族、芳香族、杂环族三类，按其在体内代谢途径可分为成酮氨基酸和成糖氨基酸，按其酸碱性质可分为中性、酸性和碱性氨基酸。

（二）氨基酸的物理和化学性质

氨基酸为白色晶状体，熔点很高，多在熔融时分解，都能溶解在强酸强碱中，其形成的盐大多能溶于水。

1. 旋光性和光吸收

从 α-氨基酸的结构通式中可以看出，除了 R 基为 H 原子的甘氨酸外，其他氨基酸中的 α-碳原子是不对称碳原子，具有立体异构体。比旋光度是 α-氨基酸的物理常数之一，是鉴别各种氨基酸的重要根据。

光吸收也是氨基酸鉴别的一种根据，参与蛋白质合成的 20 多种氨基酸，在可见光区域都无光吸收，在近紫外区，苯丙氨酸、酪氨酸和色氨酸具有吸收，最大吸收波长分别在 259 nm、278 nm、279 nm。α-氨基酸在红外区均有特征吸收图谱。

2. 两性解离

氨基酸是连有羧基和氨基的两性物质。不同 pH 值溶液中，氨基酸所带正、负电荷数不同。改变溶液的 pH 值，使氨基酸呈电中性，即带相等的正负电荷数（或称两性离子或兼性离子状态），此时溶液的 pH 值即为该氨基酸的等电点。氨基酸在等电点时溶解度最小、最稳定。

3. 茚三酮反应

当茚三酮在弱酸性条件下和氨基酸反应时，氨基酸被氧化分解生成醛放出氨和二氧化碳，水合茚三酮则变成还原型茚三酮，然后还原型茚三酮与氨，以及另一分子茚三酮进一步缩合生成蓝紫色化合物，最大吸收值的波长为 570 nm。

4. Sanger 反应

在弱碱性（pH 值 8~9）、暗处、室温或 40℃ 下，氨基酸的 α-氨基很容易与 2，4-二硝基氟苯（FDNB）反应，生成黄色的 2，4-二硝基氨基酸（DNP-氨基酸）。本方法可用于鉴定多肽或蛋白质的 N-末端氨基酸。

5. Edman 反应

在弱碱性下，氨基酸的 α-氨基可与苯异硫氰酸（PITG）反应生成相应的苯氨基硫甲酰氨基酸（PTC-氨基酸）。在酸性条件下，PTC-氨基酸环化形成在酸中稳定的苯乙内酰硫脲氨基酸（PTH）。蛋白质多肽链 N-末端氨基酸的 α-氨基也可有此反应，生成 PTC-肽，在酸性溶液中释放出末端的 PTH-氨基酸和比原来少一个氨基酸残基的多肽链。PTH-氨基酸在酸性条件下极其稳定并可溶于乙酸乙酯，用乙酸乙酯抽提后，经高效液相色谱鉴定就可以确定肽链 N-末端氨基酸的种类。该方法的优点是可连续分析出 N-末端的十几个氨基酸。瑞典科学家 P. Edman 首先使用该反应测定蛋白质 N-末端氨基酸。后人根据此反应原理设计出氨基酸自动分析仪。

（三）多肽、蛋白质的化学组成和分子量

蛋白质的基本化学组成是 20 多种常用的 L-型 α-氨基酸，平均含氮量为 16%，这是蛋白质元素组成的一个特点，也是凯氏定氮法测定蛋白质含量的理论基础。蛋白质是大分子化合物，分子量从几千到几百万。

多肽和蛋白质的区别在于一方面多肽中氨基酸残基数量较少，一般少于 50 个；另一方面多肽一般没有严密并相对稳定的空间结构，易变可塑。而蛋白质大多由 100 个以上氨基酸残基组成，且具有相对严密、比较稳定的空间结构，这也是蛋白质发挥生理功能的基础。

（四）多肽、蛋白质的物理和化学性质

蛋白质是由氨基酸组成的大分子化合物，其理化性质一部分与氨基酸相似，如两性电离、等电点、呈色反应、成盐反应等，也有一部分与氨基酸不同，如高分子量、胶体性、变性等。

1. 高分子量

蛋白质分子较大，介于万到百万之间，故其分子的大小已经达到胶粒 1～100 nm 范围之内。球状蛋白质的表面多亲水基团，因此蛋白质的水溶液具有亲水胶体性质。另外，还具有扩散和沉降作用，黏度大及不透过半透膜等性质，这些性质可用于分子量的测定。

2. 两性解离与等电点

蛋白质分子中仍然存在游离的氨基和羧基，因此蛋白质与氨基酸一样具有两性解离的性质。不过因蛋白质所含氨基酸种类和数目众多且有支链，解离情况远比氨基酸复杂。蛋白质分子所带正、负电荷相等时溶液的 pH 值成为蛋白质的等电点。由于蛋白质的两性解离性质，可用电泳技术对蛋白质进行分离，通电时，带电荷的蛋白质粒子向相反电荷的电极移动。

3. 呈色反应

（1）茚三酮反应

与氨基酸一样，蛋白质也具有此颜色反应，是蛋白质鉴定的重要依据。

（2）双缩脲反应

蛋白质在碱性溶液中与硫酸铜作用呈紫色，称为双缩脲反应。凡分子中含有两个以上酰胺键（—CO—NH—）的化合物都呈此反应，蛋白质分子中的氨基酸是以肽键相连，因此，所有蛋白质及二肽以上的多肽都能发生此反应。用此方法可以鉴定蛋白质的存在或借助分光光度法测定蛋白质含量。

（3）福林酚法

该方法是双缩脲法的发展，包括两步反应，首先在碱性条件下，蛋白质与铜发生作用生成蛋白质−铜络合物。然后此络合物将磷钼酸−磷钨酸（Folin 试剂）还原，生成深蓝色混合物（磷钼蓝和磷钨蓝混合物），该方法比双缩脲法灵敏，但费时长，此法也适用于酪氨酸和色氨酸的定量测定。

4. 蛋白质的紫外吸收

蛋白质分子中的色氨酸、酪氨酸和苯丙氨酸残基对紫外光有吸收，以色氨酸

吸收最强，最大吸收峰为 280 nm。

二、鉴别与检查

（一）鉴别

1. 氨基酸的鉴别

（1）茚三酮反应

茚三酮鉴别最常用的方法是根据所有的氨基酸均能与茚三酮显色来鉴别。如果要对某种氨基酸加以鉴别，可借助一些特定的显色反应，如精氨酸样品中加入 α-萘酚与次溴酸钠试液，溶液显红色；甲硫氨酸溶液与无水硫酸铜饱和的硫酸液反应显黄色等。

（2）红外光谱

氨基酸在红外区都有特性图谱，可以通过将氨基酸压制成 KBr 片测定其红外吸收光谱与标准氨基酸图谱比较定性。

（3）紫外光谱

酪氨酸、色氨酸和苯丙氨酸在紫外区有最大吸收，根据最大吸收波长和紫外吸收图谱形状可以鉴别这三种氨基酸。

（4）色谱法

通过薄层色谱法或纸色谱法，与标准氨基酸对照来鉴别。

（5）其他

熔点、旋光度、氨基酸自动分析、气相色谱法等均可作为氨基酸鉴别的依据。

2. 蛋白质的鉴别

（1）显色反应

茚三酮反应、福林酚反应、双缩脲反应均可用来鉴别蛋白质。

（2）紫外光谱

由于组成蛋白质的氨基酸中，酪氨酸、色氨酸和苯丙氨酸在紫外区有吸收，可用来鉴别蛋白质。

（3）其他方法

一些特殊的蛋白质可利用其各自的理化性质、生理作用加以鉴别。如重组人生长激素的鉴别有四种方法：高效液相色谱法、胰蛋白酶解结合 HPLC 检测肽谱法、分子排阻色谱法、等电聚焦电泳法。

3. 基因重组多肽类药物的鉴别

（1）SDS-聚丙烯酰胺凝胶电泳法（SDS-PAGE 法）

蛋白质在普通聚丙烯酰胺凝胶中的电泳速度取决蛋白质分子的大小、分子形状和所带电荷的多少。SDS（十二烷基磺酸钠）是一种阴离子型表面活性剂，可使蛋白质变性并解离成亚基。当蛋白质样品中加入 SDS 后，SDS 与蛋白质分子结合，使蛋白质分子带大量的强负电荷，并且使蛋白质分子的形状变成短棒状，从而消除了蛋白质分子之间原有的电荷量和分子形状差异，使蛋白质按分子大小分离。用此方法鉴别生物药品必须是该品有极纯的标准对照品，通过电泳结果的对比，确定所测样品是否与标准品有相同的迁移率，从而鉴别该药品。

（2）免疫印迹法

基本原理是借助聚丙烯酰胺凝胶电泳技术，将生物活性物质高效分离，再与固相免疫学方法相结合。分离后的样品几乎可以原位、定量驱动或吸附在另一种固相载体上，因为能保持原有的生物活性和物质类型，所以可以进行各种生物检测、免疫识别、扫描和保存。基本操作分三个部分：聚丙烯酰胺电泳法，转移电泳即将凝胶中的多肽条带转移到硝酸纤维素纸上，检测或鉴定薄膜上的多肽条带。

（二）检查

1. 一般检查

一般检查包括物理常数测定，如熔点、pH 值等；限量检查，如无机盐、水分、炽灼残渣、残留溶剂等；生物检查法，如无菌检查、热原、致敏性、异常毒性等。

2. 特殊杂质检查

氨基酸原料药中所含的特殊杂质一般为其他种类的氨基酸或大分子蛋白质，其他种类的氨基酸可用薄层色谱法进行限量检查，大分子蛋白质可用磺基水杨酸反应产生沉淀来检查是否存在。蛋白质类药物中所含的一些相关蛋白质杂质一般采用 SDS-PAGE 法、液相色谱法、毛细管电泳法、高效液相色谱法等方法进行检查。

（1）分子量检查

①沉降法（超速离心法）

沉降系数（S）是指单位离心场强度溶质的沉降速度。S 也常用于近似地描述生物大分子的大小。蛋白质溶液经高速离心分离时，由于比重关系，蛋白质分子趋于下沉，沉降速度与蛋白质颗粒大小成正比，应用光学方法观察离心过程中蛋白质颗粒的沉降行为，可判断出蛋白质的沉降速度。根据沉降速度可以算出沉降系数，将S代入公式，即可计算出蛋白质的分子质量。

②SDS-PAGE法

此方法除可用于蛋白质鉴别外，还可用于蛋白质分子量的测定。此方法中，蛋白质电泳的迁移速度只取决蛋白质分子量的大小，且蛋白质分子在电泳中的相对迁移率和分子质量的对数呈直线关系。以标准蛋白质分子质量的对数和其相对迁移率作图，得到标准曲线，根据所测样品的相对迁移率，从标准曲线上便可查出其分子量。

③凝胶过滤法

由于不同排阻范围的葡聚糖凝胶有一定的蛋白质分子量范围，在此范围内，分子量的对数和洗脱体积之间成线性关系，因此用几种已知分子量的蛋白质为标准，进行凝胶层析，以每种蛋白质的洗脱体积对它们的分子量的对数作图，可绘制出标准洗脱曲线。未知蛋白质在同样的条件下进行凝胶层析，根据其所用的洗脱体积可从标准洗脱曲线上求出未知蛋白质对应的分子量。此方法误差比SDS-PAGE法大，但因其所测定的分子量是完整蛋白质的分子量，所以可用SDS-PAGE法和凝胶过滤法测定同一蛋白质的分子量，以便判断样品是不是寡聚蛋白质。根据寡聚度和SDS-PAGE法所测的单条肽链或亚基的分子量即可得到准确的蛋白质分子量。

（2）肽图检查

肽图分析可用于准确比较待测蛋白质与天然产品或参考品的蛋白质一级结构。肽图检查与氨基酸组成和序列分析合并考察可作为蛋白质一级结构的精确鉴别。肽图检查通过蛋白酶（如胰蛋白酶、糜蛋白酶）或化学物质（常用溴化氰裂解）裂解蛋白质后，再采用适宜的分析方法，如SDS-PAGE法、高效液相色谱法或毛细管电泳法（Capillary E-lectrophoresis，CE）鉴定蛋白质一级结构的完整性和准确性。

（3）等电点测定

一般采用等电聚焦电泳技术进行等电点测定。等电聚焦电泳法是两性电解质在电泳场中形成一个pH值梯度，由于蛋白质为两性化合物，其所带的电荷与介质的pH值有关，带电的蛋白质在电泳中向极性相反的方向迁移，当到达其等电点（此处的 pH 值使相应的蛋白质不再带电荷）时，电流达到最小，蛋白质不再移动，从而检测蛋白质类和肽类供试品等电点的电泳方法。电泳所产生的区带用银或者考马斯亮蓝染色。不同研究者测定蛋白质等电点时发现同一种蛋白质的等电点有所差异，可能是由于蛋白质空间构象不同。

（4）紫外光谱

对于某种蛋白质或多肽来说，它的最大吸收波长是固定的。紫外光谱是检查蛋白质的一个重要指标。

（5）纯度

蛋白质的纯度一般是指是否含有其他杂蛋白，而不包括盐、缓冲液离子、SDS 等小分子在内。较常用的方法是高效液相色谱法、非还原 SDS-PAGE 电泳法、毛细管电泳法、等电聚焦电泳法、质谱分析法等，还可应用一些化学方法，如观察末端是否均一等方法。世界卫生组织规定，蛋白质必须用高效液相色谱和非还原性 SDS-PAGE 两种方法测定，其纯度均达 95% 以上才能合格。

（6）N-端和 C-端氨基酸序列分析

N-端氨基酸序列分析是重组蛋白质和多肽的重要鉴别指标，一般至少测定 15 个氨基酸残基。中试头三批产品应当测定 C-端 1~3 个氨基酸残基。目前 N-端测序可在氨基酸自动测序仪上进行，其原理为 Edman 法。基因工程产品测定 N-端 15 个氨基酸序列的主要目的是排除蛋白质混淆的可能，因为两种不同蛋白质 N-端 15 个氨基酸序列完全一致的可能性是很小的。

（7）外源性 DNA 残留量测定

外源性 DNA 残留量测定可用 DNA 探针法、荧光染色法或实时荧光定量 PCR 法。

（8）残余 IgG 含量测定

采用酶联免疫法（ELISA 法）测定。

3. 生物活性

生化制品或生物制剂因受外界因素影响（温度、湿度、时间、生产过程的各个环节等）而易导致其生物活性降低或全部丧失而失去药理作用，所以除要测定其含量外，还要测定其生物学活性以确定是否具有体内或体外作用。多肽、蛋白质类药物的效价测定多采用生物检定法。

（1）蛋白质类激素的效价测定法

一般根据药物的药理作用设计动物实验。如胰岛素的生物活性测定采用小鼠血糖法，比较胰岛素标准品与供试品引起小鼠血糖下降的剂量与反应的两条平行直线关系，间接测定反应剂量。绒促性素的效价测定采用小鼠子宫增重法，比较标准品与供试品对雌性幼小鼠子宫增重的作用，并采用量反应平行线测定法计算效价。生长激素的效价测定采用去垂体大鼠体重法和去垂体大鼠胫骨法，前者比较标准品与供试品对幼龄去垂体大鼠体重增加的程度；后者在显微镜下测量胫骨骨骺板宽度，采用量反应平行线测定法计算效价。降钙素采用大鼠血钙降低法，比较标准品与供试品对大鼠血钙降低的程度以测定供试品的效价。

（2）免疫血清及毒素的效价测定法

多数抗毒素及免疫血清可用动物中和试验法，即将供试品与标准品抗毒素分别和实验毒素结合后，通过动物实验进行对比，由标准品效价求出其效价。如白喉抗毒素采用家兔皮肤试验法测定效价，破伤风抗毒素采用小鼠试验法测定效价。

（3）人免疫球蛋白及凝血因子的效价测定法

乙型肝炎人免疫球蛋白可采用经验证的酶联免疫法或放射免疫测定法进行检测，放射免疫法利用供试品中的乙肝表面抗体与包被球上的乙肝表面抗原结合，再与$^{125}I^-$乙肝表面抗原结合，形成免疫复合物，样品中乙肝表面抗体含量与$^{125}I^-$乙肝表面抗原结合量成正相关函数，在一定浓度范围内，将供试品与标准测定结果相比较，通过回归分析，计算出样品中乙肝表面抗体的含量。

人凝血因子Ⅷ的效价测定多采用一期法，即将供试品和标准品分别与缺乏凝血因子基质血浆混合，通过激活的部分凝血活酶、钙离子与凝血因子参与的凝血反应测定基质血浆的凝固时间，根据标准品浓度与相应凝固时间的标准曲线，计算供试品人凝血因子Ⅷ的效价。

（4）细胞因子的效价测定法

①网织红细胞法

根据重组人促红素（EPO）可刺激网织红细胞生成的作用，给小鼠皮下注射EPO后，其网织红细胞数量随EPO注射剂量的增加而升高。利用网织红细胞数对红细胞数的比值变化，通过剂量反应平行线法检测EPO的效价。

②细胞病变抑制法

根据干扰素可以保护人羊膜细胞（WISH细胞）免受水疱性口炎病毒（VSV）破坏的作用，用结晶紫对存活的WISH细胞染色，在波长570 nm处测定其吸光值，可得到干扰素对 WISH 细胞的保护效应曲线，一次测定干扰素效价。

③CTLL-2 细胞/MTT 比色法

白介素-2、粒细胞集落刺激因子、碱性成纤维细胞生长因子、表皮生长因子等均可采用微量酶检测法（MTT 比色法），即根据不同的该药物的浓度下，其相应的细胞依赖株存活率不同，活细胞的线粒体脱氢酶能将染料噻唑蓝（MTT）转变为不溶的紫色甲臜颗粒，后者的产生量与细胞数目或细胞活性呈正相关，用二甲基亚砜（DMSO）溶解所生成的甲臜，通过检测光密度值变化，可间接反映细胞生长及增殖活性，以此来检测该药物的效价。

三、氨基酸的含量测定

（一）茚三酮反应法

本方法是氨基酸定量测定应用最广泛的方法之一，本方法可允许的测定范围是 0.5~50 μg 氨基酸。

1. 试剂

0.3 mmol/L 的氨基酸标准溶液；pH 值 5.4，2 mol/L 的醋酸缓冲液；0.2% 的茚三酮显色液；60%乙醇；浓度为 0.5~50 μg/ml 的氨基酸样品溶液。

2. 标准曲线的制作

分别准确量取 0.3 mmol/L 的氨基酸标准溶液 0、0.2、0.4、0.5、0.6、0.8、1.0 ml 于具塞刻度管中，并用蒸馏水分别补足至 1 ml。向试管中各加入 2 mol/L 的醋酸缓冲液 1 ml（pH 值为 5.4）；再加入 1 ml 茚三酮显色液，充分混匀后，盖上塞子，在 100℃沸水浴中加热 15 min，用自来水冷却 5 min 后，加入 3 ml 60% 乙醇稀释，充分摇匀，用紫外-可见分光光度计测定 A_{570nm}（脯氨酸和羟脯氨酸与茚三酮反应呈黄色，应测定 A_{440nm}）。以 A_{570nm} 为纵坐标，氨基酸含量为横坐标，绘制标准曲线。

3. 氨基酸样品的测定

取样品液 1 ml，加入 2 mol/L 的醋酸缓冲液 1 ml（pH 值为 5.4）和 1 ml 茚三酮显色液，充分混匀后，盖上塞子，在 100℃沸水浴中加热 15 min，用自来水冷却 5 min 后，加入 3 ml 60%乙醇稀释，充分摇匀，用紫外-可见分光光度计测定 A_{570nm}（生成的颜色在 60 min 内稳定）。将样品测定的 A_{570nm} 与标准曲线对照，可确定样品中氨基酸含量。

4. 结果计算

氨基酸含量（mmol/L）= A_{570nm}对应标准曲线查得值$\times 10^{-3}$。

（二）甲醛滴定法

氨基酸NH_3^+的pH值通常情况在9.0以上，不能用一般指示剂进行酸碱滴定，然而在pH值中性及常温下，甲醛可与氨基酸上的氨基（或亚氨基）结合，使NH_3^+上的H^+游离出来，可用碱来滴定，每释放一个H^+，相当于一个氨基氮，从而可计算出氨基酸的含量。

若样品中只有单一已知的氨基酸，则可用此方法滴定的结果计算出氨基酸的含量。若样品中含有多种氨基酸（如蛋白质水解液），则不能用此方法计算出氨基酸的含量。由于此方法简便快捷，常被用于检测蛋白质的水解程度，随着水解程度的增加，滴定值也增加，当滴定值不再增加时，表明水解已完全。

（三）非水滴定法

酸碱质子理论提出，一切能给出质子的物质为酸，接受质子的物质为碱。本方法在非水溶剂中进行滴定。有机弱酸在碱性溶剂中可显著增强其相对酸度，最常用的碱性溶剂为二甲基甲酰胺；有机弱碱在酸性溶剂中可显著增强其相对碱度，最常用的酸性溶剂为冰醋酸。氨基酸具有羧基和氨基，水中呈现中性，若在冰醋酸中则显示出碱性，因此可用高氯酸等强酸标准溶液进行滴定。

（四）高效液相色谱法

氨基酸可用高效液相色谱法进行含量测定，由于大多数氨基酸（酪氨酸、色氨酸和苯丙氨酸除外）无紫外吸收，因此利用此方法测定氨基酸含量时需要进行衍生化反应后再检测。常用于氨基酸测定的方法还有电泳法、分光光度法等。

四、多肽、蛋白质类药物的含量测定及效价测定

组成蛋白质的基本单位是氨基酸，氨基酸通过脱水缩合形成肽链，蛋白质是一条或多条肽链组成的生物大分子。不同品种应针对自身蛋白质特性选择适宜的测定方法并做相应的方法学验证，同时应尽可能选用与待测品种蛋白质结构相同或相近的蛋白质作为对照品。多肽及蛋白质含量测定方法中最常用的有以下六种。

（一）凯氏定氮法

每种蛋白质都有其恒定的含氮量，一般在 14%～18%，平均含氮量为 16%（质量分数）。凯氏定氮法测出含氮量后，乘以系数 6.25，即可得出蛋白质含量。凯氏定氮法测定多肽类药物分为样品消化、蒸馏、吸收和滴定四个过程。首先，将蛋白质与硫酸和硫酸铜、硫酸钾一同加热消化使蛋白质分解，分解产生的氨与硫酸结合生成无机氮硫酸铵。其次，消化完成后，将消化液转入凯氏定氮仪反应室，加入过量的浓氢氧化钠溶液，将 NH_4^+ 转变为游离的氨，通过蒸馏将氨驱入过量的硼酸溶液接收瓶内，形成四硼酸铵，再用盐酸标准溶液滴定，直到硼酸溶液恢复至原来氢离子浓度。

根据酸的消耗量算出含氮量，再将含氮量乘以换算系数，即可得蛋白质含量。在滴定过程中，滴定终点采用甲基红-次甲基蓝混合指示剂来判定。本方法测出的含氮量是总氮量，包括有机氮和无机氮。

凯氏定氮法是目前分析有机化合物含氮量常用的方法，是测定试样中总有机氮最简单、准确的方法之一，被国际、国内作为法定的标准检验方法。样品的最佳消化条件为硫酸铜 2.5 g、硫酸钾 0.1 g、浓硫酸 4.0 ml；硫酸铜的用量为影响消化的主要因素，硫酸钾与浓硫酸用量为第二和第三主要因素，用此条件进行消化，仅需 12 min，此方法优点是试剂用量少，成本低，环境污染小。

凯氏定氮法适用范围广泛，测定结果准确，重现性好，但操作比较复杂，试剂消耗量大。

（二）双缩脲法

本方法依据蛋白质分子中含有的两个以上的肽键在碱性溶液中与 Cu^{2+} 形成紫红色络合物，在一定范围内其颜色深浅与蛋白质浓度成正比，以蛋白质对照品溶液作标准曲线，采用比色法（540 nm）测定供试品中蛋白质含量。本方法快速，灵敏度低，测定范围为 1～10 mg/ml，常用于需要快速，但不需要十分准确的蛋白质测定。本方法受硫酸铵、三羟甲基氨基甲烷缓冲液和某些氨基酸干扰。

1. 试剂配制

（1）双缩脲试剂

准确称取硫酸铜 1.5 g、酒石酸钾钠 6.0 g、碘化钾 5.0 g，加水 500 ml 使其溶解，边搅拌边加入 10% 氢氧化钠溶液 300 ml，用水稀释至 1000 ml，混匀，即得。储存于塑料瓶中（或内壁涂以石蜡的瓶中），此试剂可长期保存。若瓶中出现黑色沉淀，则需要重新配制。

（2）对照品溶液的制备

除另有规定外，用标准的结晶牛血清白蛋白（BSA）或蛋白质含量测定国家标准品，加水溶解并制成浓度为 10 mg/ml 的溶液。

（3）供试品溶液的制备

按照各品种项下规定的方法制备（蛋白质浓度应与对照品溶液基本一致）。

2. 测定法

取 12 支具塞试管，分两组，分别精密量取对照品溶液 0、0.2、0.4、0.6、0.8、1.0 ml，各加水至 1.0 ml，再分别加入双缩脲试液 4.0 ml，立即混匀，室温放置 30 min，于波长 540 nm 处测吸光度。检测时以 0 号管作为空白组。取两组测定的平均值，以蛋白质的含量为横坐标，以吸光度为纵坐标绘制标准曲线，获得线性回归方程。

3. 样品的测定

取 2~3 个具塞试管，用上述方法测定供试品的蛋白质浓度，注意样品浓度不要超过 10 mg/ml。

（三）福林酚法

本方法依据蛋白质分子中含有的肽键在碱性溶液中与 Cu^{2+} 螯合形成蛋白质-铜复合物，此复合物使酚试剂的磷钼酸还原，产生蓝色化合物，同时在碱性条件下酚试剂易被蛋白质中的酪氨酸、色氨酸、半胱氨酸还原呈蓝色反应。在一定范围内，其颜色深浅与蛋白质浓度成正比，以蛋白质对照品溶液作标准曲线，采用比色法（750 nm）测定供试品中蛋白质的含量。

此方法操作简便，灵敏度比双缩脲法高 100 倍，测定范围为 20~250 μg/ml。本方法易受到较多物质的干扰，如还原物质、酚类、枸橼酸、硫酸铵、三羟甲基氨基甲烷缓冲液、甘氨酸、糖类、甘油等均有干扰作用。测定方法如下。

1. 试剂配制

（1）碱性铜试液

取氢氧化钠 10 g、碳酸钠 50 g，加水 400 ml 使溶解，作为 A 液；取酒石酸钾 0.5 g，加水 50 ml 使溶解，另取硫酸铜 0.25 g，加水 30 ml 使溶解，将两液混合作为 B 液。临用前，合并 A、B 液，并加水至 500 ml。

（2）福林酚试液

精密称取钨酸钠 100 g、钼酸钠 25 g 置于 1500 ml 磨口圆底烧瓶中，加入蒸馏水 700 ml、85%磷酸 50 ml 及浓盐酸 100 ml，充分混匀后，接磨口冷凝管，回流 10 h。再加入硫酸锂 150 g、蒸馏水 50 ml 及液溴数滴，于通风橱内开口煮沸 15 min，驱除过量的溴。冷却，稀释至 1000 ml，过滤，滤液呈微绿色，贮存于棕色瓶中。临用前，用标准氢氧化钠溶液滴定，用酚酞做指示剂（由于试剂呈微绿色，影响滴定终点的观察，可将试剂稀释 100 倍再滴定）。根据滴定结果，将试剂稀释至相当于 1 mol/L 的酸（稀释 1 倍左右），贮藏于冰箱中可长期保存。

（3）对照品溶液的制备

除另有规定外，用标准的结晶牛血清白蛋白或蛋白质含量测定国家标准品，加水溶解并制成浓度为 0.2 mg/ml 的溶液。

（4）供试品溶液的制备

按照各品种项下规定的方法制备（蛋白质浓度应与对照品溶液基本一致）。

2. 测定法

取 12 支具塞试管，分两组，分别精密量取对照品溶液 0、0.2、0.4、0.6、0.8、1.0 ml，各加水至 1.0 ml，再分别加入碱性铜试液 1.0 ml，摇匀，室温放置 10 min，各加入福林酚试液 4.0 ml，立即混匀，室温放置 30 min，于波长 750 nm 处测定吸光度；同时以 0 号管作为空白组。以标准蛋白质浓度为横坐标，两组吸光度平均值为纵坐标绘制标准曲线，获得线性回归方程。将供试品稀释到适宜浓度后按上述方法进行测定，通过标准曲线计算获得供试品溶液中的蛋白质浓度，并乘以稀释倍数，即得。

（四）2，2′-联喹啉-4，4′-二羧酸法（BCA 法）

本方法依据蛋白质分子在碱性溶液中将 Cu^{2+} 还原为 Cu^+，2，2′-联喹啉-4，4′-二羧酸（BCA）与 Cu^+ 结合形成紫色复合物，在一定范围内其颜色深浅与蛋白质浓度成正比，以蛋白质对照溶液作标准曲线，采用比色法（562 nm）测定供试品中蛋白质的含量。本方法灵敏度较高，测定范围为 80~400 μg/ml。本方法受还原剂和铜螯合物干扰。

1. 试剂配制

（1）铜-BCA 试液

取 2，2′-联喹啉-4，4′-二羧酸钠 1 g、无水碳酸钠 2 g、酒石酸钠 0.16 g、氢氧化钠 0.4 g 与碳酸氢钠 0.95 g，加水使溶解成 100 ml，调节 pH 值至 11.25，作为 A 液；另取 4% 硫酸铜溶液作为 B 液。临用前取 A 液 100 ml，加入 B 液 2 ml，混匀，即得。

（2）对照品溶液的制备

除另有规定外，用标准的结晶牛血清白蛋白或蛋白质含量测定国家标准品，加水溶解并制成浓度为 0.8 mg/ml 的溶液。

（3）供试品溶液的制备

按照各品种项下规定的方法制备（蛋白质浓度应与对照品溶液基本一致）。

2. 测定法

取 12 支具塞试管，分两组，分别精密量取对照品溶液 0、0.1、0.2、0.3、0.4、0.5 ml，各加水至 0.5 ml，再分别加入铜-BCA 试液 10 ml，立即混匀，于 37℃ 水浴 30 min，放冷，立即于波长 562 nm 处测定吸光度；同时以 0 号管作为空白组。以标准蛋白质浓度为横坐标，两组吸光度平均值为纵坐标绘制标准曲线，获得线性回归方程。将供试品稀释到适宜浓度后按上述方法进行测定，通过标准曲线计算获得供试品溶液中的蛋白质浓度，并乘以稀释倍数，即得。

（五）考马斯亮蓝法（Bradford 法）

本方法依据蛋白质分子中的碱性氨基酸（精氨酸）和芳香族氨基酸在酸性溶液中与考马斯亮蓝 G250 结合形成蓝色复合物，在一定范围内其颜色深浅与蛋白质浓度成正比，以蛋白质对照品溶液作标准曲线，采用比色法（595 mm）测定供试品中蛋白质的含量。本方法灵敏度高，测定范围为 1~200 μg/ml。本方法受去污剂、Triton X-100、十二烷基磺酸钠（SDS）等物质的干扰。供试品缓冲液呈强碱性时也会影响显色。

1. 试剂配制

（1）酸性染色液

准确称取 0.1 g 考马斯亮蓝 G250，加 50 ml 乙醇溶解后，加 100 ml 磷酸，加水稀释至 1000 ml，混匀，过滤，取滤液，即得。本试剂应置于棕色瓶内，如有沉淀产生，使用前须经过滤。

（2）对照品溶液的制备

除另有规定外，用标准的结晶牛血清白蛋白或蛋白质含量测定国家标准品，加水溶解并制成浓度为 1 mg/ml 的溶液。

（3）供试品溶液的制备

按照各品种项下规定的方法制备（蛋白质浓度应与对照品溶液基本一致）。

2. 测定法

取 14 支具塞试管，分两组，分别精密量取对照品溶液 0、0.01、0.02、0.04、0.06、0.08、0.1 ml，各加水至 0.1 ml，再分别加入酸性染色液 5.0 ml，立即混匀，于波长 595 nm 处测定吸光度；同时以 0 号管作为空白组。以标准蛋白质浓度为横坐标，两组吸光度平均值为纵坐标绘制标准曲线，获得线性回归方程。将供试品稀释到适宜浓度后按上述方法进行测定，通过标准曲线计算获得供试品溶液中的蛋白质浓度，并乘以稀释倍数，即得。

（六）紫外-可见分光光度法

本方法依据蛋白质分子中含有共轭双键的酪氨酸、色氨酸、苯丙氨酸等芳香族氨基酸，其在 280 nm 波长处具有最大吸收，在一定范围内，其吸光值大小与蛋白质浓度成正比。本方法操作简便快速，适用于纯化蛋白质的检测，一般供试品浓度为 0.2~2 mg/ml。本方法不需要标准品，但准确度较差。若蛋白质不含上述三种氨基酸则无法检测；若样品中含有碱基等吸收紫外光的物质，则会出现较大干扰。

此外，对一些特殊蛋白质的含量测定还可采用酶联免疫法、高效液相色谱法、点膜结合法等。

五、几种氨基酸、多肽、蛋白质类药物的质量分析

（一）甘氨酸的质量分析

1. 鉴别

（1）取本品与甘氨酸对照品各适量，分别加水溶解并稀释制成约 10 mg/ml 的溶液，对照氨基酸色谱条件实验，供试品主斑点的位置和颜色应与对照品溶液的主斑点相同。

（2）本品的红外光吸收图谱应与对照的图谱一致。

2. 检查

（1）酸度

取本品 1.0 g，加水 20 ml 溶解后，依法测定，pH 值应为 5.6~6.6。

（2）透光率

取本品 1.0 g，加水 20 ml 溶解后，用紫外–可见分光光度法于 430 nm 处测定透光率，不得低于 98.0%。

（3）氯化物

取本品 1.0 g，依法检查，与标准氯化钠溶液 7.0 ml 制成的对照液比较，不得更浓（0.007%）。

（4）硫酸盐

取本品 2.5 g，依法检查，与标准硫酸钾溶液 1.5 ml 制成的对照液比较，不得更浓（0.006%）。

（5）铵盐

取本品 0.10 g，依法检查，与标准氯化铵溶液 2.0 ml 制成的对照液比较，不得更深（0.02%）。

（6）其他氨基酸

用薄层色谱法检查。

（7）干燥失重

取本品，在 105℃ 干燥 3 h，减失重量不得超过 0.2%。

（8）炽灼残渣

不得超过 0.1%。

（9）铁盐

取本品 1.50 g，依法检查，与标准铁溶液 1.5 ml 制成的对照液比较，不得更深（0.001%）。

（10）重金属

取本品 2.0 g，加水 23 ml 溶解，加醋酸盐缓冲液（pH 值 3.5）2 ml，依法检查（第一法），含重金属不得超过百万分之十。

（11）砷盐

取本品 2.0 g，加水 23 ml 溶解，加盐酸 5 ml，依法检查（第一法），应符合规定（0.0001%）。

（12）细菌内毒素（供注射用）

取本品，依法检查，每 1 g 甘氨酸中含内毒素的量应小于 20 EU。

3. 含量测定

取本品约 70 mg，精密称定，加无水甲酸 1.5 ml 溶解，加冰醋酸 50 ml，按照电位滴定法，用高氯酸标准溶液（0.1 mol/L）滴定，并将滴定的结果用空白试验校正。每 1 ml 高氯酸滴定液（0.1 mol/L）相当于 7.507 mg 的甘氨酸。

（二）重组人白介素-2 注射液的质量分析

白细胞介素-2（白介素-2，IL-2）主要由活化的 T 细胞产生，作用于表达白介素-2 受体的淋巴细胞，促进淋巴细胞生长、增殖、分化，为抗肿瘤的生物药物。本品系指由高效表达人白介素-2 基因的大肠埃希菌，经发酵、分离和高度纯化后获得的重组人白介素-2（CTLL-2）冻干制成。含适宜稳定剂，不含防腐剂和抗生素。

1. 原液检定

（1）生物学活性

重组人白介素-2 生物学活性的测定方法是依据在不同白介素-2 的浓度下，其细胞依赖株 CTLL-2 细胞存活率不同而检验 IL-2 的生物学活性。

①标准品溶液的制备

取重组人白介素-2 生物学活性测定用国家标准品，按使用说明书复溶后，用基础培养液稀释至每 1 ml 含 200 IU。在 96 孔细胞培养板中，做 2 倍系列稀释，共 8 个稀释度，每个稀释度做 2 孔。每孔分别留 50 μl 标准品溶液，弃去孔中多余溶液。

②供试品溶液的制备

将供试品按标示量复溶后，用基础培养液稀释成每 1 ml 约含 200 IU。在 96 孔细胞培养板中，做 2 倍系列稀释，共 8 个稀释度，每个稀释度做 2 孔。每孔分别留 50 μl 供试品溶液，弃去孔中多余溶液。

③测定法

CTLL-2 细胞用完全培养液于 37℃、5%二氧化碳条件下培养至足够量，离心收集 CTLL-2 细胞，用 RPMI1640 培养液洗涤 3 次，然后重悬于基础培养液中配制成每 1 ml 含 6.0×10^5 个细胞的细胞悬液，于 37℃、5%二氧化碳条件下备用。在加有标准品溶液和供试品溶液的 96 孔细胞培养板中，每孔加入细胞悬液 50 μl，于 37℃、5%二氧化碳条件下培养 18～24 h；然后每孔加入 MTT 溶液 20 μl，于 37℃、5%二氧化碳条件下培养 4~6 h 后；每孔加入裂解液 150 μl，于 37℃、5%二氧化碳条件下保温 18~24 h。混匀细胞板中的液体，放入酶标仪，以 630 mn 为参比波长，在波长 570 mn 处测定吸光度，记录测定结果。

④计算

所得数据采用计算机程序或四参数回归计算法进行处理，并按公式（7-1）计算结果。

$$供试品生物学活性（IU/ml）= P_r \times \frac{D_s \times E_s}{D_r \times E_r} \tag{7-1}$$

式中：P_r——标准品生物学活性，IU/ml；

D_s——供试品预稀释倍数；

D_r——标准品预稀释倍数；

E_s——供试品相当于标准品半效量的稀释倍数；

E_r——标准品半效量的稀释倍数。

（2）蛋白质含量

采用福林酚法测定。

（3）比活性

生物学活性与蛋白质含量之比，不低于 1.0×10^7TU/mg 蛋白质。

（4）纯度

①电泳法

用非还原型 SDS-PAGE 法，分离胶浓度为 15%，加样量不低于 10 μg（考马斯亮蓝 R250 染色法）或 5 μg（银染法）。经扫描仪扫描，纯度不低于 95.0%。

②高效液相色谱法

凝胶色谱柱适合分离分子量为 5~60 kD，流动性为 0.1 mol/L 磷酸-氯化钠缓冲液（pH 值 7.0），上样量≥20 μg，检测波长 280 nm，理论板数不低于 1500，人白介素-2 主峰面积不低于总面积的 95.0%。

（5）分子量

用非还原型 SDS-PAGE 法，分离胶浓度为 15%，加样量不低于 1.0 μg，分子量应为 15.5 kD±1.6 kD。

（6）外源性 DNA 残留量

每支（瓶）不高于 10 mg。

（7）宿主菌蛋白质残留量

不高于蛋白质总量的 0.10%。

（8）残余抗生素活性

不应有残余氨苄西林或其他抗生素活性。如制品中含有 SDS，应将 SDS 至少稀释至 0.01% 再进行测定。

(9) 细菌内毒素

应小于 10 EU/100 万 IU。如制品中含有 SDS，应将 SDS 至少稀释至 0.0025% 再进行测定。

(10) 等电点

主区带应为 6.5~7.5，且供试品的等电点图谱应与对照品一致。

(11) 紫外光谱

用水或生理盐水将供试品稀释至 100~500 μg/ml，在光路 1 cm，波长 230~360 nm 下扫描，最大吸收峰为 277 nm±3 nm。

(12) 肽图

依法测定，应与对照品图形一致。

(13) N-端氨基酸序列

用氨基酸序列分析仪测定，N-端序列应为：（Met）-Ala-Pro-Thr-Ser-Ser-Ser-Thr-Lys-Lys-Thr-Gln-Leu-Gln-Leu-Glu。

2. 半成品检定

应小于 10 EU/100 万 IU。如制品中含有 SDS，应将 SDS 至少稀释至 0.0025% 再进行测定。

3. 成品检定

除水分测定、装量差异检查外，应按标示量加入灭菌注射用水，复溶后再进行其余各项检定。

(1) 鉴别

按免疫印迹法或免疫斑点法测定，应为阳性。

(2) 物理检查

应为白色或微黄色疏松体，按标示量加入灭菌注射用水后应迅速复溶为澄明液体。

(3) 化学检定

①水分

应不高于 3.0%。

②pH 值

应为 6.5~7.5。如制品中不含 SDS，应为 3.5~7.0。

（4）生物学活性

应为标示量的 80%～150%。

（5）残余抗生素活性

不应有残余氨苄西林或其他抗生素活性。如制品中含有 SDS，应将 SDS 至少稀释至 0.01% 再进行测定。

（6）细菌内毒素检查

应小于 10 EU/支（瓶）。如制品中含有 SDS，应将 SDS 至少稀释至 0.0025% 再进行测定。

（7）异常毒性检查

依法检查（小鼠试验法），应符合规定。

（8）乙腈残留量

如工艺中采用乙腈，则照气相色谱法进行检查。色谱柱采用石英毛细管柱，柱温 45℃，气化室温度 150℃，检测器温度 300℃，载气为氮气，流速为 4.0 ml/min，用水稀释乙腈标准溶液使其浓度为 0.0004%，分别吸取 1.0 ml 上述标准溶液及供试品溶液顶空进样 400 μl，通过比较标准溶液和供试品溶液的峰面积判定供试品溶液乙腈含量。乙腈残留量应不高于 0.0004%。

第三节　酶类药物的分析

一、概述

（一）酶的基本概念

酶是一种由生物体活细胞产生的生物催化剂。它的化学本质是蛋白质（少数为 RNA）。酶参与生物体内的物质代谢和能量代谢，它具有高效、高度专一、反应条件温和、可调控等催化特性。

（二）酶类药物特性及分类

1. 药用酶的基本条件

酶类药物已经应用在消化系统疾病及血栓、烧伤、炎症、肿瘤等多种疾病的临床治疗上，但是药用酶的数量相对目前已知的 1000 多种酶来说仍然非常少，大多数天然酶作为药物来说，仍然具有很多缺点，如在生理 pH 值条件下不稳定，分子量大，注入人体内很难达到靶点等。酶应具备以下条件才具有药用价值。

（1）在生理 pH 值条件下，具有最高活性和稳定性。如大肠埃希菌谷氨酰胺酶最适 pH 值为 5.0，在生理 pH 值下基本无活性，故不能作为药用酶应用于临床。

（2）对基质具有较高亲和力。酶的 K 值较低时，只需少量的酶制剂就能催化血液或组织中较低浓度的基质发生化学反应，从而高效发挥治疗作用。

（3）血清中半衰期较长。即要求药用酶从血液中清除率较慢，以利于充分发挥治疗作用。

（4）纯度要求高，注射用的纯度要求更高。

（5）具有较低的免疫原性或无免疫原性。由于酶的化学本质是蛋白质，酶类药物都不同程度地存在免疫原性的问题，这是很多酶的天然缺点。近年来，为了改善酶类药物疗效，对酶进行化学修饰以期降低免疫原性，获得了比较理想的效果。也可以寻求制备免疫原性较低的酶。

（6）最好不需要外源辅助因子。有些酶需要辅酶或 ATP 和金属离子方能进行酶反应，这类酶在应用中常常受到限制。

2. 酶类药物的分类及应用

（1）治疗胃肠道疾病有关的酶类

如胰酶、胃蛋白酶、淀粉酶、脂肪酶、纤维素酶、乳糖酶、β-半乳糖苷酶、胰蛋白酶等。

（2）消炎抑菌酶类

如溶菌酶（主要用于五官科）、胰蛋白酶、菠萝蛋白酶、无花果蛋白酶等，用于消炎、消肿、清疮、排脓和促进伤口愈合。胶原酶用于治疗压疮和溃疡，木瓜凝乳蛋白酶用于抗炎消肿和治疗腰椎间盘病，胰蛋白酶还用于治疗毒蛇咬伤。糜蛋白酶可稀释痰液便于咳出，对脓性和非脓性痰液均有效，也可用于创伤或手术后伤口愈合、抗炎及防止局部水肿、血肿等。

（3）心血管疾病治疗酶类

链激酶、尿激酶和纤溶酶等，这些酶制剂对溶解血栓有独特的效果：弹性蛋白酶能降低血脂，防治动脉粥样硬化。激肽释放酶能扩张血管、降低血压。凝血酶可用于止血。

（4）抗肿瘤酶类

天冬酰胺具有促进肿瘤细胞生长的作用，天冬酰胺酶能分解天冬酰胺，因此可以抑制肿瘤细胞的生长。神经氨酸苷酶是一种良好的肿瘤免疫治疗剂，尿激酶可用于加强抗癌药物如丝裂霉素的药效，谷氨酰胺酶、蛋白氨酸酶、组氨酸酶、酪氨酸氧化酶也有不同程度地抗肿瘤作用。

（5）其他酶类

超氧化物歧化酶（SOD）用于治疗类风湿关节炎和放射病；DNA酶与RNA酶可用于降低痰液黏度，用于治疗慢性气管炎；玻璃酸酶用于分解黏多糖；葡聚糖酶可预防龋齿；透明质酸酶用作药物扩散剂；青霉素酶可治疗青霉素过敏。

二、酶类药物的鉴别、检查和含量测定

（一）酶类药物的鉴别

酶分子都是有特异性生物活性的蛋白质，在鉴别中依据酶的活性、纯度，遵循特异、专属的原则选择鉴别方法，鉴别方法主要有以下四类。

1. 酶活性试验

依据酶原有生物活性进行鉴别是药用酶鉴别中最常用的方法。可以利用酶的体外活力或体内活力进行酶的鉴别。

（1）体外酶活力试验

如糜蛋白酶的鉴别，底物N-乙酰-L-酪氨酸乙酯在糜蛋白酶作用下水解为N-乙酰-L-酪氨酸和乙醇，反应体系pH值降低，使底物试液中所含的甲基红-亚甲蓝混合指示剂显紫红色。另外，胰蛋白酶、抑肽酶、尿激酶等酶的鉴别方法也属于体外酶活力试验。

（2）体内酶活力试验

如玻璃酸酶的鉴别，玻璃酸酶是一种重要的药物扩散与黏液水解剂，在动物皮内注射玻璃酸酶，通过对黏多糖玻璃酸的解聚作用来加速染色剂亚甲蓝的扩散和吸收，使皮内注射含玻璃酸酶的亚甲蓝的蓝色圈大于单独注射亚甲蓝的蓝色圈，从而证明玻璃酸酶的扩散作用。

2. 呈色反应

药用酶本身即为蛋白质，故蛋白质常用的显色法，如在碱性条件下的双缩脲反应、茚三酮反应等也同样适用于酶类药物。

3. 沉淀试验

蛋白质与生物碱试剂或重金属盐反应,即产生沉淀。作为化学本质为蛋白质的大多酶类药物,也具有这个理化性质。

4. 高效液相色谱法

利用高效液相色谱法进行酶的鉴别也是常用的方法。高效液相色谱法较分子排阻色谱法(SEC)的分离度更高,大肠埃希菌与欧文菌两种来源的门冬酰胺酶用该方法可达到良好的分离效果,为该品种的专属性鉴别方法。胰激肽原酶、抑肽酶等也采用高效液相色谱法进行鉴别。

此外,也可利用酶是蛋白的性质来选择其他技术进行鉴别,如 SDS-PAGE 法、等电聚焦电泳、毛细管电泳等电泳技术,免疫扩散、免疫电泳、免疫印迹术和酶联免疫等免疫学技术等。

(二)酶类药物的检查

酶类药物的一般杂质检查项目中有多项与其他一般生化药物的检测项目及检测方法相同,其中干燥失重绝大多数品种要求在 60℃ 以下减压干燥至恒重,从微生物和海洋生物中提取的酶,还应进行重金属的检查。生物检查项目中多进行细菌内毒素、无菌或微生物限度、异常毒性、降压物质、过敏反应等检查。

目前,酶类药物大多是生化产品或微生物发酵产品,在制备过程中可能带入其他大分子杂质,如脂肪、其他酶、大分子蛋白质、核酸等,会影响酶的质量,故须进行含量限度检查。其检测方法依据不同的杂质而异,下面介绍四种常见的大分子杂质的检查。

1. 脂肪

从动物内脏中提取的酶类,大多含有脂肪成分,胰酶、胰激肽原酶等均须进行脂肪限度的检测,其测定方法为用乙醚提取后挥散乙醚,残渣经干燥后称重并计算,不得超过规定的杂质限量。

2. 高分子蛋白质(高聚物)

酶类药物在提取纯化的过程中也常存在蛋白质大分子不能排除的问题,会影响酶类药物的纯度与质量,常用的检测方法有分子排阻色谱法(SEC)、SDS-聚丙烯酰胺凝胶电泳法、高效液相色谱法等。如抑肽酶中高分子蛋白质的检查,采用分子排阻色谱法测定,高分子蛋白质的限度控制在 1.0%。胰激肽原酶可采用高效液相色谱法或 SDS-聚丙烯酰胺凝胶电泳法检查纯度，门冬酰胺酶使用 SEC-HPLC 法进行测定，主要是门冬酰胺酶为注射级原料药，且临床使用中有过敏等不良反应，应严格控制高分子物质，天门冬酰胺限度不得低于 97.0%。

3. 其他酶含量

同种来源的酶，如胰蛋白酶、糜蛋白酶、胰激肽原酶，都源于动物胰脏，在提取一种酶时极易混入别的蛋白酶，故要做含量限度检测。

如糜蛋白酶，须做胰蛋白酶含量的检查。胰蛋白酶能专一作用于赖氨酸、精氨酸等碱性氨基酸的羧基组成的肽键、酰胺键和酯键，胰蛋白酶水解底物甲苯磺酰基-L-精氨酸甲酯生成酸，可使甲基红-亚甲蓝试液变成紫红色。因该方法的呈色速度与胰蛋白酶的量和试剂纯度有关，故与胰蛋白酶对照品进行比较。

又如检测混杂在胰激肽原酶中的其他蛋白酶时，以酪蛋白为底物，是因胰脏中的大多数蛋白酶均能水解酪蛋白，而胰激肽原酶则与酪蛋白几乎不起作用。酪蛋白经水解生成肽和氨基酸，可使波长 280 nm 处所测吸光度增大，故用紫外-可见分光光度法测定。

4. 大分子活性物质含量

如尿激酶中的凝血质样活性物质检查，尿激酶是由新鲜人尿经分离提纯后制得的一种碱性蛋白水解酶，人尿中含有凝血质样物质，提取制备时可能有残留。必须控制其最低安全限量，否则会使血中暂时复钙时间缩短，使血液呈短暂高凝状态，不利于血栓病患者，并且容易并发脑血栓。当酶制品比活达到 35000 IU/mg 蛋白以上，尿激酶血浓度在 80~320 IU/ml 时，临床上才不会发生血浆复钙时间缩短。

（三）酶类药物含量测定原理及方法

酶的效价测定项下一般包括酶活力、蛋白质含量和比活力的测定。

1. 酶含量测定

除少数核酶外，酶化学本质都是蛋白质，一般酶含量的测定实际就是测定酶中蛋白质含量。酶含量测定主要是用于酶的比活力计算和酶制剂成品规格的控制。可根据它们的物理化学性质选择采用凯式定氮法、双缩脲法、福林酚法（Lowry 法）、考马斯亮蓝法（Brad-ford 法）、紫外-可见分光光度法、高效液相色谱法等。其中，凯式定氮法是经典的标准方法，Lowry 法和 Brad-ford 法是在蛋白质质量检定中经常使用的方法。

2. 酶活力的检测方法

酶活力（Enzyme Activity）也称酶活性，是指酶催化一定化学反应的能力。要测定酶的含量，不能直接用重量或体积来衡量，通常是用催化某一化学反应的能力来表示，即用酶活力大小来表示。酶活力的高低是研究酶的特性、生产及应用的一项不可缺少的指标。

（1）酶活力与酶反应速度

酶活力的大小可以用在一定条件下它所催化的某一化学反应的反应速度来表示，即酶催化的反应速度越快，酶的活力就越高；反应速度越慢，酶的活力就越低。测定酶活力就是测定酶促反应的速度（用 V 表示）。酶促反应速度可用单位时间内、单位体积中底物的减少量或产物的增加量来表示，在一般的酶促反应体系中，底物往往是过量的，测定初速度时，底物减少量占总量的极少部分，不易准确检测，而产物则是从无到有，只要测定方法灵敏，就可准确测定。一般以测定产物的增加量来表示酶促反应速度较为合适。

（2）酶活力单位和酶比活力

酶的活力大小即酶量的大小，用酶的活力单位（IU 或 U）来度量。酶的测定条件由各个实验室自己决定，故由于酶在不同的实验室，因为规定的条件不同，酶单位值也不同。国际生化学会推荐的国际单位，即在特定条件下，1 min 内能使 1 μmol 底物转化或产生 1 μmol 产物的酶量作为一个酶国际单位。特定条件是指：温度选定为 25℃，其他条件（如 pH 值及底物浓度）均采用最适条件。

表示酶活力大小的方法常常沿用习惯用法，如 α−淀粉酶的活力，可用每小时催化 1 g 可溶性淀粉液化所需要的酶量来表示，也可以用每小时催化 1 ml 2% 可溶性淀粉液化所需要的酶量作为 1 个酶单位。有时甚至可直接用测得的物理量表示，例如以吸收度的变化值（$\Delta A/\Delta t$）表示酶活力单位。

酶的比活力（Specific Activity）代表酶的纯度，根据国际酶学委员会的规定，比活力用每毫克蛋白质所含的酶活力单位数表示，有时用每克酶制剂或每毫升酶制剂含有多少活力单位来表示（U/g 或 U/ml）。它是酶学研究及生产中经常使用的数据，可以用来比较每单位重量酶蛋白的催化能力。对同一种酶来说，比活力愈高，酶愈纯。

（3）酶活力的测定方法

酶活力的测定常见的方法有取样测定法和连续监测法。

①取样测定法

取样测定法即在酶促反应开始后一定的时间，采用添加酶的变性剂或加热的方法使反应终止，然后测底物的减少量或产物的增加量，与对照品比较，计算蛋白酶效价。当底物具有某种特殊性质（如具有特征吸收光谱）时，可通过直接测定底物的减少量而定量测定催化该反应的酶的活力。如溶菌酶活性测定时，即以 450 nm 处每分钟引起底物溶酶小球菌体溶液吸光度下降 0.001 所需要的酶量为一个酶活性单位 U。当产物具有可以进行定量测定的特殊性质，可通过测定产物增加量而定量测定催化该反应的酶的活力，如胃蛋白酶效价测定中，通过测定酪氨酸的生成量来衡量酶的活力。

取样测定法中酶的常用变性剂如 5% 的三氯醋酸、3% 的高氯酸或其他酸、碱、醇类。三氯醋酸是一种高效、专一的大分子蛋白变性剂和沉淀剂，其缺点是在紫外光区有吸收，而高氯酸没有此缺点，并且用氢氧化钠中和、冷却后，高氯酸钠还可沉淀除去，但它不适于对酸和氧化剂敏感的测定对象。用于停止反应的试剂应根据具体反应灵活掌握，例如以对硝基酚的衍生物作为底物的酶促反应可用氢氧化钠或氢氧化钾停止反应，因为碱有利于硝基酚发色。

在取样测定法中应用何种具体的检测方法要根据具体的酶反应而定。常用的检测方法有紫外-可见分光光度法、荧光分析法等。

②连续监测法

连续监测法中要求酶促反应持续进行，间隔恒定时间，测定产物或底物的含量，通常底物与产物有特征差别时选用该方法。应用何种具体的检测方法要根据具体的酶反应而定，常用的检测方法有紫外-可见分光光度法、荧光分析法、旋光度法、酶偶联测定法等。

A. 紫外-可见分光光度法

这是根据产物和底物在某一波长或波段上，有明显的特征吸收差别而建立起来的连续检测方法。吸收度测定应用的范围很广，几乎所有氧化还原酶都可用该方法测定。该方法的特点是灵敏度高（可检测到 10^{-9} mol 水平的变化）、耗时短、简便易行。

B. 荧光分析法

如果酶促反应的底物与产物之一具有荧光，那么荧光变化的速度可代表酶反应速度。应用此方法测定的酶促反应有两类：一是脱氢酶等反应，它们的底物本身在酶促反应过程中有荧光变化，例如 NADPH 的中性溶液发强的蓝白色荧光

（460 nm），而 NADP$^+$ 则无；另一类是利用荧光源底物的酶反应，例如可用二丁酰荧光素测定脂肪酶，二丁酰荧光素不发荧光，但水解后释放荧光素。

荧光分析法灵敏度高，它比光吸收测定法还要高 2~3 个数量级，因此特别适用于酶量或底物量极低时的快速分析，但荧光读数与浓度间没有确切的比例关系，而且常因测定温度、散射、仪器等不同而不同，测定时要先制备校正曲线，根据曲线再进行定量分析。

C. 旋光度法

某些酶促反应常伴随旋光性的变化，在没有其他更好的方法可用时，可考虑用旋光度测定法。

D. 酶偶联测定法

所谓酶偶联测定法是应用过量、高度专一的"偶联工具酶"使被测酶促反应能继续进行到某一可直接、连续、简便、准确测定阶段的方法。当偶联酶的反应速度与待测酶反应速度达到平衡时，可用偶联酶的反应速度来代表待测酶的活性。应用酶偶联测定法最重要的是加入的偶联工具酶应该高度纯净、专一而且过量，使检测的反应速度和酶浓度间有线性关系，偶联指示酶的用量一般应为被测酶的 100 倍左右。

（4）酶活力测定中须控制的反应条件

在选择合适方法测定酶活力时，要满足酶促反应最佳条件，其基本要求如下：所有待测定的酶分子都应该能够正常发挥它的作用，即反应系统中除待测定的酶浓度是影响速度的唯一因素外，其他条件都处于最适于酶发挥催化作用的水平。酶活力测定中须控制的反应条件如下。

①底物

酶可以同时作用多个底物。以 K_m（K_m 称为米氏常数，是重要的酶反应动力学常数）小的作为此酶的测定底物；为便于测定，从底物性质来看，选用底物最好在物理化学性质上和产物不同。有些酶的底物和产物本身就有这个特点，有的则需要用色源或荧光源底物。为了不使酶反应速度受它限制，反应系统应该使用足够高的底物浓度，判别标准是底物浓度 ［S］与 K_m 的关系，底物浓度可从米氏方程中算出，不同底物浓度时酶反应速度与最大反应速度的比值不同，理论上选用底物浓度 ［S］＝ $100K_m$，这种情况下反应速度可达到最大速度的99%。当反应系统中底物的浓度足够大，即酶浓度远小于底物浓度时，酶促反应速度与酶浓度成正比，这是测定酶活力的依据。

②pH 值

同一种酶在不同的 pH 值下测得的反应速度不同，氢离子浓度能对酶反应产生多种影响，它可能改变酶活性中心的解离情况，升高或降低酶的活性，也可能破坏酶的结构与构象导致酶失效，还可能作用于反应系统的其他组分影响酶反应，甚至改变酶可逆反应进行的方向，因此，酶促反应通常借助缓冲系统来控制 pH 值。最适 pH 值能保证酶本身的稳定性及催化活性。酶的最适 pH 值不是一个特征常数，它因不同的酶、底物、反应类型及缓冲液成分而不同。

③温度

酶促反应对温度十分敏感，因为温度能直接影响化学反应速度本身，也能影响酶的稳定性，还可能影响酶的构象和酶的催化机制。一般而言，温度变化 1℃，酶促反应速度可能相差 5% 左右，大多数酶在大于 60℃ 时失活变性。酶促反应的温度通常选用 25℃、30℃ 或 37℃。

④反应时间

要求测定反应的初速度，测定酶活力要求时间越短越好，一般反应恰当的程度是指底物浓度消耗不超过 5%，以保证酶活力与速度成正比的直线关系。这是因为随时间的延长，产物积累，加速了逆反应，酶活性与稳定性下降，底物浓度降低。

⑤辅助因子

有些酶需要金属离子或相应辅酶物质，在反应系统中应满足酶对这些辅助因子的需要。有时为了提高酶在反应系统中的稳定性，还可加入某些相应物质，例如对巯基酶可加入二巯基乙醇等。

另外，测定每个酶促反应通常都应该设适当的空白和对照。空白是指杂质反应和自发反应引发的变化量，它提供的是未知因素的影响。空白值可通过不加酶的"底物空白"，或不加底物的"酶空白"，或两者都加（但酶须预先经过失效处理）。对照是指用纯酶或标准酶制剂测得的结果，主要作为比较或标定的标准，同时可消除或减少因各种条件改变对酶活力测定的影响。

（5）药用酶的活力测定

酶类药物的效价测定一般以其生物学作用为基础，选用特定的底物，在一定条件下比较供试品和对照品所产生的特定反应，通过等反应剂量间比例的运算，测得供试品中活性成分的效价。

三、几种常见药用酶的质量分析

（一）尿激酶

本品是由人尿中分离提纯后制得的一种碱性蛋白水解酶，为白色非结晶状粉末。它是由高分子量（54000）和低分子量（33000）的尿激酶组成的混合物，高分子量尿激酶含量不得少于90%，每毫克蛋白质中尿激酶活力单位数不得少于12万单位（U）。须遮光、密封，在10℃以下保存。

1. 鉴别

采用生物酶法进行鉴别，原理是尿激酶激活人体内纤维蛋白溶酶原使其成为有活性的纤维蛋白溶酶，纤维蛋白原在凝血酶的作用下，转变成纤维蛋白凝块，此凝块在纤维蛋白溶酶作用下，水解为可溶性小分子多肽，从而解聚血纤维蛋白，溶解血栓。

方法：取比活力测定项下的供试品溶液，用巴比妥-氯化钠缓冲液（pH值7.8）稀释成每1 ml含20 U的溶液，吸取1 ml，加纤维蛋白原溶液0.3 ml，再依次加入纤维蛋白溶酶原溶液0.2 ml，凝血酶溶液0.2 ml，迅速摇匀，立即置于37℃±0.5℃恒温水浴中保温，计时，反应系统应在30~45 s内凝结，且凝块在15 min内重新溶解。以0.9%氯化钠溶液作为空白，同法操作，凝块在2 h内不溶（上述试剂的配制同效价测定）。

2. 检查

（1）溶液的澄清度与颜色

取本品，加0.9%氯化钠溶液溶解并制成每毫升中含3000 U的溶液，依法检查，应澄清无色。

（2）分子组分比

取本品，加水制成2 mg/ml的溶液后，加入等体积的缓冲液（取浓缩胶缓冲液2.5 ml、20%十二烷基磺酸钠溶液2.5 ml、0.1%溴酚蓝溶液1.0 ml和87%甘油溶液3.5 ml，加水至10 ml），置于水浴中3 min，放冷，作为供试品溶液；取供试品溶液10 μl，加至样品孔，采用SDS-聚丙烯酰胺凝胶电泳法测定，按公式（7-2）计算高分子量尿激酶相对含量（%）。

$$高分子量尿激酶相对含量(\%) = \frac{高分子量尿激酶峰面积}{高、低分子量尿激酶峰面积之和} \times 100\%$$

$$(7-2)$$

（3）干燥失重

取本品，五氧化二磷为干燥剂，60℃减压干燥至恒重，减失重量不得超过 5.0%。

（4）异常毒性

取本品，加氯化钠注射液制成每 1 ml 中含 5000 U 的溶液，依法检查，按静脉注射法给药，应符合规定。

（5）细菌内毒素

取本品，依法检查，每 1 万单位尿激酶中含内毒素的量应小于 1.0 EU。

（6）凝血质样活性物质

①血浆的制备

取新鲜兔血，加 3.8%枸橼酸钠溶液（每 9 ml 兔血加 3.8%枸橼酸钠溶液 1 ml），混匀，在 2℃~8℃条件下，5000 r/min 离心 20 min。取上清液在-20℃速冻保存备用，用前在 25℃融化。

②测定法

取本品，加巴比妥缓冲液（pH 值 7.4）溶解并稀释制成每毫升中各含 5000、2500、1250、625 与 312 U 的供试品溶液。若供试品中含乙二胺四乙酸盐或磷酸盐，必须先经巴比妥缓冲液（pH 值 7.4）在 2℃透析除去，再配成上述浓度的溶液。

取小试管（12 mm×75 mm）7 支，在第 1、7 管各加巴比妥缓冲液（pH 值 7.4）0.1 ml 作为空白对照，其余 5 管分别加入上述倍比稀释的供试品溶液 0.1 ml，再依次加入 6-氨基己酸溶液与血浆 0.1 ml，轻轻摇匀，于 25℃水浴中静置 3 min，加入已预温至 25℃的氯化钙溶液 0.1 ml，混匀，置于水浴中，立即计时。观察血浆凝固，观察时轻轻倾斜试管置水平状，终点时溶液应呈斜面但不流动，记录凝固时间（秒），每个浓度测定 3 次，求平均值（3 次测定中最大值与最小值的差不得超过平均值的 10%）。

以空白管的凝固时间减去供试品管的凝固时间为复钙缩短时间。以供试品溶液浓度的对数为纵坐标，复钙缩短时间（秒）为横坐标，绘图。连接不同稀释度的供试品各点，应成一直线，延伸直线与纵坐标轴的交点为供试品浓度，即凝血质样活性为零值时的供试品酶活力，按每毫升供试品溶液的单位表示，每毫升应不得少于 150 U。

（7）乙肝表面抗原

取本品，加 0.9%氯化钠溶液溶解并稀释制成 10 mg/ml 的溶液，按试剂盒说明书项下测定，应为阴性。

3. 效价测定

（1）酶活力测定

尿激酶活力测定方法为"气泡上升法"，在纤维蛋白溶酶原过量的情况下，尿激酶量与纤维蛋白凝块的溶解时间的对数呈直线关系。

①试剂

A. 牛纤维蛋白原溶液

取牛纤维蛋白原，加巴比妥-氯化钠缓冲液（pH 值 7.8）溶解并制成 6.67 mg/ml 可凝结蛋白的溶液。

B. 牛凝血酶溶液

取牛凝血酶，加巴比妥-氯化钠缓冲液（pH 值 7.8）溶解并制成每毫升中含 6.0 U 的溶液。

C. 牛纤维蛋白溶酶原溶液

取牛纤维蛋白溶酶原，加三羟甲基氨基甲烷缓冲液（pH 值 9.0）溶解并稀释制成每毫升中含 1~1.4 酪蛋白单位的溶液（如溶液混浊，离心，取上清液备用）。

D. 混合溶液

临用前取等体积的牛凝血酶溶液和牛纤维蛋白溶酶原溶液，混匀。

②标准品溶液的制备

取尿激酶标准品，加巴比妥-氯化钠缓冲液（pH 值 7.8）溶解并定量稀释制成每 1 ml 中含 60 单位的溶液。

③供试品溶液的制备

取本品适量，精密称定，加巴比妥-氯化钠缓冲液（pH 值 7.8）溶解，并定量稀释制成与标准品溶液相同浓度的溶液，摇匀。

④测定法

取试管 4 支，各加牛纤维蛋白原溶液 0.3 ml，置于 37℃±0.5℃水浴中，分别加巴比妥-氯化钠缓冲液（pH 值 7.8）0.9、0.8、0.7、0.6 ml，依次加标准品溶液 0.1、0.2、0.3、0.4 ml，再分别加混合溶液 0.4 ml，立即摇匀，分别计时。反应系统应在 30~40 s 凝结，当凝块内小气泡上升到反应系统体积一半时作为反应终点,立即计时。每个浓度测3次,计算平均值(3次测定中最大值与最小值的差不得超过平均值的10%)。

以尿激酶浓度的对数为横坐标,以反应终点时间的对数为纵坐标,进行线性回归。供试品按上法测定,用线性回归方程求得供试品溶液浓度,计算每毫克供试品的效价。

(2)蛋白质含量

取本品约10 mg,精密称定,照凯氏定氮法测定蛋白质含量,即得。

(3)计算比活

$$比活 = \frac{每毫克供试品中效价单位(U)}{每毫克供试品中蛋白质的量(mg)} \tag{7-3}$$

(二)胰蛋白酶

本品系指自猪、羊或牛的胰中提取的蛋白分解酶,为白色或类白色结晶性粉末。按干燥品计算,每毫克中胰蛋白酶的比活力不得少于2500 U。本品须遮光、密封,在阴凉干燥处保存。

1. 鉴别

取本品约2 mg,置于白色点滴板上,加对甲苯磺酰-L-精氨酸甲酯盐酸盐试液0.2 ml,摇匀,即显紫色。

2. 检查

(1)酸度

取本品,加水溶解制成2 mg/ml的溶液,依法测定,pH值应为5.0~7.0。

(2)溶液的澄清度

取本品,加0.9%氯化钠溶液溶解并制成10 mg/ml的溶液,依法检查,溶液应澄清。

(3)糜蛋白酶糜

蛋白酶又称胰凝乳蛋白酶,为胰腺分泌,作为胰蛋白酶的一种特殊杂质需要检测。以N-乙酰-L-酪氨酸乙酯为底物,利用紫外-可见分光光度计连续监测法进行测定并计算,每2500 U胰蛋白酶中不得多于50 U的糜蛋白酶。

(4)干燥失重

取本品适量,以五氧化二磷为干燥剂,在60℃减压干燥4 h,减失重量不得超过5.0%。

3. 效价测定

效价测定原理为胰蛋白酶专一作用于赖氨酸、精氨酸等碱性氨基酸的羧基组成的肽键、酰胺键及酯键，苯甲酰–L–精氨酸乙酯（BAEE）在胰蛋白酶的作用下，酯键被水解生成苯甲酰–L–精氨酸，在 253 nm 波长处的吸收度随酶促反应递增，根据活力单位定义计算酶活力。

（1）底物溶液的制备

取 N–苯甲酰–L–精氨酸乙酯盐酸盐 85.7 mg，加水溶解使成 100 ml，作为底物原液；取 10 ml，用磷酸盐缓冲液（pH 值 7.6）稀释成 100 ml，照紫外–可见分光光度法，恒温于 25℃±0.5℃，以水作为空白，在 253 nm 的波长处测定吸光度，必要时可用上述底物原液或磷酸盐缓冲液调节，使吸光度在 0.575~0.585，作为底物溶液。制成后应在 2 h 内使用。

（2）供试品溶液的制备

精密称取本品适量，加 0.001 mol/L 盐酸溶液溶解并制成每毫升含 50~60 胰蛋白酶单位的溶液。

（3）测定法

取底物溶液 3.0 ml，加 0.001 mol/L 盐酸溶液 200 μl，混匀，作为空白。另精密量取供试品溶液 200 μl，加底物溶液（恒温于 25℃±0.5℃）3.0 ml，立即计时，混匀，使比色池内的温度保持在 25℃±0.5℃，照紫外–可见分光光度法，于 253 nm 的波长处，每隔 30 s 读取吸光度，共 5 min。以吸光度为纵坐标、时间为横坐标绘图；每 30 s 吸光度的改变应恒定在 0.015~0.018，成线性关系的时间不得少于 3 min。若不符合上述要求，应调整供试品溶液的浓度再测定。在上述吸光度对时间的关系图中，取成直线部分的吸光度，按公式（7-4）计算。

$$P = \frac{A_1 - A_2}{0.003TW} \tag{7-4}$$

式中：P——每毫克供试中含胰蛋白酶的量，U；

A_1——直线上终止的吸光度；

A_2——直线上开始的吸光度；

T——A_1 至 A_2 读数的时间，分钟；

W——测定液中供试品的量，mg；

0.003——在上述条件下，吸收度每分钟改变 0.003，即相当于 1 个胰蛋白酶单位。

（三）门冬酰胺酶

门冬酰胺酶是一种自大肠埃希菌或欧文菌中提取制备的具有酰胺基水解作用的酶，含 4 个相同亚基，分子量约 140 kD。1966 年本品首次应用于临床，作为治疗白血病和淋巴肉瘤的有效药物，常与长春碱、阿糖胞苷、巯基嘌呤、甲氨蝶呤等药物合用，以提高疗效及减少耐药性的发生。本品为白色结晶性粉末，无臭，在水中易溶，在乙醇和乙醚中不溶。

1. 鉴别

（1）茚三酮反应

取本品 5 mg，加水 1 ml 使溶解，加 20% 氢氧化钠溶液 5 ml，摇匀，再加 1% 硫酸铜溶液 1 滴，摇匀，溶液应呈蓝紫色。

（2）HPLC

取本品适量，加流动相 A 溶解并稀释制成约 1 mg/ml 的溶液，作为供试品溶液；另取门冬酰胺酶对照品适量，同法制成约 1 mg/ml 的溶液，作为对照品溶液。照高效液相色谱法测定，以十八烷基硅烷键合硅胶为填充剂（4.6 mm×250 mm）；以 0.05% 三氟醋酸溶液为流动相 A，以三氟醋酸–40% 乙腈溶液（0.5：1000）为流动相 B；柱温为 40℃，流速为 1 ml/min，检测波长为 220 nm。取供试品溶液与对照品溶液各 20 μl，分别注入液相色谱仪，记录色谱图，供试品溶液色谱图中主峰的保留时间应与对照品溶液主峰的保留时间一致。

2. 检查

（1）酸碱度

取本品，加水溶解并稀释制成 10 mg/ml 的溶液，依法测定，pH 值应为 6.5~7.5。

（2）溶液的澄清度与颜色

取本品，加水制成 5 mg/ml 的溶液，溶液应澄清无色。

（3）纯度

取本品适量，加流动相溶解并稀释制成约 2 mg/ml 的溶液，作为供试液。照分子排阻色谱法测定，以适合分离分子量为 10000~500000 球状蛋白的色谱用亲水改性硅胶为填充剂，以 0.1 mol/L 磷酸盐缓冲液（pH 值 6.7）为流动相，流速为 0.6 ml/min，检测波长为 280 nm。取 20 μl 注入液相色谱仪，记录色谱图，按峰面积归一化法计算主峰相对百分含量，应不得低于 97.0%。

（4）干燥失重

取本品 0.1 g，置于 105℃ 干燥 3 h，减失重量不得超过 5.0%。

（5）重金属

取本品 0.5 g，依法检查，含重金属不得超过百万分之二十。

（6）异常毒性

取本品，加氯化钠注射液溶解并制成每 1 ml 中含 10000 U 的溶液，依法检查，应符合规定。

（7）细菌内毒素

取本品，依法检查，每单位门冬酰胺酶中含内毒素的量应小于 0.015 EU。

（8）降压物质

取本品，依法检查，剂量按猫体重每 1 kg 注射 10000 U，应符合规定。

3. 效价测定

（1）酶活力

底物门冬酰胺在门冬酰胺酶的作用下水解生成门冬氨酸和氨，氨可与碘化汞钾反应生成有色化合物，其吸光度与氨氮含量成正比。在下述效价测定条件下，一个门冬酰胺酶单位相当于每分钟分解门冬酰胺产生 1 μmol 氨所需的酶量。

①对照品溶液的制备

精密称定经 105℃ 干燥至恒重的硫酸铵适量，加水制成 0.0015 mol/L 的溶液。

②供试品溶液的制备

取本品约 0.1 g，精密称定，加磷酸盐缓冲液（pH 值 8.0）溶解并制成每毫升约含 5 U 的溶液。

③测定法

取试管 3 支（14 cm×1.2 cm），各加入用上述磷酸盐缓冲液配制的 0.33% 门冬酰胺溶液 1.9 ml，于 37℃ 水浴中预热 3 min，分别于第一管（t_0）中加入 25% 三氯醋酸溶液 0.5 ml，第 2、3 管（t）中各精密加入供试品溶液 0.1 ml，置于 37℃ 水浴中，准确反应 15 min，立即于第一管（t_0）中精密加入供试品溶液 0.1 ml，第 2、3 管（t）中各加入 25% 三氯醋酸溶液 0.5 ml，摇匀，分别作为空白反应液（t_0）和反应液（t）。精密量取 t_0、t 和对照品溶液各 0.5 ml，置于试管中，各加水 7.0 ml 与碘化汞钾溶液（取碘化汞 23 g、碘化钾 16 g，加水至 100 ml，临用前与 20% 氢氧化钠溶液等体积混合）1.0 ml，混匀；另取试管 1 支，加水 7.5 ml 与碘化汞钾溶液 1.0 ml 作为空白对照管，室温放置 15 min，照紫外-可见分光光度法，在 450 nm 波长处分别测定 t_0 的吸光度 A_0、t 的吸光度 A_t 和对照品溶液吸光度 A_s，以及 A_t 的平均值，按公式（7-5）计算。

$$效价(\text{U/mg}) = \frac{(A_t - A_0) \times 5 \times 稀释倍数 \times F}{A_s \times 称样量(\text{mg})} \qquad (7\text{-}5)$$

式中：5——反应常数；

F——对照品溶液浓度的校正值。

（2）蛋白质含量

取本品约 20 mg，精密称定，照凯氏定氮法测定，即得。

（3）比活

由测得的效价和蛋白质含量计算每毫克蛋白中含门冬酰胺酶活力的单位数。

第四节　核酸类药物的分析

一、概述

（一）核酸的结构和分类

核酸是一种线形多聚核苷酸，它的基本结构单位是核苷酸。核苷酸由核苷和磷酸组成，而核苷分解生成碱基和戊糖，所以核酸是由核苷酸组成的，而核苷酸又由磷酸、戊糖和碱基组成。

核酸中的戊糖有两类：D-核糖和D-2-脱氧核糖。核酸根据所含戊糖种类不同而分为核糖核酸（RNA）和脱氧核糖核酸（DNA）。

RNA 中的碱基主要有四种：腺嘌呤、鸟嘌呤、胞嘧啶、尿嘧啶；DNA 中的碱基主要也有四种，三种与 RNA 中的相同，只是胸腺嘧啶代替了尿嘧啶。

（二）核酸的理化性质

1. 核酸的两性性质

核酸中既有磷酸基又有碱基，所以是两性电解质。在一定的 pH 值条件下，可以解离带电荷，因此都有一定的等电点。核酸的磷酸基酸性强，因此核酸通常表现为酸性。核酸的等电点较低，在 pH 值近中性的条件下，核酸以阴离子状态存在。

在核酸中，碱基对间氢键的性质与其解离状态有关，而碱基的解离状态又与 pH 值有关，所以核酸溶液的 pH 值直接影响核酸双螺旋中碱基间氢键的稳定。对 DNA 来说，pH 值在 4.0~11.0，双螺旋结构最稳定。

2. 核酸的紫外吸收性质

嘌呤环与嘧啶环具有共轭双键，使碱基、核苷、核苷酸和核酸均具有紫外吸收性质，最大吸收峰在 260 nm 波长附近。不同核苷酸有不同的吸收特性，可以用紫外-可见分光光度计加以定量及定性测定。待测样品是否纯品可用紫外-可见分光光度法测定、计算 A_{260}/A_{280} 比值，纯 DNA 应大于 1.8，纯 RNA 应达到 2.0，若样品混有杂蛋白，比值相对降低。

3. 核酸的变性和复性

（1）变性

在某些理化因素（如强酸、强碱、尿素、温度等）的影响下，DNA 双螺旋区的氢键断裂，碱基堆积力被破坏，有规律的双螺旋结构变成单链无规律的"线团"，但不发生共价键的断裂，这种变化过程称为核酸的变性。

DNA 在加热变性时，双螺旋结构失去一半时的温度称为该 DNA 的变性温度，也称熔点或溶解温度，用 T_m 表示。DNA 的 T_m 值一般在 82℃~95℃，每种 DNA 都有一个特征性的 T_m 值。

（2）复性

变性因素消除后，变性 DNA 的两条链通过碱基配对重新形成双螺旋的过程。热变性 DNA 缓慢冷却，可以复性，此过程称为退火。

4. 核酸的颜色反应

核酸中含有磷酸和戊糖，它们在一定的条件下与某些试剂作用而显色。利用这些显色反应，可以对核酸进行定性或定量测定。

（1）苔黑酚反应

RNA 中的核糖与浓盐酸或浓硫酸共热脱水生成糠醛，糠醛在有 Fe^{3+} 存在时能与苔黑酚试剂反应生成鲜绿色化合物，该鲜绿色化合物在 670 nm 波长处有最大吸收峰。

（2）二苯胺反应

DNA 中的脱氧核糖在酸性条件下加热降解产生 ω-羟基-γ-酮基戊酸，ω-

羟基-γ-酮基戊酸与二苯胺反应生成蓝色化合物，该化合物在 595 nm 波长处有最大吸收。

（3）DNA 和 RNA 水解后可生成磷酸

磷酸与钼酸反应生成磷钼酸，磷钼酸可被维生素 C、氯化亚锡等还原剂还原成蓝色化合物，称为钼蓝。钼蓝在 660 nm 波长处有最大吸收峰。

二、嘌呤类核苷酸药物分析

嘌呤类核苷酸是由嘌呤碱（腺嘌呤、鸟嘌呤）、戊糖和磷酸组成，嘌呤类核苷酸的性质由其基本组成单位来决定。

（一）鉴别

1. 戊糖的鉴别

（1）苔黑酚反应

苔黑酚反应又称地衣酚反应，当 RNA 与浓盐酸在沸水浴中共热时即发生降解，形成的核糖继而转变成糠醛，后者与苔黑酚试剂（3，5-二羟甲苯）反应，在 Fe^{3+} 或 Cu^{2+} 催化下，生成鲜绿色化合物。该化合物于 670 nm 处有最大吸收。RNA 溶液的浓度在 20～250 μg/ml 时吸收度与浓度成线性关系，因此可用紫外-可见分光光度法进行定性和定量测定。凡戊糖均有此反应。

操作方法是取适宜浓度（每毫升溶液含 RNA 干燥制品 50～100 μg）的被测样品 2 ml，加入等体积的苔黑酚试剂（先配制 0.1% 的三氯化铁浓盐酸溶液，使用以上述溶液为溶剂配制成 0.1% 的 3，5-二羟基甲苯溶液），混匀，置于沸水浴中加热 10 min，溶液即呈鲜绿色。

（2）二苯胺反应

DNA 被酸或碱水解后，脱氧核糖可以与二苯胺反应，生成的蓝色化合物在595 nm 波长处有最大吸收，在 20～200 μgDNA/ml 范围内，吸收度与浓度成正比，因此可以用来进行定性和定量测定。

操作方法是取适宜浓度的被测样品 2 ml，加入 4 ml 二苯胺试剂（取 1.0 g 二苯胺，溶于 100 ml 冰醋酸中，再加入 10 ml 高氯酸，混匀。临用时加入 1 ml 1.6% 乙醛溶液，混匀），于 60℃ 恒温水浴中保温 1 h，溶液呈蓝色。

（3）与间苯三酚的反应

核苷酸中的戊糖在水溶液中加间苯三酚，在水浴上加热，即显玫瑰红色。

2. 嘌呤的鉴别

嘌呤碱基的水溶液与氨制硝酸银溶液反应，生成的银化物为白色沉淀，遇光变为红棕色。该反应是嘌呤碱基的特殊鉴别反应。

3. 磷酸的鉴别

用强酸（浓硫酸、高氯酸）将核酸样品分子中的有机磷酸转变为无机磷酸，无机磷酸与钼酸作用生成磷钼酸，磷钼酸在还原剂存在下，立即转变成蓝色的化合物钼蓝。

操作方法是取待测样品适量，加适量浓硫酸，置于高温恒温箱中在 140℃ ~ 160℃ 消化 1~2 h。取出，冷却后，加入 1 滴 30% 过氧化氢溶液继续消化 1 h。取出，冷却，加入 0.5 ml 4 mol/L 氢氧化钠溶液置于沸水浴中加热 10 min。再加定磷试剂（6 mol/L 磷酸：水：21.5% 钼酸铵：10% 维生素 C = 1：2：1：1）3 ~ 5 ml，溶液呈蓝色。

4. 特征吸收光谱

（1）紫外吸收

核苷酸及其衍生物都含有嘌呤环和嘧啶环，而这些环中均有共轭双键，因此无论 DNA 或 RNA 都具有吸收紫外光的性质。最大吸收峰在 260 nm 波长处。

（2）红外光谱

红外光谱法是利用物质对红外光区电磁辐射选择性吸收的特性进行定性和定量分析的方法。最突出的特点是具有高度的特征性，除光学异构体外，凡是结构不同的化合物一定不会有相同的红外光谱，所以每种物质均有其特征红外光谱图，可以通过与对照品的红外光谱图比较鉴别被测物。

5. 熔点测定

各种不同的核酸类药物都有其特定的熔点，可用熔点作为鉴别的一项指标。

（二）检查

1. 一般检查

检查方法与其他药品的检查方法相同。包括酸度、水分（或干燥失重）、无机盐、有机物、溶液的颜色和澄清度等。

2. 蛋白质检查

有些核苷酸类药物是由动植物细胞提取而得到的，有些是由菌体发酵后经分离提取而得到的，因此，检查是否存在蛋白质残留是非常重要的。方法是利用蛋白质和磺基水杨酸溶液反应产生沉淀来检查蛋白质是否存在。

操作方法是取适宜浓度的样品溶液，加等体积的20%磺基水杨酸溶液，溶液不发生混浊则判定为无蛋白质。

3. 有关物质

有关物质是指在生产过程中带入的或纯化不完全的及贮藏过程中分解而产生的其他物质。常用的检查方法有纸色谱法、薄层色谱法、电泳法、荧光检查法等。荧光检查法是将通过层析或电泳法分离后的纸或板放在紫外光灯（254 nm）下检测，看是否有蓝色荧光斑点。

（三）含量测定

1. 紫外–可见分光光度法

嘌呤类核苷酸药物一般都用紫外–可见分光光度法测定含量。被测物的百分吸收系数一般都已经确定，利用公式即可计算样品的含量。

如果样品不纯（如三磷酸腺苷二钠、肌苷等），须先经过前处理（如层析或电泳得到样品斑点，然后剪下），再测定样品的含量。

2. 高效液相色谱法

高效液相色谱法分离效能高，灵敏度强，结果准确，应用范围广。该方法不仅可以分离，而且可以准确测定各组分的峰面积和峰高，特别是已使用本方法测定含量的药物，可同时进行杂质检查。

三、嘧啶类核苷酸药物分析

（一）鉴别

该类药物的化学组成和性质基本与嘌呤类相似，唯一区别在于碱基不同。在嘧啶的结构中存在两个杂原子与环的相互影响，还有杂原子之间的相互影响。如果环上还有其他取代基则情况更为复杂。只有全面综合地考虑才能合理推测和理解它们的性质。两个氮原子显著地降低了环上碳原子的电子云密度，使其对氧化剂比较稳定，同时不与亲电试剂反应，除非环上带有给电子基团，否则芳香取代是很难进行的。此外，环上虽有两个未共用电子对的氮原子，但却表现为一元碱，这是由于当第一个氮原子与酸成盐后，大大降低第二个氮原子上的电子云密度，使之不再显碱性。环上取代基在此时受到两个氮原子的吸电作用，其影响也必然更大一些。

（二）检查

无机物、有机物、干燥失重、残渣、重金属等常规检查按规定进行。其他核苷酸主要指由生产过程中带入的其他物质，一般采用薄层色谱法加以分离。

（三）含量测定

1. 紫外-可见分光光度法

嘧啶环具有特征紫外光吸收，所以含量测定一般可采用紫外-可见分光光度法。

2. 电位滴定法

选用两支不同的电极，一支为指示电极，其电极电动势随溶液中被分析组分离子浓度的变化而变化；另一支为参比电极，其电极电势固定不变。在到达终点时，因被分析成分的离子浓度急剧变化而引起指示电极的电势突变，此转折点为突跃点。

将盛有供试品试液的烧杯置于电磁搅拌器上，浸入电极，搅拌，并自滴定管中分次滴加滴定液；开始时可每次加入较多的量，搅拌，记录电位，接近终点时，则应每次加入少量，搅拌，记录电位，至突跃点已过，仍应继续滴加几滴滴定液，并记录电位。

滴定终点的确定：用坐标纸以电位（E）为纵坐标，以滴定液体积（V）为横坐标，绘制 $E-V$ 曲线，以此曲线的陡然上升或下降部分的中心为滴定终点。

四、反义寡核苷酸药物分析

（一）概述

1. 定义

反义寡核苷酸药物是人工合成并经化学修饰的寡核苷酸片段，可与靶 mRNA 或靶 DNA 互补，在基因水平上干扰致病蛋白的产生。具有高度的选择性和较低的不良反应。

2. 反义寡核苷酸的化学修饰

不经修饰的反义寡核苷酸不论在体液内还是细胞中都极易被降解，不能发挥反义作用，因此采用经化学修饰的反义寡核苷酸，以减少核酸酶对反义寡核苷酸的降解。对寡核苷酸化学修饰的方法主要针对三方面：碱基修饰、核糖修饰和磷酸二酯键修饰。碱基修饰主要为杂环、5-甲基胞嘧啶和2-氨基腺嘌呤修饰。核糖修饰主要为 2′-0-甲基取代核糖、α-构象核糖修饰。磷酸二酯键修饰主要为硫代和甲基代修饰。

（二）反义寡核苷酸的序列分析

1. 改进的 Maxam-Gilbert 化学测序法

肼、硫酸二甲酯或甲酸专一性的修饰 DNA 分子中的碱基构成了化学测序法的基础，加入哌啶可催化 DNA 链在这些被修饰核苷酸处断裂，但必须对 DNA 链的一端进行标记，一般为同位素标记，便于电泳后显影。此法适用于修饰后的反义寡核苷酸（如非天然碱基、骨架改构），不影响测定结果，但不能反映修饰基团的信息。缺点是烦琐、费时。

2. 质谱法

测定寡核苷酸的序列及准确相对分子质量的常用方法之一为质谱法（MS）。它是确定药物组分结构的一种十分有效的手段。质谱法是在高真空状态下将被测物质离子化，按离子的质荷比大小分离而实现物质的成分和结构分析的方法。

质谱对寡核苷酸测序目前使用最多的是磷酸二酯酶梯带测序法。该法测序的原理是将被测寡核苷酸样品先用外切酶从 3′-端或 5′-端进行部分降解，在不同时间内分别取样进行质谱分析，取得寡核苷酸部分降解的分子离子峰信号，通过对相邻两个碎片相对分子质量进行比较，可以计算出被切割的核苷酸单体相对分子质量，与四个脱氧核苷酸的标准分子质量进行对照，就可以按顺序读出寡核苷酸的完整序列。硫代寡核苷酸由于分子骨架上每个磷酸基上的一个氧为硫取代，增加了对核酸酶降解的阻力，不能直接通过外切酶降解由质谱测序。测序时必须通过氧化使之转化成磷酸二酯寡核苷酸，再用 3′ 和 5′ 外切酶降解后由质谱测序。

（三）与靶基因的杂交性质

反义寡核苷酸药物是通过与靶基因的杂交发挥治疗功效的，所以在质量控制中须考察其杂交性质。反义寡核苷酸药物与靶基因的杂交性质主要通过测量两者结合后的杂交分子的解链温度 T_m 来衡量。T_m 值的测定主要是确保反义寡核苷酸以正确的序列合成并可与靶基因发生杂交。如果测不到 T_m 值，反义寡核苷酸将不可能发挥预期的疗效。对于反义寡核苷酸，T_m 值应在 50℃ ~ 70℃。若杂交分子的 T_m 值低于 50℃，在细胞内将不具有活性，因为杂交分子在进入细胞前便发生了解链。若杂交分子的 T_m 值高于 70℃，在细胞内也不具有活性，因为杂交分子在进入细胞后可能无法解链。

（四）理化特性分析

反义寡核苷酸是针对相应的基因产生作用，因此需要对寡核苷酸的长度、序列、均一性、修饰基团等理化特性进行全面分析，便于药物安全、有效地应用。

1. 鉴别

（1）高效液相色谱法

目前，多数反义寡核苷酸药物都是通过 DNA 序列合成仪制备的。高效液相色谱法对合成寡核苷酸的分析具有重现性好且易于操作等特点，故采用高效液相色谱法分别测定并比较样品和对照品的相对保留时间，可达到定性鉴别的目的。分析工作中通常使用反相高效液相色谱法和阴离子交换高效液相色谱法。

反相高效液相色谱法是按照寡核苷酸的疏水性大小进行选择性分离的。反义寡核苷酸的保留时间与疏水性成正比。反义寡核苷酸在经反相高效液相色谱法纯化前需要键合疏水性保护基团，而失败序列由于结构的原因一般不能键合这些基团，从而使带保护基团的目标产物疏水性较强，保留时间较长。对于采用化学合成法制备的寡核苷酸，长度相差 1 ~ 2 个核苷酸的寡核苷酸杂质采用此方法较难获得分离。

阴离子交换高效液相色谱法是按照不同长度磷酸骨架上所带负电荷差异进行分离的，长链寡核苷酸有较多的负电荷，被柱保留时间长。由于对硫代寡核苷酸骨架上的差异非常敏感，阴离子交换色谱可很好地分离长度相同的硫代和未完全硫代类似物，随着硫代磷酸基团数目的增加，保留时间依次缩短。保留时间与序列的长度相关，与碱基序列无关，长度相同的序列同一时间被洗脱。

（2）毛细管电泳法

毛细管电泳（CE）是以高电压和高电场为驱动力，以毛细管为分离通道，依据样品中各成分之间淌度和分配行为上的差异，而实现分离的液相分离技术。通常用于反义寡核苷酸分析的分离模式包括毛细管凝胶电泳（CGE）和毛细管区带电泳（CZE）。

CGE 基于分子大小的差别进行分离。通过采用 CGE 法分别测定并比较样品和对照品的相对迁移时间进行定性鉴别。使用内标或峰面积进行测定，CGE 还可作为寡核苷酸定量分析的方法，选择合适的内标消除因 CGE 的电迁移进样造成的进样误差和随毛细管老化引起的保留时间变化所带来的误差，使此方法成为纯度和含量测定方法。

CGE 分辨率优于 HPLC，可很好地分离长度相差一个碱基的磷酸二酯寡核苷酸和硫代寡核苷酸，但对硫代寡核苷酸分子骨架上磷酸基的差异不敏感。

CZE 是根据被分离物质的荷质比的差异进行分离的 CE 系统。

（3）聚丙烯酰胺凝胶电泳法（PAGE 法）

此方法对反义寡核苷酸的分离是根据其分子长度不同导致迁移速度的差异而实现的，较长的寡核苷酸由于分子质量较大因而迁移速度慢。PAGE 的相对保留时间可以作为定性鉴别的一个参数。此方法因分辨率高而被用于纯度分析，是一种有效的分离技术，可高分辨分离多个样品。

2. 均一性

为保证反义寡核苷酸类药物安全、有效的用于临床，对杂质的控制是其质量控制中不可缺少的一部分。常规的杂质分类方法将杂质分为特殊杂质和一般杂质。

（1）特殊杂质的检测

在硫代寡核苷酸合成中，有两类特殊杂质：一类是失败序列，比全长产品少若干个核苷酸，最主要的是少一个核苷酸的 $n-1$ 序列；另一类是在硫代寡核苷酸的合成中硫代不充分造成的。

这两类杂质是反义寡核苷酸类药物中应予以控制的主要杂质。毛细管电泳法与高效液相色谱法在分离失败序列和截短序列等相关杂质方面具有许多独到之处，尤其是毛细管电泳法对此类杂质具有较高的分离度，可以很好地分离相差一个碱基的反义寡核苷酸。

此外，质谱法也可作为杂质检测的方法。

（2）杂质限量检查项目

水分、pH 值及一般杂质如重金属、砷盐等检查须按照相应的方法进行检测。

（五）生物学活性测定

由于反义寡核苷酸类药物是作用于特定的基因，从而阻止相应的蛋白质产生以达到特定的药物效应，因此，对它进行生物学活性测定是质量控制中不可缺少的部分。生物学活性往往需要进行动物体内试验或通过细胞培养进行体外效价测定。这些方法的变异性较大，因此，在试验中要采用标准品进行校正。只有这样才能确保检测结果的可靠性和可比性。

第八章 中药制剂的检测

第一节 中药制剂检测依据与程序

一、简述

中药制剂系指在中医药理论指导下，按规定的处方和制法，将中药饮片加工制成的具有一定剂型和规格，用于防病治病的药品，被称为成方制剂和单味制剂。中药制剂广泛应用于临床，其质量的优劣直接影响健康与生命的安危。因此，对其质量必须严格控制和管理，确保人民群众用药的安全和有效。

为了确保中药制剂的质量，国家制定了药品的管理依据，即药品质量标准。药品质量标准是药品生产、供应、使用、检验和管理部门共同遵循的法定依据。

中药制剂检测技术系指以中医理论为指导，以相应的药品质量标准为依据，运用各种分析理论和方法，检测中药制剂质量的一门应用科学。

（一）中药制剂检测分类

中药制剂检测包括药品生产检验、药品验收检验、药品监督和仲裁检验。

1. 药品生产检验

由制药企业承担，亦即第一方检验。药品生产检验主要是对药品内在质量进行检验，包括进厂原辅料、包装材料、工艺用水、成品的质量检验及质量稳定性考察等。

2. 药品验收检验

由药品经营企业承担，亦即第二方检验，首次经营品种应进行药品内在质量的检验。

3. 药品监督和仲裁检验

由各级药品检验所承担。国家依法设置的药品检验机构包括中国食品药品检定研究院，省、自治区、直辖市药品检验所，市（地）、自治州、盟药品检验所，县、市、旗药品检验所。

药品检验所的药品检验分为抽验、委托检验、复核检验、审批检验、优质品考核、仲裁检验和进出口检验等，其中，进口药品由国家批准授权进口的口岸药品检验所进行检验。

（二）中药制剂检测的特点

对于中药，特别是植物药，其所含成分是复杂的，由几味甚至几十味药组成的中药制剂所含成分则更为复杂，所以样品常须经提取、分离、富集等处理，尽可能除去非待测成分特别是干扰性成分，进而得到相对纯的供试品溶液。

含饮片粉末的丸剂、片剂、散剂、锭剂等，含饮片已粉碎，其外部性状特征被破坏，难以辨认和鉴定，容易掺杂异物，使品质不纯，含饮片粉末的中药制剂均采用了专属性强的显微鉴别，并对显微特征做了归属标注，确保其质量。显微鉴别技术已经达到国际领先水平。例如保济丸的显微鉴别：取本品，置于显微镜下观察。不规则分枝状团块无色，遇水合氯醛试液溶化；菌丝无色或淡棕色，直径 $4 \sim 6~\mu m$（茯苓）。草酸钙针晶细小，长 $10 \sim 32~\mu m$，不规则地充塞于薄壁细胞中（苍术）。花粉粒类圆形，直径 $24 \sim 34~\mu m$，外壁有刺，长 $3 \sim 5~\mu m$，具 3 个萌发孔（菊花）。

由于中药制剂待测成分分离困难且普遍含量较低，经典的检测方法难以客观准确地反映制剂的内在质量。现阶段，中药制剂检测普遍使用高灵敏度、高分辨率的仪器分析技术，特别是具有分离和分析双重功能的色谱法，使专属性和准确性均得到很大提高。薄层色谱法、薄层扫描法、高效液相色谱法、气相色谱法成为药品检测的法定方法。

（三）影响中药制剂质量的因素

影响中药制剂质量的因素很多，主要包括原料、生产工艺、包装等方面。

1. 原料

中药制剂的原料是饮片，饮片的质量优劣直接关系到中药制剂的质量。饮片大部分源于生物，活性成分含量高低跟药材产地、采收时间、药用部位和加工方法的不同等密切相关。

饮片在投料前应按药品标准进行检测，合格的才可以投料。中药制剂质量受原料的影响最大，只有饮片的质量好，中药制剂的质量才能好。

2. 生产工艺

在中药制剂生产中，应根据不同产品，设计合理的制剂工艺，严格遵守操作规程，使活性成分尽可能完全转移至中药制剂中，确保中药制剂质量。

例如石淋通片，虽然广金钱草化学成分已知，但活性成分目前尚未明确，故采用水提醇沉法除去无效成分，使产品能保持饮片的所有综合成分。

3. 包装

中药制剂的包装应能保证药品的质量，包括运输、贮藏等环节，并便于医疗使用。盛装药品的各种容器（包括塞子等）均应无毒、洁净，与内容药品不发生化学反应，且不影响药品的质量和检测。例如保济丸，过去用纸袋包装，现多改用聚苯乙烯透明塑料圆形指头瓶包装。

4. 其他

辅料及贮藏条件亦会影响中药制剂的质量。目前中药剂型多种，所用辅料多种多样。如蜂蜜、蜂蜡、硬脂酸镁、羧甲淀粉钠、糊精等，一定要检测其质量，合格的才可以投料。

中药制剂的贮藏应符合药品标准规定，避免尘土、异物进入及潮湿、高温、氧化、光照等环境因素对制剂质量的影响。中药制剂一般要求密封（闭）、阴凉、干燥条件下贮藏：如复方黄连素片等大多数中药制剂，其贮藏为"密封"；少数中药制剂由于所含活性成分的性质或剂型要求，规定了相适宜的贮藏条件，如十滴水软胶囊的贮藏为"密封、置阴凉处"；追风透骨丸的贮藏为"密封、防潮"；九一散贮藏为"密封、避光、防潮"；注射用双黄连的贮藏为"避光、密闭、防潮"。

二、中药制剂检验的依据和程序

（一）中药制剂检验的依据

药品检验是按药品标准对检验品（包括原辅料、中间产品、成品等）进行检测、比较和判定的过程。

国内生产的中药制剂进行常规检测时，以国家药品标准为依据；生产企业为了保证产品质量，往往以自定的内控质量标准为依据，但在仲裁时应以国家药品标准为依据。医疗单位自制的制剂按卫生行政部门批准的质量标准进行检测。进出口药品应由进出口的口岸药检所按有关质量标准或合同规定进行检测。

（二）中药制剂检验的程序

中药制剂检验是中药制剂质量控制的一个重要组成部分，其检验程序一般分为取样、样品预处理、性状观测、鉴别、检查、含量测定和书写检验报告书。

1. 取样

取样系指从一批产品（进厂原料、中间产品及成品）中，按取样规则抽取一定数量具有代表性的样品。样品系指为了检验药品的质量，从整批产品中采取足够检测用量的部分。药品检验贯穿药品生产的整个过程。中药制剂检验对中药制剂质量既起着把关作用，又起着预防作用，即对上一过程进行严格检验，把好质量关，同时是下一过程的预防，防止将不合格品转入下一过程。

（1）取样要求

直接接触药品的取样工具和盛样器具，应不与药品发生化学作用，使用前应洗净并干燥。核对品名、产地、批号、规格等级及包件式样，检查并详细记录。凡有异常情况的包件，应单独取样检验。

（2）取样数目

①药材和饮片

总数不足 5 件的，应逐件取样；5～99 件，随机抽 5 件取样；100～1000 件，按 5% 比例取样；超过 1000 件的，超过部分按 1% 比例取样。

贵重药材和饮片：均逐件取样。

②成品、中间产品

按批抽取。设总件数为 n，$n \leqslant 3$，逐件取样；$3 < n \leqslant 300$，取样数为 $\sqrt{n}+1$，随机取样；$n > 300$，取样数为 $\dfrac{\sqrt{n}}{2}+1$，随机取样。

（3）取样量

一般为最少可供 3 次全检用量。1/3 供检验用；1/3 供复核用；1/3 供留样保存，保存至产品失效后一年。

2. 样品预处理

中药制剂检测常将供试品制成供试液后按规定的方法进行检测。

供试品溶液制备是根据待测成分的性质，选择合适的方法，除去干扰成分和其他非待测成分，保留或尽可能全量保留供试品中待测成分的过程。检测方法不同，供试品溶液制备方法亦不一样。由于中药制剂成分复杂、剂型多样且多为固体，故一般供理化检验的供试品溶液的制备包括粉碎（或分散）、提取、分离和富集等操作。

（1）固体制剂的粉碎（或分散）

中药制剂多为固体，一般应进行粉碎，粉碎后的表面积增大，有利于待测成分的提取；粉碎的粒度应合适，可根据检验目的选择合适的粉碎器械；粉碎后如须过筛，则过筛时不能通过筛孔的颗粒必须反复粉碎或碾磨，使其全部通过筛网，保证样品的代表性。

颗粒剂、散剂、硬胶囊剂（内容物）：本身颗粒较小，一般不用粉碎，可直接提取。

（2）提取

中药制剂中待测成分的提取，通常是根据待测成分的性质，选择适当的方法，将待测成分尽可能提出。常用的提取方法有溶剂提取法、水蒸气蒸馏法和升华法等。

①溶剂提取法

溶剂提取法是根据中药制剂中各类成分的溶解性能，选择合适的溶剂将待测成分提出的方法。提取溶剂的选择遵循"相似相溶"的原则，即应选择对待测成分溶解度大，对非待测成分溶解度小，不与待测成分发生不良反应、低碳安全环保的溶剂。

A. 浸渍提取法

取适量的样品置于具塞容器中，加入一定量的溶剂，摇匀，密塞，在一定温度下放置浸泡提取，浸泡期间经常振摇。溶剂用量为样品重量的6~20倍，浸泡时间从几分钟至48 h不等。

B. 回流提取法

取一定量的样品置于圆底烧瓶中，加入一定量的有机溶剂（溶剂须浸没过药品），连接回流冷凝器，加热回流提取，放冷，过滤得到提取溶液。在中药制剂的常规检测中，溶剂种类和用量、提取时间等均按各品种项下的规定执行。本方法操作简单、提取效率高，但提取杂质较多，适合于对热稳定的待测成分的提取。

C. 连续回流提取法

取一定量的样品置于索氏提取器中，加入一定量的有机溶剂，连接回流冷凝器，加热连续回流至提取完全。本方法操作简单、提取效率高、不用过滤且提取杂质少，适合于对热稳定的待测成分的提取。

D. 超声波提取法

取一定量的样品置于具塞锥形瓶中，加入一定量的溶剂后，置于超声波振荡器中进行提取，提取时间一般在 30 min 内。超声功率和频率按各品种项下的规定执行。本方法操作简单，时间短，提取效率高。

②水蒸气蒸馏法

本方法适用于能随水蒸气蒸馏而不被破坏、与水不发生反应、难溶或不溶于水的挥发性成分的提取，包括挥发油、某些小分子的生物碱（如麻黄碱、烟碱、槟榔碱等）和某些小分子的酚类物质（如丹皮酚等）。

③升华法

固体物质遇热直接汽化，遇冷后又直接凝结成固体的过程，称为升华。中药制剂中某些成分具有升华性，如冰片、樟脑、咖啡因、游离蒽醌类等。具有升华性的物质可用升华法提取。

④注意事项

若为定量分析，则要定量操作。提取过程中如提取溶剂有损失，则加入提取溶剂后，称重，提取完冷却后，再称重，用提取溶剂补足减失的重量。

（3）分离

固体中药制剂经提取得到的提取液大多仍成分复杂，还须进一步分离纯化。常用的分离纯化的方法主要有液-液萃取法、液-固萃取法（色谱法）和盐析法等。

①液-液萃取法

液-液萃取法为简单萃取法，通常在分液漏斗中进行。利用提取液中待测成分和非待测成分在两种互不相溶的溶剂中分配系数的不同进行分离，分配系数相差越大，则分离效果越好。其中一相为水相，另一相必须是与水互不相溶的有机溶剂，常用的有正丁醇、乙酸乙酯、三氯甲烷、乙醚等。若为含量测定，则应提取完全，一般提取次数为 3~5 次，提取溶剂应为另一相的 2~5 倍。

②沉淀法

改变溶剂极性，过滤，得滤液或不溶物，除去提取液中的非待测成分，如水提醇沉法（沉淀多糖、蛋白质）、醇提水沉法（沉淀树脂、叶绿素）、酸提碱沉法（分离碱性成分）、碱提酸沉法（分离酸性成分）；利用某些试剂与提取液中的某些成分发生化学反应进行分离纯化，如雷氏盐沉淀法（分离水溶性生物碱）。

③色谱法

色谱法亦称为液-固萃取法。理化性质相似的混合物，用一般的化学方法很难分离，可用色谱法将其分离。常用氧化铝柱（内径约 0.9 cm，中性氧化铝 5 g）、D101 型大孔吸附树脂柱（内径约为 1.5 cm，柱高为 10 cm）等。

④盐析法

在水提取液（或液体中药制剂）中加入无机盐（NaCl 或 Na_2SO_4 等）至一定浓度或达到饱和状态，使溶液中某些成分溶解度降低而分离。

3. 性状

药品性状内容包括其外观、质地、断面、臭、味、溶解度及物理常数等，在一定程度上反映药品的质量特性。外观是指关于药品的色泽外表感官的描述。

制剂的性状包括剂型及内容物的色、臭、味，其外观性状与原料质量、制剂工艺、包装及贮存等有关，是评价药品质量的主要指标之一。由于外观、臭、味属一般性描述，没有相对应的固定方法，可因生产条件不同而有差异，但只要不影响药品的质量和疗效，一般是允许的。

4. 鉴别

鉴别：项下包括经验鉴别、显微鉴别和理化鉴别。显微鉴别中的横切面、表面观及粉末鉴别，均指经过一定方法制备后在显微镜下观察的特征。理化鉴别包括物理、化学、光谱、色谱等鉴别方法。

5. 检查

检查：项下规定的项目要求系指药品或在加工、生产和贮藏过程中可能含有并需要控制的物质或其限度指标，包括安全性、有效性、均一性与纯度等方面要求。

各类制剂，除另有规定外，均应符合各制剂通则项下有关的各项规定。制剂通则中的"单剂量包装"系指按规定一次服用的包装剂量。各品种［用法与用量］项下规定服用范围者，不超过一次服用最高剂量包装者也应按"单剂量包装"检查。

6. 含量测定

含量测定是控制中药制剂内在质量的重要方法，控制活性成分和毒性成分含量是保证中药制剂有效、安全的根本措施。对于绝大多数的有效成分，只规定下限；当活性成分同时是有毒成分，必须规定幅度，即上下限；某些制剂则以有效部分或总成分的含量来控制药品的质量，例如总生物碱、总黄酮、总皂苷、挥发油、总氮量等的测定。

7. 检验记录和检验报告书

（1）检验记录

检验记录是出具检验报告书的原始依据。为保证药品检验工作的科学性和规范性，检验原始记录必须用蓝黑墨水或碳素笔书写，做到记录原始、数据真实、字迹清晰、资料完整。

检验原始记录按页编号，按规定归档保存，内容不得私自泄露。

①基本条件要求：规定的记录纸和各类专用检测记录表格，铅笔（显微绘图用）。

②检测人员在检测前，应注意检测品标签与所填检测卡的内容是否相符，并将样品的编号与品名记录于检测记录纸上。

③检测记录中，应先写明检测的依据。

④检测过程中，可按检测顺序依次记录各检测项目及其内容，记录均应及时、完整地记录，严禁事后补记或转抄。如发现记录有误，可用单线划去并保持原有的字迹可辨，不得擦抹涂改；并应在修改处签名或盖章，以示负责。

⑤在整个检测工作完成之后，应将检测记录逐页顺序编号，根据各项检测结果认真填写"检测卡"，并对本检测品做出明确的结论。

（2）药品检验报告书

药品检验报告书是对药品质量做出的技术鉴定，是具有法律效力的技术文件；要求做到：依据准确、数据无误、结论明确、文字简洁、书写清晰、格式规范；每一份药品检验报告书只针对一个批号。

成品检验报告书为一式 3 份、中间产品为 2 份、物料为 2 份，分别交仓库或车间，另一份由质量管理部门存档，仓库、车间也要设专人保存检验报告。检验原始记录、检验报告书须按批号保存药品有效期后一年或三年后方可销毁。

①报告书编号按规定填写，要求具有识别性和唯一性。

②检品名称应按药品包装上的品名（中文名或外文名）填写。

③剂型按检品的实际剂型填写。如片剂、胶囊剂、注射剂等。

④规格按质量标准规定填写。没有规格的填"/"。

⑤包装制剂包装应填药品的最小原包装的包装容器，如"塑料瓶"或"铝

塑板及纸盒"等。

⑥批号按药品包装实样上的批号填写。

⑦有效期：国内药品按药品包装所示填写有效期。

⑧报验数量指检品所代表该批报验药品的总量。

⑨检测目的根据委托方提供的资料及实际情况填写。

⑩检测项目有"全检""部分检测"或"单项检测"。"单项检测"应直接填写检测项目名称，如"热原"或"无菌"等。

⑪药品检验报告书的结论内容应包括检验依据和检验结论。

全检合格，结论写"本品按××检验，结果符合规定"。

全检中只要有一项不符合规定，即判为不符合规定；结论写"本品按××检验，结果不符合规定"。

如非全项检测，合格的写"本品按××检验上述项目，结果符合规定"；如有一项不合格时，则写"本品按××检验上述项目，结果不符合规定"。

第二节　中药制剂的鉴别方法

一、显微鉴别法

（一）概述

中药制剂的显微鉴别法是指利用显微镜来观察中药制剂中饮片的组织、细胞或内含物等特征进行鉴别的方法。显微鉴别法操作简单、快速、准确，是中药制剂鉴别的常用方法之一，适用于含饮片粉末的中药制剂，如片剂、散剂、丸剂等。对于用饮片提取物制成的制剂，如口服液、酊剂等，由于饮片原有的组织结构被破坏，故不能采用显微鉴别法进行鉴别。

显微鉴别应分析处方，选用能相互区别、互不干扰且能表明该饮片存在的显微特征作为鉴定依据。一般选择主药、贵重药或易混乱品种重点观察。

（二）方法

1. 仪器与用具

显微镜、刀片、镊子、研钵、酒精灯、铁三脚架、石棉网、滴瓶、试管、试管架、滴管、玻璃棒（粗与细）、载玻片、盖玻片、量筒、铅笔（HB、4H 或 6H）、滤纸、火柴等。

2. 试药与试液

水合氯醛试液、甘油醋酸试液、甘油乙醇试液等。

3. 操作方法

（1）制片

①供试品粉末制备

按剂型不同，分别处理供试品，部分剂型的粉末制备方法见表8-1。

表8-1　部分剂型粉末制备方法

剂型	供试品粉末制备
散剂、胶囊剂	取适量粉末（应研细），装片
片剂	取 2~3 片（包衣者除去包衣），研碎后取少量粉末装片
蜜丸	将药丸切开，从切面由外至中央挑取适量或用水脱蜜后，吸取沉淀物少量装片
水丸、糊丸、水	取数丸，置于研钵中研成粉末，取适量粉末装片
锭剂	取 1~2 锭，置于研钵中研成粉末，取适量粉末装片

②制片

挑取供试品粉末（必要时过 4 号筛）少许，置于载玻片上，滴加甘油醋酸试液、水合氯醛试液或其他适宜的试液，盖上盖玻片。必要时，加热透化。根据观察对象不同，分别制片 1~5 片。

水合氯醛试液能使干缩的细胞膨胀，并可溶解淀粉粒、蛋白质、叶绿素（体）、树脂、挥发油等，较能清晰地观察组织结构及草酸钙结晶。水合氯醛透化后不待放冷即滴加甘油乙醇液，以防水合氯醛析出结晶而影响观察。

（2）观察

中药制剂的成分非常复杂，为便于观察，常将制剂粉末或提取液滴加适当的化学试剂后制成标本，利用显微镜观察细胞壁、细胞内含物或某些化学成分出现的变色、溶解、产生结晶或气泡等现象，以对中药制剂进行真伪鉴别。

（3）测量

显微测量是应用显微量尺在显微镜下测量细胞及细胞内含物等大小的一种方法，是中药制剂显微鉴别的重要手段之一。测量可用目镜测微尺进行。如一捻金的显微鉴别：取本品，置于显微镜下观察，草酸钙簇晶大，直径 60～140 μm（大黄）；草酸钙簇晶直径 20～68 μm，棱角锐尖（人参）。

（4）注意事项

①中药制剂的显微鉴别仅限于含饮片粉末入药的剂型。

②显微鉴别时，应选取药材在该制剂中易观察到的、专属性强的 1～2 个显微特征作为鉴别依据，两味或两味以上药材所共有的显微特征不能作为鉴别指标。

③中药制剂的原料药材包括植物药、动物药、矿物药，源于相同药用部分的药材显微特征具有一定的规律性。在显微鉴别时，应根据处方原料的来源，有重点地进行观察，以提高鉴别的准确性。

④装片时所选用的试液，一般与原药材粉末显微鉴别相同，如用甘油醋酸试液、稀甘油或其他试液装片观察淀粉粒；用水合氯醛装片不加热观察菊糖；用水合氯醛加热透化后观察细胞组织特征。

4. 记录

除用文字详细描述组织特征外，还可根据需要用 HB、4H 或 6H 铅笔绘制简图，并标出各特征组织的名称。

中药制剂粉末的特征组织图中，应着重描述特殊的组织细胞和含有物，如未能检出某应有药味的特征组织，应注明"未检出××"；如检出不应有的某药味，则应画出其显微特征图，并注明"检出不应有的××"。

（三）结果判定

规定的显微特征全部检出，判为符合规定；否则，判为不符合规定。

二、化学反应鉴别法

（一）概述

化学反应鉴别法是利用检测试剂与制剂中的有效成分或指标性成分发生化学反应，根据所产生的颜色、沉淀、气体或荧光等现象，初步判定制剂中所含化学成分的有无，并以此鉴别制剂真伪的方法。该方法操作简单，适用性较强，但专属性较差。

中药制剂的成分复杂，干扰因素多，在化学反应鉴别前应对样品进行提取、分离、纯化，以除去干扰物质，改善鉴别方法的专属性。具体的分离精制方法要与被鉴别成分的性质、干扰成分的性质和化学反应对反应条件的要求相适应。

化学反应鉴别法主要用于制剂中含有生物碱、黄酮、蒽醌、皂苷、香豆素、内酯、挥发油、糖类、氨基酸、蛋白质及矿物类等成分的鉴别。

1. 生物碱

生物碱是一类重要的天然有机化合物，含有生物碱类成分的中药材较多，如毛茛科（黄连、乌头、附子）、防己科（汉防己、北豆根）、罂粟科（罂粟、延胡索）、茄科（洋金花、颠茄、莨菪）、马钱子科（马钱子）、豆科（苦参）、百合科（川贝母、浙贝母）等。大多数生物碱在酸性水溶液或稀醇中可与某些试剂发生沉淀反应（常用）或颜色反应，以此鉴别生物碱。《中国药典》收载的用生物碱沉淀反应鉴别的有川贝雪梨膏、小儿肺热平胶囊、止喘灵注射液、马钱子散、牛黄蛇胆川贝液、石淋通片、黄杨宁片等。

化学反应鉴别生物碱应注意以下事项。

（1）反应条件

生物碱沉淀反应一般在酸性溶液中进行（苦味酸可在中性条件下进行）。

（2）结果判定

进行生物碱沉淀反应时，一般须采用 3 种或 3 种以上的试剂分别进行试验，如果均发生沉淀反应，可判定制剂中含有生物碱成分。

（3）防止假阳性、假阴性现象

假阳性是指检测所观察到的与药品标准一致，但实际不存在检出目的物的现象；制剂中常含有蛋白质、多肽、氨基酸、鞣质等一些非生物碱类成分，也能与生物碱沉淀试剂作用产生沉淀，出现假阳性现象。

假阴性是指检测所观察到的与药品标准不一致，但实际存在检出目的物的现象；少数生物碱如麻黄碱、吗啡、咖啡因等，不与生物碱沉淀试剂反应，出现假阴性现象。

（4）有机溶剂提取后鉴别

大多数中药制剂提取液的颜色较深，影响试验结果的观察，为提高检测结果的准确性，可将酸水液碱化后用三氯甲烷萃取游离生物碱，使之与水溶性有色物质分离，然后用酸液将生物碱从三氯甲烷溶液中萃取出来，进行沉淀反应。

2. 黄酮类

常见的含有黄酮类成分的中药有黄芩、葛根、银杏叶、槐花、陈皮、山楂、槐米等，常用盐酸-镁粉反应进行鉴别。

通常是取供试品的甲醇溶液或乙醇溶液 1 ml，加入少量镁粉与盐酸，可显色。多数黄酮、黄酮醇、二氢黄酮及二氢黄酮醇类化合物显橙红色至紫红色，少数显紫至蓝色。但查尔酮、儿茶素类则不发生显色反应。

3. 蒽醌类

含有蒽醌类成分的中药主要有大黄、丹参、紫草、虎杖、决明子、何首乌、番泻叶等，常用碱液反应进行鉴别。

通常是取供试品的酸水提取液，加入乙醚振摇，分取乙醚层，加入氢氧化钠或氨试液，振摇，乙醚层仍显黄色，碱液层显红色。

4. 皂苷

含有皂苷的中药有人参、甘草、黄芪、柴胡、知母、三七、桔梗、远志、麦冬等，皂苷常用泡沫反应、显色反应进行鉴别。

（1）泡沫反应

样品水溶液强烈振摇后，产生持久性泡沫（15 min 以上）。

（2）显色反应

皂苷可发生醋酐-浓硫酸反应、三氯乙酸反应、三氯甲烷-浓硫酸反应、五氯化锑反应等多种显色反应。

5. 香豆素、内酯和酚类

含有香豆素、内酯和酚类成分的中药有白芷、秦皮、独活、柴胡、补骨脂、蛇床子、前胡、茵陈、牡丹皮等，常用异羟肟酸铁反应、氯亚氨基-2，6-二氯醌-四硼酸钠（Gibbs）反应、重氮盐-偶合反应、三氯化铁等进行鉴别。

6. 挥发性成分

挥发性成分是指中药中一类具有芳香气味并易挥发的成分，其化学组成复杂，主要包括挥发油类成分和其他分子量较小、易挥发的化合物，包括薄荷、冰片、藿香、当归、荆芥、防风、白芷、陈皮、肉桂等。

挥发油的化学反应鉴别：一般根据挥发油各组分的结构或官能团的化学性质进行鉴别。挥发油中若含有酚类成分，加入三氯化铁的乙醇溶液可产生蓝色、蓝紫色或绿色反应；若含有羰基化合物，加入苯肼或苯肼衍生物、羟胺等试剂可生成结晶性的衍生物；若含有醛类化合物，加入硝酸银-氨试液可发生银镜反应；若含有内酯类化合物，于样品的吡啶溶液中加入亚硝酰铁氰化钠及氢氧化钠溶液可出现红色并逐渐消失；若含有不饱和化合物，于样品中加入溴可使红棕色褪去。

7. 动物药

动物药材及其制剂是我国医药学宝库中的重要组成部分，临床使用广泛。常用的动物药材品种有上百种之多，其中相当一部分为名贵药材，在临床上具有较高的医疗价值。常见的有牛黄、麝香、熊胆、蟾蜍等，主要含有蛋白质（酶）、多肽及氨基酸类成分，常用茚三酮反应鉴别。

8. 其他成分

（1）升华物质

中药制剂中某些具有升华性质的成分，通常是在一定温度下，将其升华使与其他成分分离后，利用升华物的理化性质（化学性质常用）进行鉴别。本方法操作简便迅速，专属性较强。

（2）荧光物质

中药制剂中的某些化学成分包括黄酮类、蒽醌类、香豆素类等，经化学试剂处理后，在紫外光或可见光照射下能发出荧光，利用这一特性可对其进行鉴别。本方法操作简便、灵敏，具有一定的专属性。

（二）方法

1. 仪器与用具

天平、试管、酒精灯、蒸发皿、坩埚、漏斗、水浴锅、微量升华装置、载玻片、紫外光灯（254 nm、365 nm）、滤纸、回流装置等。

2. 试药与试液

按各品种项下规定准备试药和试液。

3. 操作方法

（1）供试品溶液的制备

目的是把待鉴别的化学成分提取出来后进行鉴别，提高鉴别的准确性。

片剂、丸剂、散剂、胶囊剂等固体制剂可以根据鉴别对象不同采用不同溶剂进行提取。大多数化学成分均可用50%~70%乙醇提取；当用酸性乙醇溶液回流提取，滤液一般可检验酚类、有机酸、生物碱等成分。用水提取，室温浸泡过夜，滤液可供检验氨基酸、蛋白质。60℃热水提取，滤过，滤液可以检验糖、多糖、皂苷、鞣质及其他苷类。用有机溶剂如乙醚提取，滤液可以检验酯、内酯、苷元；药渣挥去乙醚后，用甲醇回流提取，滤液可以检查各种苷类。如制剂中含有升华成分，可直接利用升华法进行提取。如含有挥发油成分，可直接用水蒸气蒸馏法进行提取。

液体制剂如注射剂、酒剂、合剂、酊剂、糖浆剂等，可以直接取样，也可以参照上述方法进行提取或萃取。

（2）显色（或沉淀，或荧光）

化学反应鉴别大多为试管实验，即取供试品溶液适量置于试管中，加入试剂或试药进行反应，或将供试品溶液置于蒸发皿或坩埚中，挥去溶剂，滴加试液于残留物上进行鉴别。

（3）注意事项

①中药制剂中蛋白质及含酚羟基成分普遍存在，所以应慎重使用专属性较差的化学反应，如泡沫生成反应、三氯化铁显色反应等。

②试管加热时，内容物不得超过试管容积的 1/3，试管应倾斜 45°，试管口不得朝向人，使用有机溶剂时，不能用明火加热。

4. 记录

记录简要的操作过程、供试品的取用量、所加试剂的名称与用量、反应结果（包括生成物的颜色、气体的产生或异臭、沉淀物的颜色或沉淀物的溶解等）。多批号供试品同时进行检验时，如结果相同，可只详细记录一个批号的情况，其余批号可记为同编号××的情况与结论；遇有结果不同时，则应分别记录。

5. 结果判定

反应现象与质量标准一致，判为符合规定；否则，判为不符合规定。

三、有效成分的鉴别方法

鉴别有效成分生物碱、黄酮、蒽醌等，须考虑这些成分的结构及制剂的处方组成，然后选择合适的方法。同一成分在不同的处方中，鉴别的方法亦不尽相同。

（一）生物碱类成分

生物碱是一类含氮有机化合物，大多具有复杂的环状结构，氮原子多在环内。鉴别的方法包括化学反应法、薄层色谱法、纸色谱法、高效液相色谱法等。

1. 化学反应法

在化学法鉴别中，常用生物碱沉淀反应进行鉴别，《中国药典》收载的用此法鉴别的有川贝雪梨膏、小儿肺热平胶囊、马钱子散、牛黄蛇胆川贝液、石淋通片等。

实例：牛黄蛇胆川贝液

[鉴别] 取本品 20 ml，加稀盐酸 1~2 ml，加三氯甲烷振摇提取 2 次，每次 15 ml，弃去三氯甲烷液，水液用氨试液调至碱性，加三氯甲烷振摇提取 2 次，每次 15 ml，合并三氯甲烷液，蒸干，残渣加稀盐酸 2 ml 使溶解，过滤，分置于 3 支试管中。一管中加入碘化铋钾试液 1~2 滴，生成红棕色沉淀；一管中加入碘化汞钾试液 1~2 滴，生成白色沉淀；另一管中加入硅钨酸试液 1~2 滴，生成白色沉淀。

2. 色谱法

色谱法包括薄层色谱法、纸色谱法、高效液相色谱法等。

（1）薄层色谱法

常采用硅胶或氧化铝为吸附剂。《中国药典》收载的用此方法鉴别的有急支糖浆、二妙丸、三妙丸、八珍益母丸、乙肝益气解郁颗粒等。

实例：急支糖浆

[鉴别] 取本品 10 ml，加水 20 ml 稀释，转移至分液漏斗中，用浓氨试液调节 pH 值至 10~12，用乙醚振摇提取 2 次，每次 15 ml，合并乙醚液，蒸干，残渣加甲醇 1 ml 使溶解，作为供试品溶液。另取盐酸麻黄碱对照品，加甲醇制成每 1 ml 含 1 mg 的溶液，作为对照品溶液。照薄层色谱法试验，吸取供试品溶液 10 μl、对照品溶液 2 μl，分别点样于同一硅胶 G 薄层板上，以三氯甲烷-甲醇-浓氨试液（40：10：1）为展开剂，展开，取出，晾干，喷以茚三酮试液，在 105℃加热至斑点显色清晰。供试品色谱中，在与对照品色谱相应的位置上，显相同颜色的斑点。

（2）纸色谱法

用此方法鉴别的有化症回生片等。

实例：化症回生片

[鉴别] 取本品 20 片，研细，加 80%乙醇 50 ml，加热回流 1 h，过滤，滤液蒸干，残渣加 1%盐酸溶液 5 ml 使溶解，过滤，滤液加碳酸钠试液调节 pH 值至 8，滤过，滤液蒸干，残渣加 80%乙醇 3 ml 使溶解，作为供试品溶液。另取盐酸

水苏碱对照品，加乙醇制成每 1 ml 含 0.5 mg 的溶液，作为对照品溶液。照薄层色谱法试验，吸取上述两种溶液各 10~20 µl，分别点上于同一层析滤纸上上行展开，使成条状，以正丁醇-醋酸-水（4∶1∶1）的上层溶液为展开剂，展开，取出，晾干，喷以稀碘化铋钾试液，放置 6 h。供试品色谱中，在与对照品色谱相应的位置上，显相同颜色的斑点。

（3）高效液相色谱法

用此方法鉴别的有风湿骨痛片、肠康片、鲜益母草胶囊和小儿咳喘灵口服液等。

实例：风湿骨痛片

［鉴别］在［含量测定］麻黄项下的色谱图中，供试品色谱应呈现与盐酸麻黄碱对照品和盐酸伪麻黄碱对照品色谱峰保留时间相同的色谱峰。

（二）黄酮类成分

黄酮类化合物广泛存在于自然界中，约有 25% 的植物中含有黄酮类成分。鉴别的方法包括化学反应法和色谱法等。

1. 化学反应法

常用盐酸-镁粉反应鉴别黄酮类化合物。用此方法鉴别的有大山楂丸、参茸保胎丸、复方金钱草颗粒等。

实例：大山楂丸

［鉴别］取本品 9 g，剪碎，加乙醇 40 ml，加热回流 10 min，过滤，滤液蒸干，残渣加水 10 ml，加热使之溶解，用正丁醇 15 ml 振摇提取，分取正丁醇液，蒸干，残渣加甲醇 5 ml 使溶解，过滤。取滤液 1 ml，加少量镁粉与盐酸 2~3 滴，加热 4~5 min 后，即显橙红色。

2. 色谱法

（1）薄层色谱法

薄层色谱法是黄酮类成分最常用的鉴别方法，常采用硅胶、聚酰胺等吸附剂。用此方法鉴别的有儿童清肺丸、胆宁片、松龄血脉康胶囊、桑葛降脂丸等。

实例：儿童清肺丸

［鉴别］取本品水蜜丸 2 g，粉碎，或取大蜜丸 3 g，剪碎，加 70% 乙醇 20 ml，加热回流 1 h，过滤，滤液浓缩至 2 ml，加在聚酰胺柱（80~100 目，1 g，柱内径为 1 cm，湿法装柱）上，分别用水、30% 乙醇、60% 乙醇和乙醇各 25 ml

洗脱，收集30%乙醇洗脱液（备用），收集乙醇洗脱液，蒸干，残渣加甲醇1 ml使溶解，作为供试品溶液。另取黄芩苷对照品，加甲醇制成每1 ml含1 mg的溶液，作为对照品溶液。照薄层色谱法试验，吸取供试品溶液5 μl、对照品溶液1 μl，分别点样于同一聚酰胺薄膜上，以乙酸乙酯-丁酮-甲酸-水（5：3：1：0.5）为展开剂，展开，取出，晾干，喷以1%三氯化铁乙醇溶液，热风吹至斑点显色清晰，置于日光下检视。供试品色谱中，在与对照品色谱相应的位置上，显相同颜色的斑点。

（2）高效液相色谱法

常结合含量测定项对中药制剂进行检测。用此方法鉴别的有小儿热速清口服液、小儿热速清糖浆、孕康合剂、灯盏细辛颗粒、清开灵片、清开灵软胶囊等。

实例：灯盏细辛颗粒

[鉴别] 取本品，照 [含量测定] 项下的方法试验，供试品色谱中，应呈现与野黄芩苷对照品保留时间相同的色谱峰。

[含量测定] 照高效液相色谱法测定。

①色谱条件与系统适用性试验：以十八烷基硅烷键合硅胶为填充剂，以甲醇-四氢呋喃-0.1%磷酸溶液（15：15：70）为流动相，检测波长为335 nm。理论板数按野黄芩苷峰计算应不低于3000。

②对照品溶液的制备：取野黄芩苷对照品适量，精密称定，加80%甲醇适量，超声处理10 min，置于水浴上微热使溶解，放冷，加80%甲醇制成每1 ml含50 μg的溶液，即得。

③供试品溶液的制备：取装量差异项下的本品，研细，取约0.7 g，精密称定，置于具塞锥形瓶中，精密加入80%甲醇25 ml，密塞，称定重量，超声处理（功率100 W，频率40 kHz）25 min，放冷，再称定重量，用80%甲醇补足减失的重量，摇匀，过滤，取续滤液，即得。

④测定法：分别精密吸取对照品溶液与供试品溶液10 μl，注入液相色谱仪，测定，即得。本品每袋含灯盏细辛以野黄芩苷（$C_{21}HgO_{12}$）计，不得少于7.0 mg。

（三）三萜类成分

三萜是由30个碳原子组成的萜类化合物，大多数三萜类化合物可看作由6个异戊二烯单位集合而成。鉴别的方法包括化学反应法和薄层色谱法等。

1. 化学反应法

用此方法鉴别的有积雪苷片等。

实例：积雪苷片

［鉴别］取本品 2 片［规格（1）］或 1 片［规格（2）］，研细，加乙醇 2 ml，微热，过滤，滤液作为供试品溶液，进行下列试验：取滤液 0.5 ml，蒸干，加醋酐 1 ml，摇匀，沿试管壁缓缓加入硫酸 1 ml，在两液接界处呈紫红色环。

2. 薄层色谱法

常用薄层色谱法吸附剂包括硅胶、氧化铝、硅藻土等，其中以硅胶最为常用。用此方法鉴别的有生脉饮、十一味参芪片、十全大补丸、一捻金、乙肝宁颗粒、人参再造丸、人参首乌丸、人参健脾丸等。

实例：十一味参芪片

［鉴别］取本品，除去包衣，研细，取约 3 g，加水 3ml 使之湿润，加水饱和正丁醇 20 ml，超声处理 30 min，取上清液，加 3 倍量氨试液，摇匀，放置使分层，取正丁醇液，蒸干，残液加甲醇 0.5 ml 使溶解，作为供试品溶液。另取人参对照药材 1 g，加水 1 ml，同方法制成对照药材溶液。再取人参皂苷 Re 对照品、人参皂苷 Rg 对照品，加甲醇制成每 1 ml 各含 2 mg 的混合溶液，作为对照品溶液。照薄层色谱法试验，吸取上述三种溶液各 5 μl，分别点样于同一硅胶 G 薄层板上，以三氯甲烷-乙酸乙酯-甲醇-水（15∶40∶22∶10）10℃以下放置的下层溶液为展开剂，展开，取出，晾干，喷以 10%硫酸乙醇溶液。在 105℃加热至斑点显色清晰。供试品色谱中，在与对照药材色谱和对照品色谱相应的位置上，显相同颜色的斑点。

（四）醌类成分

醌类化合物是一类具有不饱和环己二酮结构的化学成分。鉴别的方法包括化学反应法和薄层色谱法等。

1. 化学反应法

羟基蒽醌遇碱性溶液多呈红色或紫红色，遇醋酸镁甲醇溶液呈红色，可用于该类成分的鉴别。蒽酚、蒽酮、二蒽酮类化合物则须经氧化形成蒽醌后才能显色。用此方法鉴别的有大黄流浸膏等。

实例：大黄流浸膏

[鉴别] 取本品 1 ml，加 1%氢氧化钠溶液 10 ml，煮沸，放冷，过滤。取滤液 2 ml，加稀盐酸数滴使呈酸性，加乙醚 10 ml，振摇，乙醚层显黄色，分取乙醚液，加氨试液 5 ml，振摇，乙醚层仍显黄色，氨液层显持久的樱红色。

2. 薄层色谱法

薄层色谱法是醌类成分最主要的鉴别方法。用此方法鉴别的有十滴水、一清胶囊、一清颗粒、十香止痛丸、七宝美髯颗粒等。

实例：十滴水中大黄的鉴别

[鉴别] 取本品 20 ml，蒸干，残渣加 30%乙醇-盐酸（10∶1）的混合溶液 20 ml 使溶解，置于水浴中加热回流 1 h，立即冷却，用三氯甲烷振摇提取 2 次，每次 20 ml，合并三氯甲烷液，蒸干，残渣加无水乙醇-乙酸乙酯（2∶1）的混合溶液 5 ml 使溶解，作为供试品溶液。另取大黄对照药材 1 g，加甲醇 30 ml，置于水浴中加热回流 30 min，过滤，滤液蒸干，同方法制成对照药材溶液。再取大黄素对照品、大黄酚对照品，加甲醇制成每 1 ml 各含 0.5 mg 的混合溶液，作为对照品溶液。照薄层色谱法试验，吸取上述三种溶液各 3 μl，分别点样于同一硅胶 G 薄层板上，以石油醚（30℃~60℃）-甲酸乙酯-甲酸（15∶5∶1）的上层溶液为展开剂，展开，取出，晾干，置于紫外光灯（365 nm）下检视。供试品色谱中，在与对照药材色谱和对照品色谱相应的位置上，显相同的橙黄色荧光斑点；置于氨蒸气中熏后，置于日光下检视，显相同的红色斑点。

（五）挥发性成分

挥发性成分鉴别的方法包括化学反应法、薄层色谱法、气相色谱法等。现以冰片为例，介绍挥发性成分的鉴别方法。

1. 化学反应法

根据中药中所含挥发油各组分的结构母核或基团的化学性质进行鉴别。用此方法鉴别的有万应锭、复方莪术油栓等。

实例：万应锭

[鉴别] 取本品 0.15 g，研细，进行微量升华，升华物置于显微镜下观察：呈不定型的无色片状结晶，加新配制的 1%香草醛硫酸溶液 1 滴，渐显紫红色。

2. 色谱法

（1）薄层色谱法

用此法鉴别的有避瘟散、川贝止咳露、小儿感冒口服液等。

实例：避瘟散

[鉴别] 取本品 0.5 g，加石油醚（30℃~60℃）10 ml，振摇数分钟，过滤，滤液低温浓缩至约 2 ml，作为供试品溶液。另取薄荷脑对照品、冰片对照品，加石油醚（30℃~60℃）制成每 1 ml 各含 0.5 mg 的混合溶液，作为对照品溶液。照薄层色谱法试验，吸取上述两种溶液各 10 μl，分别点样于同一硅胶 G 薄层板上，以石油醚（60℃~90℃）-甲苯-乙酸乙酯（9：2：1）为展开剂，展开，展距 17 cm，取出，晾干，喷以 10% 磷钼酸乙醇溶液，加热至斑点显色清晰。供试品色谱中，在与对照品色谱相应的位置上，显相同颜色的斑点。

（2）气相色谱法

用此方法鉴别的有十滴水软胶囊、小金片、小金胶囊、天和追风膏、十香返生丸等。

实例：十香返生丸

[鉴别] 取本品 12 g，剪碎，照挥发油测定法试验，加正己烷 1 ml 于挥发油测定器中，缓缓加热至沸，并保持微沸约 3 h，放置 30 min 后，取正己烷液，用适量无水硫酸钠脱水，上清液作为供试品溶液。另取冰片对照品，加正己烷制成每 1 ml 含 2.5 mg 的溶液，作为对照品溶液。照气相色谱法试验，以苯基（50%）甲基硅酮（OV-17）为固定相，涂布浓度为 10%，柱长为 2 m，柱温为 150℃。分别取对照品溶液与供试品溶液适量，注入气相色谱仪。供试品色谱中应呈现与对照品色谱峰保留时间相同的色谱峰。

（六）其他类成分

中药中的木脂素类、香豆素类、环烯醚萜类和有机酸类等化学成分，多采用色谱法进行鉴别。

1. 木脂素类成分

木脂素是指结构中含有两个或多个 C_6-C_3 结构单元特征的有机化合物，其中以含有两个 C_6-C_3 结构单元的化合物最为多见。用薄层色谱法鉴别的有七味都气丸、十味消渴胶囊、九味肝泰胶囊、无比山药丸等。

实例：七味都气丸

[鉴别] 取本品 10 g，剪碎，加乙醚 30 ml，超声处理 15 min，过滤，滤液挥干，残渣加乙酸乙酯 0.5 ml 使溶解，作为供试品溶液。另取五味子对照药材 0.5 g，同方法制成对照药材溶液。再取五味子甲素对照品、五味子乙素对照品，

分别加三氯甲烷制成每 1 ml 含 1 mg 的溶液，作为对照品溶液。照薄层色谱法试验，吸取供试品溶液、对照药材溶液各 2 μl 及上述两种对照品溶液各 5 μl，分别点样于同一硅胶 GF$_2$S$_4$ 薄层板上，以石油醚（30℃~60℃）–甲酸乙酯–甲酸（15：5：1）的上层溶液为展开剂，展开，取出，晾干，置于紫外光灯（254 nm）下检视。供试品色谱中，在与对照药材色谱相应的位置上，显相同颜色的主斑点；在与对照品色谱相应的位置上，显相同颜色的斑点。

2. 香豆素类成分

用薄层色谱法鉴别的有七宝美髯颗粒、白蚀丸、独活寄生丸等。

实例：七宝美髯颗粒

［鉴别］（1）取本品 10 g，研细，加乙酸乙酯 20 ml、盐酸 0.5 ml，超声处理 20 min，过滤，滤液挥干，残渣加乙酸乙酯 0.5 ml 使溶解，作为供试品溶液。

（2）取补骨脂素对照品、异补骨脂素对照品，分别加乙酸乙酯制成每 1 ml 含 2 mg 的溶液，作为对照品溶液。照薄层色谱法试验，吸取［鉴别］（1）项下的供试品溶液 5 μl、上述两种对照品溶液各 1 μl，分别点样于同一硅胶 G 薄层板上，以正己烷–乙酸乙酯（4：1）为展开剂，展开，取出，晾干，喷以 10% 氢氧化钾甲醇溶液，置于紫外光灯（365 nm）下检视。供试品色谱中，在与对照品色谱相应的位置上，显相同颜色的荧光斑点。

3. 环烯醚萜类成分

环烯醚萜是一类特殊的单萜。因此，分析含有环烯醚萜类成分的中药，常选择环烯醚萜类成分作为定性、定量的依据。鉴别方法常用色谱法，用此方法鉴别的有黄连上清片、乳癖消胶囊等 100 多个品种。

实例一：黄连上清片

［鉴别］取本品 10 片，除去包衣，研细，加乙醚 30 ml，超声处理 10 min，过滤，弃去乙醚液，药渣挥干溶剂，加乙酸乙酯 40 ml，加热回流 1 h，过滤，滤液蒸干，残渣加甲醇 1 ml 使溶解，作为供试品溶液。另取栀子苷对照品，加甲醇制成每 1 ml 含 1 mg 的溶液，作为对照品溶液。照薄层色谱法试验，吸取上述两种溶液各 2~4 μl，分别点样于同一硅胶 G 薄层板上，以乙酸乙酯–丙酮–甲酸–水（10：6：2：0.5）为展开剂，展开，取出，晾干，喷以 10% 硫酸乙醇溶液，加热至斑点显色清晰。供试品色谱中，在与对照品色谱相应的位置上，显相同颜色的斑点。

实例二：乳癖消胶囊

[鉴别] 取本品内容物 1.5 g，置于具塞锥形瓶中，加 30%甲醇 30 ml，超声处理 1 h，放冷，过滤，滤液作为供试品溶液。另取哈巴俄苷对照品适量，加 30%甲醇制成每 1 ml 含 25 µg 的溶液，作为对照品溶液。照高效液相色谱法试验，以十八烷基硅烷键合硅胶为填充剂；以乙腈为流动相 A，以 1%醋酸溶液为流动相 B，按下表 8-2 中的规定进行梯度洗脱；检测波长为 278 nm，理论板数按哈巴俄苷峰计算，应不低于 4000。分别精密吸取对照品溶液 5 µl 与供试品溶液 10~20 µl，注入液相色谱仪，记录色谱图。供试品色谱中应呈现与对照品色谱峰保留时间相同的色谱峰。

表 8-2　流动相规定

时间（min）	流动相 A（%）	流动相 B（%）
0~20	20→50	80→50

4. 有机酸类成分

有机酸类成分的鉴别可用色谱法中的薄层色谱法，用此方法鉴别的有山楂化滞丸、大山楂丸、小儿化食丸等。

实例：山楂化滞丸

[鉴别] 取本品 9 g，切碎，加硅藻土适量，研匀，加甲醇 50 ml，置水浴上加热回流 30 min，过滤，取滤液作为供试品溶液。另取熊果酸对照品，加甲醇制成每 1 ml 含 1 mg 的溶液，作为对照品溶液。照薄层色谱法试验，吸取上述两种溶液各 10 µl，分别点样于同一硅胶 G 薄层板上，以三氯甲烷-丙酮（9∶1）为展开剂，展开，取出，晾干，喷以 10%硫酸乙醇溶液，在 105℃加热至斑点显色清晰。供试品色谱中，在与对照品色谱相应的位置上，显相同颜色的斑点。

第三节　中药制剂的杂质检查方法

一、砷盐检查法

砷盐检查法系指用于药品中微量砷盐（以 As 计算）的限量检查方法。

中药制剂的原药材受到环境污染或农药污染而残存砷盐。砷盐毒性极强，危害生命安全。例如甘露消毒丸中含砷盐不得超过 10 mg/kg，黄连上清丸中含砷盐不得超过 2 mg/kg。

有两种砷盐检查法：第一法（古蔡氏法），用作药品中砷盐的限量检查；第二法（二乙基二硫代氨基甲酸银法），既可检查药品中砷盐限量，又可做砷盐的含量测定。两法并列，可根据需要选用。

检查时以三氧化二砷配制标准砷溶液，标准砷溶液的制备方法见表 8-3。

表 8-3　标准砷溶液制备

类别	制备方法
标准砷贮备液	称取三氧化二砷 0.132 g，置放于 1000 ml 量瓶中，加 20% 氢氧化钠溶液 5 ml 溶解后，用适量的稀硫酸中和，再加稀硫酸 10 ml，用水稀释至刻度，摇匀，即得
标准砷溶液（当日使用）	精密量取贮备液 10 ml，置放于 1000 ml 量瓶中，加稀硫酸 10 ml，用水稀释至刻度，摇匀，即得（每 1 ml 相当于 1 μg 的 As）

此外，还有三氧化二砷检查。三氧化二砷毒性很强，进入人体后能破坏某些细胞呼吸酶，使组织细胞不能获得氧气而死亡；还能强烈刺激胃肠黏膜，使黏膜溃烂、出血；亦可破坏血管，发生出血，破坏肝脏，严重的会因呼吸和循环衰竭而死。检查中，通常加入稀盐酸使砷转化为 As^{3+}，再参照砷盐检查法进行限量检查。

$$As_2O_3 + 6HCl \rightarrow 2AsCl_3 + 3H_2O$$

（一）第一法（古蔡氏法）

1. 原理

古蔡氏法是利用金属锌与酸作用产生新生态的氢与药品中微量亚砷酸盐（AsO_3^{3-}）反应生成具有挥发性的砷化氢（AsH_3），遇溴化汞（$HgBr_2$）试纸产生黄色至棕色的砷斑，与同一条件下和定量标准砷溶液所产生的砷斑比较，以判定砷盐的限量。

$$AsO_3^{3-} + 3Zn + 9H^+ \rightarrow AsH_3 \uparrow + 3Zn^{2+} + 3H_2O$$

$$AsH_3 + 2HgBr_2 \rightarrow 2HBr + AsH(HgBr)_2（黄色）$$

$$AsH_3 + 3HgBr_2 \rightarrow 3AsH(HgBr)_3（棕色）$$

五价砷在酸性溶液中也可被金属锌还原为砷化氢，但速度比三价砷慢。为了防止五价砷的存在影响测定结果的稳定性，必须加入碘化钾、酸性氯化亚锡还原剂，将五价砷还原为三价砷。

$$AsO_4^{3-}+2I-+2H^+\rightarrow AsO_3^{3-}+I_2+H_2O$$

$$AsO_3^{3+}+Sn^{2-}+2H^+\rightarrow AsO_3^{3-}+Sn^{4+}+H_2O$$

$$I_2+Sn^{2+}\rightarrow 2I^-+Sn^{4+}$$

$$4I^-+Zn^{2+}\rightarrow \left[ZnI_4\right]^{2-}$$

2. 仪器与用具

古蔡氏法检查砷装置、分析天平（分度值 0.01 mg）、恒温水浴锅、高温炉、坩埚、干燥器、量瓶（100 ml、1000 ml）、量筒、定量滤纸等。

3. 试药与试液

碘化钾试液、酸性氯化亚锡试液、乙醇制溴化汞试液、锌粒、盐酸、醋酸铅棉花、变色硅胶、20%氢氧化钠溶液等。

4. 操作方法

（1）标准砷斑制备

①装置的准备

取醋酸铅棉花适量（60~100mg）撕成疏松状，每次少量，用细玻璃棒均匀地装入导气管中，松紧要适度，装管高度为 60~80mm。用玻璃棒夹取溴化汞试纸 1 片（其大小能覆盖顶端口径而不露出平面外为宜）置于旋塞 D 顶端平面上，盖住孔径，盖上旋塞盖并旋紧。

②标准砷斑制备

精密量取标准砷溶液 2 ml，置入瓶中，加盐酸 5 ml 与水 21 ml，再加碘化钾试液 5 ml 与酸性氯化亚锡试液 5 滴，在室温放置 10 min 后，加锌粒 2 g，立即将准备好的导气管密塞于瓶上，并将 A 瓶置于 25℃~40℃水浴中，反应 45 min，取出溴化汞试纸，即得。若供试品须经有机破坏后检查，则应精密量取标准砷溶液 2 ml 代替供试品，照该药品正文项下规定的方法处理后，依法制备标准砷斑。

（2）检查法

取按各品种项下规定方法制成的供试液，置于 A 瓶中，照标准砷斑的制备，自"再加碘化钾试液 5 ml"起依法操作。将生成的砷斑与标准砷斑比较，即得。

（3）注意事项

①所用仪器和试液等照本方法检查，均不应生成砷斑，或经空白试验至多生

成仅可辨认的斑痕。

②新购置的仪器装置，在使用前应检查是否符合要求。可将所使用的仪器装置依法制备标准砷斑，所得砷斑应呈色一致。同一套仪器应能辨别出标准砷溶液1.5 ml 与 2.0 ml 所呈砷斑的深浅。

③制备标准砷斑或标准砷对照液，应与供试品检查同时进行。因砷斑不稳定，反应中应保持干燥及避光，并立即比较。标准砷溶液应于实验当天配制，标准砷贮备液存放时间一般不宜超过 1 年。

④古蔡氏法反应灵敏度约为 0.75 μg（以 As 计），砷斑色泽的深度随砷化氢的量而定，标准砷斑为 2 ml 标准砷溶液（相当于 2 μg 的 As）所形成的色斑，此浓度得到的砷斑色度适中清晰，便于分辨。供试品规定含砷限量不同时，采用改变供试品取用量的方法来适应要求，而不采用改变标准砷溶液取量的办法。

⑤如供试品中存在锑盐，将干扰砷盐检查，所以本方法不适用供试品为锑盐的砷盐检查。

⑥供试品和锌粒中可能含有少量硫化物，在酸性溶液中产生 H_2S 气体，干扰试验，故用醋酸铅棉花吸收以除去 H_2S；因此，导气管中的醋酸铅棉花，要保持疏松、干燥，不要塞入近下端。

⑦浸入乙醇制溴化汞试液的滤纸必须选用质量较好、组织疏松的中速定量滤纸，溴化汞试纸一般宜新鲜制备。

⑧锌粒大小影响反应速度，为使反应速度及产生砷化氢气体适宜，须选用粒径为 2 mm 左右的锌粒。

⑨如供试品为铁盐，须先加酸性氯化亚锡试液，将高铁离子还原为低价铁而除去干扰。如枸橼酸铁铵的砷盐检查。

⑩中药材、中药制剂和一些有机药物中的砷因与杂环分子可能以共价键结合，须先行有机破坏，否则检出结果偏低或难以检出。有机破坏时，所用试剂的含砷量如超过 1 μg，除另有规定外，应取同量的试剂加入标准砷溶液一定量，按供试品同样处理，制备标准砷斑，再与供试品所生成砷斑的颜色比较。

5. 记录

记录采用的方法，供试品取样量，标准砷溶液取用量，操作过程，使用特殊试剂、试液的名称和用量，试验过程中出现的现象及试验结果等。

6. 结果判定

供试品生成的砷斑颜色比标准砷斑浅，判为符合规定；否则，判为不符合规定。

7. 实例：黄连上清丸（水丸）

黄连上清丸由黄连、栀子、连翘、防风、石膏等 17 味中药制成，采用第一法对其进行砷盐检查。

（1）检验依据

［处方］黄连 10 g、栀子（姜制）80 g、连翘 80 g、炒蔓荆子 80 g、防风 40 g、荆芥穗 80 g、白芷 80 g、黄芩 80 g、菊花 160 g、薄荷 40 g、酒大黄 320 g、黄柏（酒炒）40 g、桔梗 80 g、川芎 40 g、石膏 40 g、旋覆花 20 g、甘草 40 g。

［检查］砷盐：取本品水丸或水蜜丸 15 g、大蜜丸 5 丸、小蜜丸 30 g，研碎或剪碎，过 2 号筛，取 1.0 g，称定重量，加无砷氢氧化钙 1 g，加少量水，搅匀，烘干，用小火缓缓炽灼至炭化，再在 500℃~600℃炽灼至完全炭化（同时做空白，留作标准砷斑用），放冷，加盐酸 7 ml 使溶解，再加水 21 ml，依法检查，含砷量不得超过 2 mg/kg。

（2）检查

①装置的准备

准备两套装置。

②供试品砷斑的制备

取本品 15 g，研碎，过 2 号筛，取 1.0 g，称定重量。加无砷氢氧化钙 1 g，加少量水，搅匀，烘干，用小火缓缓炽灼至炭化，再在 500℃~600℃炽灼至完全炭化，放冷，加盐酸 7 ml 使溶解后，置于 A 瓶中，再加水 21 ml，加碘化钾试液 5 ml 与酸性氯化亚锡试液 5 滴，在室温放置 10 min 后，加锌粒 2 g，立即将已装入醋酸铅棉花的导管 C 与已于旋塞 D 的顶端平面上放上一片溴化汞试纸，盖上旋塞 E，密塞于 A 瓶中，并将 A 瓶置于 25℃~40℃水浴中反应 45 min，取出溴化汞试纸，即得供试品砷斑。

③标准砷斑制备

精密量取标准砷溶液 2 ml，置坩埚中，照供试品砷斑的制备，自"加无砷氢氧化钙 1 g"起依法操作，即得。

（3）结果

供试品的砷斑颜色比标准砷斑浅。

（二）第二法（二乙基二硫代氨基甲酸银法）

本方法既可以检查药品中砷盐限量，又可以测定砷盐的含量。

1. 原理

利用金属锌与酸作用产生新生态氢，与药品中的微量亚砷酸盐反应生成具有挥发性的砷化氢，用二乙基二硫代氨基甲酸银试液吸收，使二乙基二硫代氨基甲酸银还原生成红色胶态银，与同条件下一定量标准砷溶液所产生的红色胶态银进行比较，判定砷盐的含量是否超出限度；或在 510 nm 处测其吸光度计算砷盐的含量。

2. 仪器与用具

二乙基二硫代氨基甲酸银法检砷装置、分析天平（分度值 0.1 mg）、恒温水浴锅、高温炉、坩埚、干燥器、量瓶（100 ml、1000 ml）、量筒、定量滤纸、恒温干燥箱（精确±1℃）。

3. 试药与试液

标准砷溶液、盐酸、锌粒、碘化钾试液、酸性氯化亚锡试液、醋酸铅棉花、二乙基二硫代氨基甲酸银试液、三氯甲烷等。

4. 操作方法

（1）标准砷对照液的制备

精密量取标准砷溶液 2 ml，置入瓶中，加盐酸 5 ml 与水 21 ml，再加碘化钾试液 5 ml 与酸性氯化亚锡试液 5 滴，在室温放置 10 min 后，加锌粒 2 g，立即将导气管与瓶密塞，使生成的砷化氢气体导入管中，并将瓶置 25℃~40℃水浴中反应 45 min，取出导管，添加三氯甲烷至刻度，混匀，即得。

若供试品须经有机破坏后再行检砷，则应取标准砷溶液代替供试品，照各品种项下规定的方法同法处理后，依法制备标准砷对照液。

（2）检查法

取照各品种项下规定方法制成的供试品溶液，置入瓶中，照标准砷对照液的制备，自"再加碘化钾试液 5 ml"起，依法操作。将所得溶液与标准砷对照液同置于白色背景上，从 D 管上方向下观察、比较，所得溶液的颜色不得比标准砷对照液更深。必要时，可将所得溶液转移至 1 cm 吸收池中，照紫外-可见分光光度法在 510 nm 波长处以二乙基二硫代氨基甲酸银试液作为空白，测定吸光度，与标准砷对照液按同法测得的吸光度比较，即得。

（3）注意事项

①制备标准砷对照液，应与供试品检查同时进行。

②本方法所用锌粒应无砷，以能通过 1 号筛的细粒为宜，如使用的锌粒较大时，用量应酌情增加，反应时间亦应延长为 1 h。

③醋酸铅棉花系指取脱脂棉 1.0 g，浸入醋酸铅试液与水的等容混合液 12 ml 中，湿透后，挤压除去过多的溶液，并使之疏松，在 100℃ 以下干燥后，贮存于玻璃塞瓶中以备用。

5. 记录

记录采用的方法，供试品取样量，标准砷溶液取用量，操作过程，使用特殊试剂、试液的名称和用量，试验过程中出现的现象及试验结果等。

6. 结果判定

供试液所得的颜色比标准砷对照液浅，判为符合规定；或在 510 nm 波长处测得吸光度小于标准砷对照液的吸光度，判为符合规定；否则，判为不符合规定。

二、二氧化硫残留量测定法

硫黄熏蒸中药材是传统习用且简便、易行的方法，硫黄燃烧生成的二氧化硫（SO_2）气体可以直接杀死药材内部的害虫，抑制细菌、霉菌的活性；也可以与潮湿药材的水分结合生成亚硫酸，进一步形成亚硫酸盐类物质，具有抗氧化作用。适量且规范的硫黄熏蒸可以达到防腐、防虫的目的，但滥用或过度使用会对中药材及饮片质量产生影响，国家禁止以外观漂白为目的的硫黄熏蒸。

在硫黄熏蒸操作过程中，硫黄燃烧生成的二氧化硫吸入人体后，易被湿润的黏膜表面吸收生成亚硫酸，对眼及呼吸道黏膜有强烈的刺激作用。大量吸入可引起肺水肿、喉水肿、声带痉挛而致窒息。长期接触低浓度二氧化硫气体，可有头痛、头昏、乏力等全身症状，以及慢性鼻炎、咽喉炎、支气管炎、嗅觉及味觉减退等。制定二氧化硫残留限量标准是必要的，可以规范中药材产地初加工，保障作为原料药的中药材质量。

酸碱滴定法、气相色谱法、离子色谱法分别作为第一法、第二法、第三法测定经硫黄熏蒸处理过的药材或饮片中二氧化硫的残留量。对于具体品种，可根据情况选择适宜方法进行二氧化硫残留量测定。

（一）第一法（酸碱滴定法）

1. 原理

本方法系指将中药材以水蒸气蒸馏法进行处理，样品中的亚硫酸盐系列物质加酸处理后转化为二氧化硫，随氮气流带入含有过氧化氢的吸收瓶中，过氧化氢将其氧化为硫酸根离子，采用酸碱滴定法测定，计算药材及饮片中的二氧化硫残留量。

$$SO_3^{2-}+2H^+\rightarrow SO_2\uparrow+H_2O$$

$$SO_2+H_2O_2\rightarrow H_2SO_4$$

$$2NaOH+H_2SO_4\rightarrow Na_2SO_4+2H_2O$$

2. 仪器与用具

酸碱滴定法蒸馏仪器装置、锥形瓶（100 ml）、氮气瓶、磁力搅拌器、电热套、气体流量计、滴定管等。

3. 试药与试液

3%过氧化氢溶液、甲基红乙醇溶液指示剂（2.5 mg/ml）、氢氧化钠滴定液（0.01 mol/L）、6 mol/L盐酸溶液等。

4. 操作方法

（1）测定方法

取药材或饮片细粉约10 g（如二氧化硫残留量较高，超过1000 mg/kg，可适当减少取样量，但应不少于5 g），精密称定，置于两颈圆底烧瓶中，加水300~400 ml。打开回流冷凝管开关给水，将冷凝管的上端E口处连接一橡胶导气管置于100 ml锥形瓶底部。锥形瓶内加入3%过氧化氢溶液50 ml作为吸收液（橡胶导气管的末端应在吸收液液面以下）。使用前，在吸收液中加入3滴甲基红乙醇溶液指示剂（2.5 mg/ml），并用氢氧化钠滴定液（0.01 mol/L）滴定至黄色（终点；如果超过终点，则应舍弃该吸收液）。开通氮气，使用流量计调节气体流量至约0.2 L/min；打开分液漏斗的活塞，使6 mol/L盐酸溶液10 ml流入蒸馏瓶，立即加热两颈烧瓶内的溶液至沸，并保持微沸；烧瓶内的水沸腾1.5 h后，停止加热。吸收液放冷后，置于磁力搅拌器上不断搅拌，用氢氧化钠滴定液（0.01 mol/L）滴定，至黄色持续时间20 s不褪，并将滴定的结果用空白试验校正。

（2）注意事项

①使用前对吸收液进行滴定的目的是排除干扰物的干扰。

②［含量测定］中的"并将滴定的结果用空白试验校正"，系指按供试品所耗滴定液的量（ml）与空白试验中所耗滴定液的量（ml）之差进行计算。

5. 记录与计算

（1）记录

记录供试品重量、供试品溶液消耗氢氧化钠滴定液的体积、空白消耗氢氧化钠滴定液的体积等。

（2）计算

$$二氧化硫残留量(\mu g/g) = \frac{(A - B) \cdot c \times 0.032 \times 10^6}{W} \qquad (8-1)$$

式中：A——供试品溶液消耗氢氧化钠滴定液的体积，ml；

B——空白消耗氢氧化钠滴定液的体积，ml；

c——氢氧化钠滴定液摩尔浓度，mol/L；

0.032——1 ml 氢氧化钠滴定液（1 mol/L）相当的二氧化硫的质量，g；

W——供试品的重量，g。

6. 结果判定

计算结果按有效数字修约规则修约，使与标准中规定限度有效数位一致，实测数值在规定范围内，判为符合规定；否则，判为不符合规定。

（二）第二法（气相色谱法）

1. 原理

本方法系指用气相色谱法测定药材及饮片中的二氧化硫残留量。

2. 仪器与用具

气相色谱仪、量瓶（10 ml）、电热恒温水浴、分析天平（分度值 0.01 mg）等。

3. 试药与试液

亚硫酸钠对照品、氯化钠、固体石蜡、含 0.5% 甘露醇和 0.1% 乙二胺四乙酸二钠的混合溶液、2 mol/L 盐酸溶液等。

4. 操作方法

（1）色谱条件与系统适用性试验

采用 GS-GasPro 键合硅胶多孔层开口管色谱柱（如 GS-GasPro，柱长 30 m，柱内径 0.32 mm）或等效柱，热导检测器，检测器温度为 250℃。程序升温：初始 50℃，保持 2 min，以每分钟 20℃速度升至 200℃，保持 2 min。进样口温度为 200℃，载气为氦气，流速为每分钟 2.0 ml。顶空进样，采用气密针模式（气密针温度为 105℃）的顶空进样，顶空瓶的平衡温度为 80℃，平衡时间均为 10 min。系统适用性试验应符合气相色谱法要求。

（2）对照品溶液的制备

精密称取亚硫酸钠对照品 500 mg，置于 10 ml 量瓶中，加入含 0.5%甘露醇和 0.1%乙二胺四乙酸二钠的混合溶液溶解，并稀释至刻度，摇匀，制成每 1 ml 含亚硫酸钠 50.0 mg 的对照品贮备溶液。分别精密量取对照品贮备溶液 0.1 ml、0.2 ml、0.4 ml、1 ml、2 ml，置于 10 ml 量瓶中，用含 0.5%甘露醇和 0.1%乙二胺四乙酸二钠的溶液分别稀释成每 1 ml 含亚硫酸钠 0.5 mg、1 mg、2 mg、5 mg、10 mg 的对照品溶液。

分别准确称取 1 g 氯化钠和 1 g 固体石蜡（熔点 52℃~56℃）于 20 ml 顶空进样瓶中，精密加入 2 mol/L 盐酸溶液 2 ml，将顶空瓶置于 60℃水浴中，待固体石蜡全部溶解后取出，放冷至室温使固体石蜡凝固密封于酸液层之上（必要时用空气吹去瓶壁上冷凝的酸雾）；分别精密量取上述 0.5 mg/ml、1 mg/ml、2 mg/ml、5 mg/ml、10 mg/ml 的对照品溶液各 100 μl 置于石蜡层上方，密封，即得。

（3）供试品溶液的制备

分别准确称取 1 g 氯化钠和 1 g 固体石蜡（熔点 52℃~56℃）于 20 ml 顶空进样瓶中，精密加入 2 mol/L 盐酸溶液 2 ml，将顶空瓶置于 60℃水浴中，待固体石蜡全部溶解后取出，放冷至室温使固体石蜡重新凝固，取样品细粉约 0.2 g，精密称定，置于石蜡层上方，加入含 0.5%甘露醇和 0.1%乙二胺四乙酸二钠的混合溶液 100 μl，密封，即得。

（4）测定法

分别精密吸取经平衡后的对照品溶液和供试品溶液顶空瓶气体 1 ml，注入气相色谱仪，记录色谱图。

5. 记录与计算

（1）记录

记录仪器型号，检测器及其灵敏度，色谱柱长与内径，柱填料与固定相，载气和流速，柱温，进样口与检测器的温度，供试品的预处理，供试品与对照品的称量和配制过程，进样量，测定数据，计算式与结果，并附色谱图。标准中如规定有系统适用性试验者，应记录该试验的数据（如理论板数、分离度、校正因子的相对标准偏差等）。

（2）计算

按外标工作曲线法定量，计算样品中亚硫酸根含量，测得结果乘以 0.5079，即为二氧化硫含量。

6. 结果判定

计算结果按有效数字修约规则修约，使与标准中规定限度有效数位一致，实测数值在规定范围内，判为符合规定；否则，判为不符合规定。

（三）第三法（离子色谱法）

1. 原理

本方法将中药材以水蒸气蒸馏法进行处理，样品中的亚硫酸盐系列物质加酸处理后转化为二氧化硫，随水蒸气蒸馏，并被过氧化氢吸收、氧化为硫酸根离子后，采用离子色谱法检测，并计算药材及饮片中的二氧化硫残留量。

2. 仪器与用具

离子色谱法水蒸气蒸馏装置、电热套、微孔滤膜、离子色谱仪等。

3. 试药与试液

硫酸根标准溶液、3%过氧化氢溶液、盐酸等。

4. 操作方法

（1）色谱条件与系统适用性试验

采用离子色谱法。色谱柱采用以烷醇季铵为功能基的乙基乙烯基苯-二乙烯基苯聚合物树脂作为填料的阴离子交换柱（如 AS11-HC，250 mm×4 mm）或等效柱，保护柱使用相同填料的阴离子交换柱（如 AG11-HC，50 mm×4 mm），洗脱液为 20 mmol/L 氢氧化钾溶液（由自动洗脱液发生器产生）；若无自动洗脱液发生器，洗脱液采用终浓度为 3.2 mmol/L Na_2CO_3，1.0 mmol/L $NaHCO_3$ 的混合溶液；流速为 1 ml/min，柱温为30℃。阴离子抑制器和电导检测器。系统适用性试验应符合离子色谱法要求。

（2）对照品溶液的制备

取硫酸根标准溶液，加水制成每 1 ml 分别含硫酸根 1 μg/ml、5 μg/ml、20 μg/ml、50 μg/ml、100 μg/ml、200 μg/ml 的溶液，各进样 10 μl，绘制标准曲线。

（3）供试品溶液的制备

取供试品粗粉 5~10 g（不少于 5 g），精密称定，置于瓶（两颈烧瓶）中，加水 50 ml，振摇，使分散均匀，接通水蒸气蒸馏瓶。吸收瓶（100 ml 纳氏比色管或量瓶）中加入 3%过氧化氢溶液 20 ml 作为吸收液，吸收管下端插入吸收液液面以下。瓶中沿瓶壁加入 5 ml 盐酸，迅速密塞，开始蒸馏，保持瓶沸腾并调整蒸馏火力，使吸收管端的馏出液的流出速率约为 2 ml/min。蒸馏至瓶中溶液总体积约为 95 ml（时间 30~40 min），用水洗涤尾接管并将其转移至吸收瓶中，并稀释至刻度，摇匀，放置 1 h 后，以微孔滤膜过滤，即得。

（4）测定法

分别精密吸取相应的对照品溶液和供试品溶液 10 μl，进样，测定，计算样品中硫酸根含量。

5. 记录与计算

（1）记录

记录仪器型号，检测器，柱填料，流速，柱温，供试品的预处理，供试品与对照品的称量和配制过程，进样量，测定数据，计算式与结果，并附色谱图。标准中如规定有系统适用性试验者，应记录该试验的数据。

（2）计算

按标准曲线法定量，计算样品中硫酸根含量，按照（$SO_2/SO_4^{2-} = 0.6669$）计算样品中二氧化硫的含量。

6. 结果判定

计算结果按有效数字修约规则修约，使与标准中规定限度有效数位一致，实测数值在规定范围内，判为符合规定。

7. 实例：山药

本品为薯蓣科植物薯蓣（Dioscorea opposita Thunb.）的干燥根茎。冬季茎叶枯萎后采挖，切去根头，洗净，除去外皮和须根，干燥，俗称"毛山药"；或除去外皮，趁鲜切厚片，干燥，称为"山药片"；也有选择肥大顺直的干燥山药，置于清水中，浸至无干心，闷透，切齐两端，用木板搓成圆柱状，晒干，打光，俗称"光山药"。山药鲜药材质地特殊，在产地加工过程中干燥十分困难，易腐烂生虫。

[检查] 二氧化硫残留量：照二氧化硫残留量测定法测定，毛山药和光山药不得超过 400 mg/kg，山药片不得超过 10 mg/kg。

三、农药残留量测定法

中药制剂的原料药材有很大一部分依靠人工栽培种植，为了减少病虫害、提高产量，往往须使用农药。长期大范围地应用农药会造成中药材及其制剂的农药残留问题。患者若长期服用含有农药残留的中药材及其制剂，会引起蓄积中毒。由于农药对人体危害极大，因此，控制中药材及其制剂中的农药残留量是非常必要的。

采用气相色谱法测定药材、饮片及制剂中部分有机氯、有机磷和拟除虫菊酯类农药，方法有四种，包括第一法（有机氯类农药残留量测定法——色谱法）、第二法（有机磷类农药残留量测定法——色谱法）、第三法（拟除虫菊酯类农药残留量测定法——色谱法）和第四法（农药多残留量测定法——质谱法），这里介绍第一、第二和第三法。

（一）第一法（有机氯类农药残留量测定法——色谱法）

1. 概述

有机氯类农药是农药史中使用量最大、使用历史最长的一类农药，其化学性质稳定，脂溶性强，有效期长，易在脂肪组织中蓄积，造成慢性中毒，严重危及人体健康。

有机氯类农药残留量测定法包括 9 种有机氯类农药残留量测定法和 22 种有机氯类农药残留量测定法。这里只介绍 9 种有机氯类农药残留量测定法。

2. 仪器与用具

气相色谱仪（带有^{63}Ni-ECD 电子捕获检测器，载气为高纯氮，必须安装脱氧管）、超声仪、离心机、旋转蒸发仪、色谱柱、具塞刻度离心管、刻度浓缩瓶、具塞锥形瓶（100 ml）、移液管、分析天平（分度值 0.01 mg）、标准筛、小型粉碎机、恒温干燥箱、干燥器、研钵、恒温水浴锅、减压装置、量瓶（100 ml）等。

3. 试药与试液

（1）丙酮、石油醚（60℃~90℃）和二氯甲烷均为分析纯，且全部经过全玻璃蒸馏装置重蒸馏，经气相色谱法确认，符合农残检测的要求。

（2）无水硫酸钠和氯化钠均为分析纯，硫酸为优级纯。

4. 操作方法

（1）测定方法

①色谱条件与系统适用性试验

以（14%氰丙基-苯基）甲基聚硅氧烷或（5%苯基）甲基聚硅氧烷为固定液的弹性石英毛细管柱（30 m×0.32 mm×0.25 μm）。进样口温度230℃，检测器温度300℃，不分流进样。程序升温：初始100℃，每分钟10℃速度升至220℃，每分钟8℃速度升至250℃，保持10 min。理论板数按 α-BHC 峰计算应不低于 1×10^6，两个相邻色谱峰的分离度应大于1.5。

②对照品贮备液的制备

精密称取六六六（BHC）（α-BHC、β-BHC、y-BHC、δ-BHC），滴滴涕（DDT）（p, p'-DDE、p, p'-DDD、o, p'-DDT、p, p'-DDT）及五氯硝基苯（PCNB）农药对照品溶液适量，用石油醚（60℃~90℃）分别制成每1 ml含4~5 μg的溶液，即得。

③混合对照品贮备液制备

精密量取上述各对照品贮备液0.5 ml，置于10 ml量瓶中，用石油醚（60℃~90℃）稀释至刻度，摇匀，即得。

④混合对照品溶液的制备

精密量取上述混合对照品储备液，用石油醚（60℃~90℃）制成每1 L分别含0 μg、1 μg、5 μg、10 μg、50 μg、100 μg 和250 μg的溶液，即得。

⑤供试品溶液制备

A. 药材或饮片

取供试品，粉碎成粉末（过3号筛），取约2 g，精密称定，置于100 ml具塞锥形瓶中，加水20 ml浸泡过夜，精密加丙酮40 ml，称定重量，超声处理30 min，放冷，再称定重量，用丙酮补足减失的重量，再加氯化钠约6 g，精密加二氯甲烷30 ml，称定重量，超声15 min，再称定重量，用二氯甲烷补足减失的重量，静置（使分层），将有机相迅速移入装有适量无水硫酸钠的 100 ml 具塞锥形瓶中，放置 4 h，精密量取 35 ml，于 40℃ 水浴上减压浓缩至近干，加少量石油醚（60℃~90℃），如前反复操作至二氯甲烷及丙酮除净，用石油醚（60℃~90℃）溶解并转移至 10 ml 具塞刻度离心管中，加石油醚（60℃~90℃）精密稀释至 5 ml，小心加入硫酸 1 ml，振摇 1 min，离心（3000 r/min）10 min，精密量取上清液 2 ml，置于具刻度的浓缩瓶中，连接旋转蒸发器，40℃下（或用氮气）将溶液浓缩至适量，精密稀释至 1 ml，即得。

B. 制剂

取供试品，研成细粉（蜜丸切碎，液体直接量取），精密称取适量（相当于药材 2 g），以下按上述供试品溶液制备法制备，即得供试品溶液。

⑥测定法

分别精密吸取供试品溶液和与之相对应浓度的混合对照品溶液各 1 μl，注入气相色谱仪，按外标法计算供试品中 9 种有机氯农药残留量。

（2）注意事项

①本试验所用器皿应严格清洗（不能残存卤素离子）。

②供试品溶液制备时，有机相减压浓缩务必至近干，避免待测成分损失。

③为防止假阳性结果，可选择不同极性的色谱柱进行验证，有条件的可采用气质联用予以确认。

④如样品中其他成分有干扰，可适当改变色谱条件，但也须进行空白验证。

5. 记录与计算

记录仪器型号，检测器及其灵敏度，色谱柱长与内径，柱填料与固定相，载气和流速，柱温，进样口与检测器的温度，供试品的预处理，供试品与对照品的称量（平行试验各 2 份）和配制过程，进样量，测定数据，计算式与结果，并附色谱图。标准中如规定有系统适用性试验者，应记录该试验的数据（如理论板数、分离度、校正因子的相对标准偏差等）。

6. 实例：甘草

本品为豆科植物甘草（Glycyrhiza uralensis Fisch.）、胀果甘草（Glyeyrhiza inlata Bat.）或光果甘草（Glyeyrrhiza glabra L.）的干燥根和根茎。春、秋两季采挖，除去须根，晒干。对其进行有机氯农药残留量测定。

［检查］有机氯农药残留量：照农药残留量测定法测定。

含总六六六（α-BHC、β-BHC、γ-BHC、δ-BHC 之和）不得超过

0.2 mg/kg；总滴滴涕（p，p'-DDE、p，p'-DDD、o，p'-DDT、p，p'-DDT 之和）不超过 0.2 mg/kg；五氯硝基苯不超过 0.1 mg/kg。

（二）第二法（有机磷类农药残留量测定法——色谱法）

1. 概述

很多有机磷类农药具有毒性，严重危及人体健康。

2. 仪器与用具

气相色谱仪［带有氮磷检测器（NPD），载气为氮气（纯度>99.9999%的高纯氮）］，超声仪，旋转蒸发仪，多功能真空样品处理器，活性炭小柱（120~400 目、石墨碳填料），氮吹仪，色谱柱，具塞锥形瓶，250 ml 平底烧瓶，棕色量瓶，移液管，分析天平（分度值 0.01 mg），标准筛，小型粉碎机等。

3. 试药与试液

（1）无水硫酸钠

无水硫酸纳为分析纯。

（2）乙酸乙酯、正己烷

均为农残级或分析纯试剂，经过全玻璃蒸馏装置重蒸馏，经气相色谱法确认，符合农残检测的要求。

（3）农药对照品

对硫磷、甲基对硫磷、乐果、氧化乐果、甲胺磷、久效磷、二嗪农、乙硫磷、马拉硫磷、杀扑磷、敌敌畏、乙酰甲胺磷，由中国计量科学研究院及农业农村部环境保护科研检测所提供，其纯度大于99%；也可以使用国际认可的、纯度要求等符合规定的进口标准物质。

4. 操作方法

（1）测定方法

①色谱条件与系统适用性试验

以（50%苯基）50%二甲基聚硅氧烷或（5%苯基）甲基聚硅氧烷为固定液的弹性石英毛细管柱（30 m×0.25 mm×0.25 μm），氮磷检测器（NPD）或火焰光度检测器（FPD）。进样口温度220℃，检测器温度300℃，不分流进样。程序升温：初始120℃，以每分钟10℃速度升至200℃，每分钟5℃速度升至240℃，保持 2 min，每分钟20℃速度升至270℃，保持 0.5 min。理论板数按敌敌畏峰计算应不低于6000，两个相邻色谱峰的分离度应大于1.5。

②对照品贮备液的制备

精密称取对硫磷、甲基对硫磷、乐果、氧化乐果、甲胺磷、久效磷、二嗪磷、乙硫磷、马拉硫磷、杀扑磷、敌敌畏、乙酰甲胺磷农药对照品适量，用乙酸乙酯分别制成每1 ml约含100 μg的溶液，即得。

③混合对照品贮备液的制备

分别精密量取上述各对照品贮备液1 ml，置于20 ml棕色量瓶中，加乙酸乙酯稀释至刻度，摇匀，即得。

④混合对照品溶液的制备

精密量取上述混合对照品贮备液，用乙酸乙酯制成每1 ml分别含0.1 μg、0.5 μg、1 μg、2 μg、5 μg的浓度系列，即得。

⑤供试品溶液的制备（药材或饮片）

取供试品，粉碎成粉末（过3号筛）约5 g，精密称定，加无水硫酸钠5 g，加入乙酸乙酯50~100 ml，冰浴超声处理3 min，放置，取上层液过滤，药渣加入乙酸乙酯30~50 ml，冰浴超声处理2 min，放置，过滤，合并两次滤液，用少量乙酸乙酯洗涤滤纸及残渣，与上述滤液合并。取滤液于40℃下减压浓缩至近干，用乙酸乙酯转移至5 ml量瓶中，并稀释至刻度；精密吸取上述溶液1 ml，置于石墨化碳小柱（250 mg/3 ml用乙酸乙酯5 ml预洗）上，用正己烷-乙酸乙酯（1∶1）混合溶液5 ml洗脱，收集洗脱液，置于氮吹仪上浓缩至近干，加乙酸乙酯定容至1 ml，涡旋使溶解，即得。

⑥测定法

分别精密吸取供试品溶液和与之相对应浓度的混合对照品溶液各1 μl，注入气相色谱仪，按外标法计算供试品中12种有机磷农药残留量。

（2）注意事项

①所用玻璃仪器不能用含磷洗涤剂洗涤，应用洗涤剂浸泡洗涤，使用前用丙酮荡洗并挥干溶剂。

②乙酸乙酯提取液减压浓缩时，水浴温度不能高于40℃，且减压浓缩务必至近干，避免待测成分损失。

③为防止假阳性结果，可选择不同极性的色谱柱进行验证，有条件的可采用气质联用予以确认。

④本项方法的加样回收率应为70%~110%。

5. 记录与计算

记录仪器型号、编号，检测器及其灵敏度，色谱柱长与内径，柱填料与固定相，载气和流速，柱温，进样口与检测器的温度，供试品的预处理，供试品与对照品的称量（平行试验各 2 份）和配制过程，进样量，测定数据，计算式与结果，并附色谱图。标准中如规定有系统适用性试验者，应记录该试验的数据（如理论板数、分离度、校正因子的相对标准偏差等）。

（三）第三法（拟除虫菊酯类农药残留量测定法——色谱法）

1. 概述

拟除虫菊酯类农药与 DDT 同属轴突毒剂，其引起的中毒征象十分相似。拟除虫菊酯类农药的毒理作用迅速，比 DDT 复杂，严重危及人体健康。本方法通过提取、净化和富集等步骤制备供试品溶液，采用气相色谱法，电子捕获检测器测定。

2. 仪器与用具

气相色谱仪（带有 ^{63}Ni-ECD 电子捕获检测器，载气为高纯氮，必须安装脱氧管）、超声仪、离心机、旋转蒸发仪、色谱柱或弹性石英毛细管柱（30 m×0.32 mm×0.25 μm）、具塞锥形瓶、圆底烧瓶、量瓶、移液管、分析天平（分度值 0.01 mg）、标准筛、小型粉碎机等。

3. 试药与试液

（1）丙酮、石油醚（60℃~90℃）和乙醚：均为分析纯，且全部经过全玻璃蒸馏装置重蒸馏，经气相色谱法确认，符合农残检测的要求（有条件的实验室可使用进口的农残级的试剂）。

（2）无水硫酸钠、氧化铝（80~100 目）、微晶纤维素为分析纯，弗罗里硅土（Florisil 80~100 目）。

（3）农药对照品氯氰菊酯、氰戊菊酯、溴氰菊酯（由中国计量科学研究院提供），纯度大于 98%。

4. 操作方法

（1）测定方法

①色谱条件与系统适用性试验

以（5%苯基）甲基聚硅氧烷为固定液的弹性石英毛细管柱（30 m×0.32 mm

×0.25 μm），^{63}Ni-ECD 电子捕获检测器。进样口温度 270℃，检测器温度 330℃。不分流进样（或根据仪器设置最佳的分流比）。程序升温：初始 160℃，保持 1 min，以每分钟 10℃速度升至 278℃，保持 0.5 min，每分钟 1℃速度升至 290℃，保持 5 min。理论板数按溴氰菊酯峰计算应不低于 10^5，两个相邻色谱峰的分离度应大于 1.5。

②对照品贮备液的制备

精密称取氯氰菊酯、氰戊菊酯及溴氰菊酯农药对照品适量，用石油醚（60℃~90℃）分别制成每 1 ml 含 20~25 μg 的溶液，即得。

③混合对照品贮备液的制备

精密量取上述各对照品贮备液 1 ml，置于 10 ml 量瓶中，用石油醚（60℃~90℃）稀释至刻度，摇匀，即得。

④混合对照品溶液的制备

精密量取上述混合对照品贮备液，用石油醚（60℃~90℃）制成每 1 L 分别含 0 μg、4 μg、8 μg、40 μg、200 μg 的溶液，即得。

⑤供试品溶液的制备（药材或饮片）

取供试品，粉碎成粉末（过 3 号筛），取 1~2 g，精密称定，置于 100 ml 具塞锥形瓶中，加石油醚（60℃~90℃）-丙酮（4:1）混合溶液 30 ml，超声处理 15 min，过滤，药渣再重复上述操作 2 次后，合并滤液，滤液加入适量无水硫酸钠脱水后，置于 100 ml 圆底烧瓶中，于 40℃~45℃减压浓缩至近干，用少量石油醚（60℃~90℃）反复操作至丙酮除净，残渣用适量石油醚（60℃~90℃）溶解，置于混合小柱 [从上至下依次为无水硫酸钠 2 g、弗罗里硅土 4 g、微晶纤维素 1 g、氧化铝 1 g、无水硫酸钠 2 g，用石油醚（60℃~90℃）-乙醚（4:1）混合溶液 20 ml 预洗] 上，用石油醚（60℃~90℃）-乙醚（4:1）混合溶液 90 ml 洗脱，收集洗脱液，于 40℃~45℃减压浓缩至近干，再用石油醚（60℃~90℃）3~4 ml 重复操作至乙醚除净，用石油醚（60℃~90℃）溶解并转移至 5 ml 量瓶中，并稀释至刻度，摇匀，即得。

⑥测定法

分别精密吸取供试品溶液和与之相对应浓度的混合对照品溶液各 1 μl，注入气相色谱仪，按外标法计算供试品中 3 种拟除虫菊酯农药残留量。

（2）注意事项

①本试验所用器皿应严格清洗（不能残存卤素离子）。

②供试品溶液制备时，有机相的减压浓缩务必至近干，避免待测成分损失。

③由于中药样品组成复杂，特殊样品要视具体情况适当改变提取、净化条件。

④为防止假阳性结果，可选择不同极性的色谱柱进行验证，有条件的可采用气质联用予以确认。

5. 记录与计算

记录仪器型号、编号，检测器及其灵敏度，色谱柱长与内径，柱填料与固定相，载气和流速，柱温，进样口与检测器的温度，供试品的预处理，供试品与对照品的称量（平行试验各 2 份）和配制过程，进样量，测定数据，计算式与结果，并附色谱图。标准中如规定有系统适用性试验者，应记录该试验的数据（如理论板数、分离度、校正因子的相对标准偏差等）。

四、黄曲霉毒素测定法

黄曲霉毒素可以由曲霉菌黄曲霉、寄生曲霉、集封曲霉和伪溜曲霉 4 种真菌产生，是一组化学结构类似的二呋喃香豆素的衍生化合物。中药在贮藏、制备、运输过程中如保存不当会有受潮霉变而污染黄曲霉毒素的可能。黄曲霉毒素是目前世界上已知的毒性最强的化合物之一，其致癌性肯定。对大枣、水蛭、地龙、肉豆蔻、全蝎、决明子、麦芽、远志、陈皮、使君子、柏子仁、胖大海、莲子、桃仁、蜈蚣、槟榔、酸枣仁、僵蚕、薏苡仁等中药中的黄曲霉毒素残留量进行严格控制对保证药用安全具有重要意义。其有以下两种方法。

（一）第一法

1. 原理

本方法系用高效液相色谱法测定药材、饮片及制剂中的黄曲霉毒素（以黄曲霉毒素 B_1、黄曲霉毒素 B_2、黄曲霉毒素 G_1 和黄曲霉毒素 G_2 总量计），除另有规定外，按下列方法测定。

2. 仪器与用具

高速匀浆器、振荡器、高效液相色谱系统、柱后衍生系统、光化学衍生器、离心机、超纯水处理系统、超声波提取器、黄曲霉总量（B_1、B_2、G_1、G_2）免疫亲和柱、固相萃取装置、离心管、具塞锥形瓶、刻度浓缩瓶、移液管、量瓶等。

3. 试药与试液

甲醇和乙腈（均为色谱纯）、高纯水、黄曲霉毒素混合对照品、0.05%的碘溶液等。

4. 操作方法

（1）测定方法

①色谱条件与系统适用性试验

以十八烷基硅烷键合硅胶为填充剂，以甲醇-乙腈-水（40∶18∶42）为流动相，采用柱后衍生法检测。碘衍生法：衍生溶液为0.05%的碘溶液（取碘0.5 g，加入甲醇100 ml使溶解，用水稀释至1000 ml制成），衍生化泵流速每分钟0.3 ml，衍生化温度70℃。光化学衍生法：光化学衍生器（254 nm）；以荧光检测器检测，激发波长 $\lambda ex = 360$ nm（或365 nm），发射波长 $\lambda ex = 450$ nm。两个相邻色谱峰的分离度应大于1.5。

②混合对照品溶液的制备

精密量取黄曲霉毒素混合对照品溶液（黄曲霉毒素 B_1、黄曲霉毒素 B_2、黄曲霉毒素 G_1、黄曲霉毒素 G_2 标示浓度分别为 1.0 μg/ml、0.3 μg/ml、1.0 μg/ml、0.3 μg/ml）0.5 ml，置于10 ml量瓶中，用甲醇稀释至刻度，作为贮备溶液。精密量取贮备溶液1 ml，置于25 ml量瓶中，用甲醇稀释至刻度，即得。

③供试品溶液的制备

取供试品粉末约15 g（过2号筛），精密称定，置于均质瓶中，加入氯化钠3 g，精密加入70%甲醇溶液75 ml，高速搅拌2 min（搅拌速度大于11000 r/min），离心5 min（离心速度2500 r/min），精密量取上清液15 ml，置于50 ml量瓶中，用水稀释至刻度，摇匀，用微孔滤膜（0.45 μm）过滤，量取续滤液20.0 ml，通过免疫亲和柱，流速每分钟3 ml，用水20 ml洗脱，洗脱液弃去，使空气进入柱子，将水挤出柱子，再用适量甲醇洗脱，收集洗脱液，置于2 ml量瓶中，并用甲醇稀释至刻度，摇匀，即得。

④测定法

分别精密吸取上述混合对照品溶液 5 μl、10 μl、15 μl、20 μl、25 μl，注入液相色谱仪，测定峰面积，以峰面积为纵坐标，进样量为横坐标，绘制标准曲线。另精密吸取上述供试品溶液 20~25 μl，注入液相色谱仪，测定峰面积，从标准曲线上读出供试品中相当于黄曲霉毒素 B_1、黄曲霉毒素 B_2、黄曲霉毒素 G_1、

黄曲霉毒素 G_2 的量，计算，即得。

（2）注意事项

①本试验应有相应的安全、防护措施，并不得污染环境。

②残留有黄曲霉毒素的废液或废渣的玻璃器皿，应置于专用贮存容器（装有 10% 次氯酸钠溶液）内，浸泡 24 h 以上，再用清水将玻璃器皿冲洗干净。

③当测定结果超出限度时，采用第二法进行确认。

5. 记录与计算

记录仪器型号，检测器及其灵敏度，色谱柱长与内径，柱填料，流动相和流速，供试品的预处理，供试品与对照品的称量和配制过程，进样量，测定数据，计算式与结果，并附色谱图。标准中如规定有系统适用性试验者，应记录该试验的数据。

6. 结果判定

计算结果按有效数字修约规则修约，使与标准中规定限度有效数位一致，实测数值在规定范围内，判为符合规定。

（二）第二法

1. 原理

本方法系用高效液相色谱-串联质谱法测定药材、饮片及制剂中的黄曲霉毒素（以黄曲霉毒素 B_1、黄曲霉毒素 B_2、黄曲霉毒素 G_1 和黄曲霉毒素 G_2 总量计），除另有规定外，按下列方法测定。

2. 仪器与用具

高效液相色谱-串联质谱系统、超纯水处理系统、移液管、量瓶等。

3. 试药与试液

10 mmol/L 醋酸铵溶液、甲醇（分析纯）、高纯水、黄曲霉毒素混合对照液等。

4. 测定方法

（1）操作方法

①色谱、质谱条件与系统适用性试验

以十八烷基硅烷键合硅胶为填充剂；以 10 mmol/L 醋酸铵溶液为流动相 A，以甲醇为流动相 B；柱温 25℃；流速每分钟 0.3 ml；按表 8-4 进行梯度洗脱。

表8-4　梯度洗脱的时间及流动相的比例

时间（min）	流动相A（%）	流动相B（%）
0~4.5	65→15	35→85
4.5~6	15→0	85→100
6~6.5	0→65	100→35
6.5~10	65	35

以三重四极杆串联质谱仪检测；电喷雾离子源（ESI），采集模式为正离子模式；各化合物监测离子对和碰撞电压（CE）见表8-5。

表8-5　黄曲霉毒素 B_1、B_2、G_1、G_2 对照品的监测离子对、碰撞电压（CE）参考值

编号	中文名	英文名	母离子	子离子	CE（V）
1	黄曲霉毒素 G_2	Aflatoxin G_2	331.1 331.1	313.1 245.1	33 40
2	黄曲霉毒素 G_1	Aflatoxin G_1	329.1 329.1	234.1 287.1	35 50
3	黄曲霉毒素 B_2	Aflatoxin B_2	315.1 315.1	259.1 287.1	35 40
4	黄曲霉毒素 B_1	Aflatoxin B_1	313.1 313.1	241.0 285.1	50 40

②系列混合对照品溶液的制备

精密量取黄曲霉毒素混合对照品溶液（黄曲霉毒素 B_1 黄曲霉毒素 B_2、黄曲霉毒素 G_1、黄曲霉毒素 G_2 的标示浓度分别为 1.0 μg/ml、0.3 μg/ml、1.0 μg/ml、0.3 μg/ml），用70%甲醇稀释成含黄曲霉毒素 B_2、G_2 浓度为 0.04~3 ng/ml，含黄曲霉毒素 B_1、G_1 浓度为 0.12~10 ng/ml 的系列对照品溶液，即得（必要时可根据样品实际情况，制备系列基质对照品溶液）。

③测定法

精密吸取上述系列对照品溶液各 5 μl，注入高效液相色谱-质谱仪，测定峰面积，以峰面积为纵坐标，进样浓度为横坐标，绘制标准曲线。另精密吸取上述

供试品溶液 5 μl，注入高效液相色谱－串联质谱仪，测定峰面积，从标准曲线上读出供试品中相当于黄曲霉毒素 B_1、黄曲霉毒素 B_2、黄曲霉毒素 G_1、黄曲霉毒素 G_2 的浓度，计算，即得。

（2）注意事项

①本试验应有相应的安全、防护措施，并不得污染环境。

②残留有黄曲霉毒素的废液或废渣的玻璃器皿，应置于专用贮存容器（装有10%次氯酸钠溶液）内，浸泡24 h以上，再用清水将玻璃器皿冲洗干净。

5. 记录与计算

记录仪器型号，检测器及其灵敏度，色谱柱长与内径，柱填料，流动相和流速，供试品的预处理，供试品与对照品的称量和配制过程，进样量，测定数据，计算式与结果，并附色谱图。标准中如规定有系统适用性试验者，应记录该试验的数据。

6. 结果判定

计算结果按有效数字修约规则修约，使与标准中规定限度有效数位一致，实测数值在规定范围内，判为符合规定。

7. 实例：大枣

本品为鼠李科植物枣（Ziziphus jujuba Mill.）的干燥成熟果实。秋季果实成熟时采收，晒干。

[检查] 黄曲霉毒素：照黄曲霉毒素测定法测定。

本品每1000 g含黄曲霉毒素 B_1 不得超过 5 μg，黄曲霉毒素 G_2、黄曲霉毒素 G_1、黄曲霉毒素 B_2 和黄曲霉毒素 B_1 的总量不得超过 10 μg。

第四节 中药制剂的含量测定方法

一、薄层扫描法

（一）概述

薄层扫描法（TLCS）系指用一定波长的光照射在薄层板上，对薄层色谱中可吸收紫外光或可见光的斑点，或经激发后能发射出荧光的斑点进行扫描，将扫描得到的图谱及积分数据用于中药制剂定性和定量的方法。由于直接在薄层上进行测定，故此方法具有便捷、快速的特点。

薄层色谱扫描法根据测定方法的不同又可分为薄层吸收扫描法和薄层荧光扫描法。

1. 薄层吸收扫描法

薄层吸收扫描法系指用一定强度的单色光照射薄层板上的斑点，通过直接测定斑点反射光的强度或透过光的强度进行定量的方法。该方法适用于在紫外-可见光区（190~800 nm）有吸收的物质的测定。紫外光以氘灯为光源，可见光以钨灯为光源。根据对光测定方式的不同，分为反射法和透射法。在透射法中，由于普通玻璃板对 330 nm 以下的紫外光有吸收，薄层厚薄及均匀程度对测定有影响，故一般常采用反射法。测光方式有单波长扫描和双波长扫描两种。根据扫描时光斑轨迹的不同，可采取线性扫描和锯齿扫描两种方式，在吸收测定法中，常采取锯齿扫描方式。

2. 薄层荧光扫描法

薄层荧光扫描法系指用一定强度的激发光照射薄层板上的斑点，通过直接测定斑点所发射的荧光强度进行定量的方法。该方法适用于具有荧光特性或经适当处理后能产生荧光的物质的测定。激发光以汞灯或氙灯为光源，测定时，通常选择待测物质在紫外光区的最大吸收波长作为激发波长。一般采用反射法、线性扫描的方式进行测定。薄层荧光扫描法专属性强，灵敏度比吸收扫描法更高，但适用范围较窄。

3. 定量方法

照薄层色谱扫描法，按各品种项下规定的方法，制备供试品溶液和对照标准溶液，并按规定的色谱条件点样、展开、扫描测定；或将待测定色谱斑点刮下经洗脱后，再用适宜的方法测定。

外标法系指将一定量的供试品溶液和对照品溶液分别交叉点加在同一块薄层板上，展开，显色，定位，上机扫描待测组分斑点和对照品斑点，测定相应的吸光度或荧光强度的积分值，根据所得数据计算被测成分的含量。

根据对照品标准曲线性质的不同，外标法又分为外标一点法和外标两点法。若标准曲线通过原点，采用外标一点法；若标准曲线不通过原点，采用外标两点法。所谓一点法是指在一块薄层板上对照品的浓度为一种点样浓度，两点法则是指在一块薄层板上对照品的浓度为两种点样浓度。

(二) 方法

1. 仪器与用具

薄层扫描仪、分析天平（分度值 0.1 mg）、具塞锥形瓶、量瓶、滤纸、漏斗、薄层板、定量点样器等。

2. 试药与试液

按各品种项下的规定准备相应的试液与试药。

3. 操作方法

（1）扫描前操作

①供试品溶液和对照品溶液的制备

按各品种项下规定的方法制备供试品溶液和对照品溶液，供试品溶液和对照品溶液均应平行制备 2 份。

②展开剂的制备

展开剂应临用前配制，不得重复使用。小体积的溶剂应用移液管或刻度吸管量取。

③薄层板准备

除另有规定外，取合适规格的市售高效薄层板，检视合格后，110℃活化 30 min，置于干燥器中以备用。

④点样

采取自动点样器点样或用微升毛细管或平头微量注射器吸取规定体积点样。

⑤展开

取展开缸，加入展开剂适量，预饱和后，放入载有供试品的薄层板，立即密闭，展开，展开至一定展距时，取出薄层板，晾干。

⑥显色

需要显色的品种，按各品种项下规定的显色剂进行显色后，在薄层板上覆盖同样大小的玻璃板，周围用胶布固定。

（2）上机扫描

上机扫描包括测光方式、扫描波长及扫描方式等参数的选择。以 CS - 9301PC，采用双波长吸收扫描时为例。

①先开主机，将灯源打开，待自检完成后打开电脑和软件连接主机。

②设置控制参数：点击"scanner→parameter（扫描仪参数）"，会弹出菜单，点击"change（改变）"，选择control parameter（控制参数），弹出控制参数对话框，勾选合适的控制参数，photo mode（影像模式）：勾选"reflection（反射）"；lane（路径）：勾选"single（单路径扫描）"；zero set mode（设零模式）：勾选"at start（在开始扫描点设零）"；scan mode（扫描模式）：勾选"zigzag（锯齿扫描）"；lambda（波长）：勾选"dual（双波长）"。

③设置平台和光斑参数：点击"stage and beam parameters（平台及光斑参数）"，设定双波长扫描的"reference wave（参比波长）"和"sample wave（样品波长）"；beam size（光斑尺寸）：勾选"0.4×0.4"；设定光斑的"swing width（摆幅）"。

④设置信号处理参数：点击"single processing parameters（信号处理参数）"，选择背景扣除参数及线性拟合器参数（硅胶板一般勾选SX3）。

⑤设置自动列参数：放进待扫描的薄层板（注意薄层板放置的方向，因为扫描时须沿展开方向进行扫描，不得横向扫描），固定好，移动薄层板，调整光斑在薄层板上的位置，并记录合适的start X、start Y及end Y的参数，将所记录的各数据输入"autolane parameter（自动列参数）"中。

⑥扫描及文件保存：在各个参数设置完成后点击"OK"，在主画面中点击"start"开始扫描，扫描结束后在所弹出的对话框中先进行文件名更改（"change file name"在弹出的对话框中输入名称后单击"change"，再单击"OK"），然后保存文件。

⑦寻峰：在主菜单中单击"peak→fine peak（寻峰）"，将文件调出，会弹出峰列表，设置样品参数，记录扫描得到的各斑点吸光度的积分值，在主菜单中点击"print→plot out"，在弹出的对话框中选择打印内容及排版格式，再单击"OK"打印。

⑧关机：先退出软件再关主机。

⑨填写仪器使用记录。

（3）系统适用性试验

用供试品和对照品对实验条件进行试验与调整，分离度和重复性应达到含量测定的要求。

①分离度

用于含量测定时，要求定量峰与相邻峰之间有较好的分离度，分离度（R）

的计算公式见公式（8-2）。除另有规定外，分离度应大于1.0。

$$R = \frac{2(d_2 - d_1)}{W_1 + W_2} \tag{8-2}$$

式中：d_2——相邻两峰中后一峰与原点的距离；

d_1——相邻两峰中前一峰与原点的距离；

W_1——相邻两峰中前一峰的峰宽；

W_2——相邻两峰中后一峰的峰宽。

②重复性

同一供试液在同一块薄层板上平行点样的待测成分的峰面积，测定的相对标准偏差（RSD）应不大于5.0%，须显色后测定的相对标准偏差应不大于10.0%。

③比移值（R_f值）

计算见公式（8-3）。除另有规定外，比移值应在0.3~0.7。

$$R_f = \frac{基线至展开斑点中心的距离}{基线至展开剂前沿的距离} \tag{8-3}$$

4. 记录

除按一般药品检验记录的要求记录外，还需记录室温及湿度，薄层板所用的吸附剂，供试品的预处理，供试液与对照液的配制及其点样量，展开剂、展开距离、显色剂，色谱示意图，必要时计算出R_f值，薄层扫描仪的型号，扫描方式，供试品和对照品的称量（平行试验各2份），测定值等。

5. 浓度计算

（1）外标一点法

计算浓度或重量。

$$W_供 = W_对 \cdot \frac{A_供}{A_对} \text{ 或 } c_供 = c_对 \cdot \frac{A_供}{A_对} \tag{8-4}$$

式中：$W_供$——供试品扫描斑点中被测成分的重量或浓度；

$W_对$——对照品扫描斑点的重量或浓度；

$c_供$——供试品溶液的浓度；

$c_对$——对照品溶液的浓度；

$A_供$——供试品溶液的吸光度积分值；

$A_对$——对照品溶液的吸光度积分值。

（2）外标 2 点法

计算浓度或重量：

$$W = f_1 \cdot A + f_2 \tag{8-5}$$

式中：f_1——斜率；

f_2——截距；

A——吸光度积分值。

$$f_1 = \frac{W_大 - W_小}{A_大 - A_小} \tag{8-6}$$

$$f_2 = \frac{W_小 A_大 - W_大 A_小}{A_大 - A_小} \tag{8-7}$$

则重量或浓度计算公式为：

$$W_供 = f_1 \cdot A_供 + f_2 \tag{8-8}$$

（三）实例

1. 马钱子散中士的宁的测定

士的宁是马钱子的主要有效成分，士的宁含量不足会影响疗效，过量又会引起中毒。士的宁是吲哚类生物碱，易溶于三氯甲烷、乙醇和甲醇，难溶于水，在波长 254 nm 处有最大吸收，但无荧光性质，采用双波长薄层吸收扫描外标一点法，荧光淬灭显色测定其含量。

（1）检验依据

[处方] 制马钱子适量（含士的宁 8.0 g）、地龙（焙黄）93.5 g。

[含量测定] 取装量差异项下的本品约 0.5 g，精密称定，置于具塞锥形瓶中，精密加入三氯甲烷 20 ml，浓氨试液 1 ml，轻轻摇匀，称定重量后，于室温放置 24 h，再称定重量，用三氯甲烷补足减失重量，充分振摇，过滤，滤液作为供试品溶液。另取士的宁对照品，加三氯甲烷制成每 1 ml 含 1 mg 的溶液，作为对照品溶液。照薄层色谱法试验，分别吸取供试品溶液 8 μl 和对照品溶液 4 μl，交叉点于同一硅胶 GF_{254} 薄层板上，以甲苯-丙酮-乙醇-浓氨试液（16：12：1：4）的上层溶液为展开剂，展开，取出，晾干。照薄层色谱法进行扫描，波长：$\lambda_S = 257$ mm，$\lambda_R = 300$ nm，测量供试品与对照品吸光度积分值，计算，即得。

本品每袋含马钱子的士的宁（$C_{21}H_{22}N_2O_2$）计，应为 7.2~8.8 mg。

[规格] 每袋装 0.6 g。

（2）测定

①供试品溶液的制备

取装量差异项下本品（10 袋），混合均匀，精密称定，置于具塞锥形瓶中，精密加入三氯甲烷 20 ml、浓氨试液 1 ml，轻轻摇匀，称定重量后，于室温放置 24 h，再称定重量，用三氯甲烷补足减失的重量，充分振摇，过滤，取滤液，即得。

②对照品溶液的制备

取士的宁对照品 19.98 mg，置于 20 ml 量瓶中，加三氯甲烷溶解并稀释至刻度，即得（每 1 ml 含 1 mg 士的宁）。

③展开剂的制备

取甲苯 16.0 ml、丙酮 12.0 ml、乙醇 1.0 ml、浓氨试液 4.0 ml 置于具塞锥形瓶中，静置，取上层溶液备用。

④硅胶 GF_2S_4 薄层板

取规格为 10cm×10cm 的市售高效薄层板，检视合格后，110℃活化 30 min，置于干燥器中备用。

⑤点样

用微升毛细管点样，供试品溶液点样量为 8 μl，对照品溶液点样量为 4 μl，点样顺序可为：第 1 份供试品溶液、对照品溶液、第 2 份供试品溶液、第 1 份供试品溶液、对照品溶液、第 2 份供试品溶液。

⑥展开

取展开缸，加入展开剂 20 ml，放入载有供试品的薄层板，立即密闭，展开，展开约 7 cm 时，取出薄层板，晾干后，在薄层板上覆盖同样大小的玻璃板，周围用胶布固定。

⑦上机扫描

波长：$\lambda_S = 257$ nm；$\lambda_R = 300$ nm。

⑧计算

实验数据：$\overline{W} = 0.6012$ g/袋、$W_{对} = 19.98$ mg、$W_{供} = 0.5324$ g、$A_{对} = 22081.26$、$A_{供} = 15659.12$。

2. 大山楂丸中熊果酸的测定

熊果酸为山楂的指标性成分，属三萜类化合物，具酸性，易溶于乙醚、三氯甲烷和乙醇，难溶于水和石油醚，熊果酸本身无荧光性质和紫外-可见光吸收，故须用硫酸溶液显色后，才可扫描测定。

（1）检验依据

［处方］山楂 1000 g、六神曲（麸炒）150 g、炒麦芽 150 g。

［含量测定］取重量差异项下的本品，剪碎，混匀，取约 3 g，精密称定，加水 30 ml，60℃水浴温热使充分溶散，加硅藻土 2 g，搅匀，过滤，残渣用水 30 ml 洗涤，100℃烘干，连同滤纸一并置于索氏提取器中，加乙醚适量，加热回流提取 4 h，提取液回收溶剂至干，残渣用石油醚（30℃~60℃）浸泡 2 次（每次约 2 min），每次 5 ml，倾去石油醚液，残渣加无水乙醇-三氯甲烷（3∶2）的混合溶液适量，微热使溶解，转移至 5 ml 量瓶中，用上述混合溶液稀释至刻度，摇匀，作为供试品溶液。另取熊果酸对照品适量，精密称定，加无水乙醇制成每 1 ml 含 0.5mg 的溶液，作为对照品溶液。照薄层色谱法试验，分别精密吸取供试品溶液 5 μl、对照品溶液 4 μl 与 8 μl，分别交叉点样于同一硅胶 G 薄层板上，以环己烷-三氯甲烷-乙酸乙酯-甲酸（20∶5∶8∶0.1）为展开剂，展开，取出，晾干，喷以 10%硫酸乙醇溶液，在 110℃加热至斑点显色清晰，在薄层板上覆盖同样大小的玻璃板，周围用胶布固定，照薄层色谱法进行扫描，波长：$\lambda_S = 535$ nm；$\lambda_R = 650$ nm，测量供试品吸光度积分值与对照品吸光度积分值，计算，即得。

本品每丸含山楂以熊果酸（$C_{30}H_{48}O_3$）计，不得少于 7.0 mg。

［规格］每丸重 9 g。

（2）测定

①供试品溶液的制备

取重量差异项下的本品 10 丸，剪碎，混匀，精密称定，分别置于 100 ml 烧杯中，依法操作，即得。

②对照品溶液的制备

称取熊果酸对照品 12.46 mg，置于 25 ml 量瓶中，加无水乙醇适量使溶解并稀释至刻度，即得（每 1 ml 含熊果酸 0.4984 mg）。

③展开剂的制备

取环己烷 20.0 ml、三氯甲烷 5.0 ml、乙酸乙酯 8.0 ml、甲酸 0.1 ml 置于具塞锥形瓶中，混合均匀，即得。

④硅胶 G 薄层板

取规格为 10 cm×10 cm 的市售高效薄层板，检视合格后，110℃活化 30 min，置于干燥器中以备用。

⑤点样

用微升毛细管点样，供试品溶液点样量为 5 μl，对照品溶液点样量为 4 μl 和 8 μl，点样顺序可为：对照品溶液 4 μl、对照品溶液 8 μl、第 1 份供试品溶液 5 μl、第 2 份供试品溶液 5 μl、对照品溶液 4 μl、对照品溶液 8 μl、第 1 份供试品溶液 5 μl、第 2 份供试品溶液 5 μl。

⑥展开

取展开缸，加入展开剂 20 ml，放入载有供试品的薄层板，立即密闭，展开，在展开约 7 cm 时，将薄层板取出，晾干。

⑦显色

晾干后，用专用喷雾器喷以 10%硫酸乙醇溶液，在 110℃烘箱中加热至斑点显色清晰，在薄层板上覆盖同样大小的玻璃板，周围用胶布固定。

⑧上机扫描

波长：$\lambda_S = 535$ nm，$\lambda_R = 650$ nm。

⑨计算

实验数据：$\overline{W} = 8.9750$ g/丸、$W_S = 3.1023$ g、$W_{对} = 12.46$ mg、$A_{供} = 5659.12$、$A_{对1} = 2057.73$、$A_{对2} = 7901.25$。

$$f_1 = \frac{W_大 - W_小}{A_大 - A_小} = \frac{0.4984 \times 8 - 0.4984 \times 4}{7901.25 - 2057.73} = 0.0003412 \qquad (8-9)$$

$$f_2 = \frac{W_小 \cdot A_大 - W_大 \cdot A_小}{A_大 - A_小} = \frac{0.4984 \times 4 \times 7901.25 - 0.4984 \times 8 \times 2057.73}{7901.25 - 2057.73} = 1.292$$
$$(8-10)$$

$$W_供 = f_1 \cdot A_供 + f_2 = 0.0003412 \times 5659.12 + 1.292 = 3.223(\mu g) \qquad (8-11)$$

$$含量 = \frac{c_供 \cdot D \cdot V}{W_s} \times \overline{W} = \frac{\dfrac{3.223}{5} \times 1 \times 5}{3.1023} \times 8.9750 = 9.32(mg/丸)$$
$$(8-12)$$

二、浸出物测定法

浸出物测定系指用水或其他适宜的溶剂对药材、饮片或制剂中可溶性物质进行测定，以浸出物的量作为其质量的评价指标之一。本方法适用于有效成分尚不清楚或尚无确切定量分析方法和现有含量测定方法不能够完全反映其内在质量的中药材或制剂。有以下三种方法：水溶性浸出物测定法、醇溶性浸出物测定法和挥发性醚浸出物测定法。

（一）水溶性浸出物测定法

本方法包括冷浸法和热浸法。热浸法仅适用于不含或少含淀粉、黏液质等成分的药物测定。除另有规定外，测定用的供试品须粉碎，使能通过2号筛，并混合均匀。

采用本方法测定的中药制剂有玉屏风袋泡茶、肾炎消肿片、暑症片等。有关品种及其含量见表8-6。

表8-6 测定水溶性浸出物的有关品种及其含量

品名	溶剂	方法	含量（不得少于）
川芎茶调袋泡茶	水	热浸法	20.0%
玉屏风袋泡茶	水	热浸法	60.0%
肾炎消肿片	水	冷浸法	90 mg/片（小片）
罗布麻茶	水	热浸法	26.0%
暑症片	水	冷浸法	25.0%

1. 仪器与用具

分析天平（分度值0.1 mg）——药筛（2号筛）——锥形瓶（100~250 ml、250~300 ml）——移液管（20 ml、25 ml、50 ml、100 ml）——蒸发皿（50 ml）——回流装置——干燥器（直径约30 cm）——电热恒温干燥箱（温度50℃~300℃）——水浴锅（可调温）等。

2. 试液与试药

按各品种项下的规定准备相应的试液与试药。

3. 操作方法

（1）测定方法

①冷浸法

取供试品约4 g，精密称定，置于250~300 ml的锥形瓶中，精密加水

100 ml，密塞，冷浸，前 6 h 内时时振摇，再静置 18 h，用干燥滤器迅速过滤，精密量取续滤液 20 ml，置于已干燥至恒重的蒸发皿中，在水浴上蒸干后，于 105℃ 干燥 3 h，置干燥器中冷却 30 min，迅速精密称定重量。除另有规定外，以干燥品计算供试品中水溶性浸出物的含量（%）。

②热浸法

取供试品 2~4 g，精密称定，置于 100~250 ml 的锥形瓶中，精密加水 50~100 ml，密塞，称定重量，静置 1 h 后，连接回流冷凝管，加热至沸腾，并保持微沸 1 h。放冷后，取下锥形瓶，密塞，再称定重量，用水补足减失的重量，摇匀，用干燥滤器过滤，精密量取续滤液 25 ml，置于已干燥至恒重的蒸发皿中，在水浴上蒸干后，于 105℃ 干燥 3 h，置于干燥器中冷却 30 min，迅速精密称定重量。除另有规定外，以干燥品计算供试品中水溶性浸出物的含量（%）。

（2）注意事项

①供试品须过 2 号筛，并测定 2 份，2 份的相对平均偏差应小于 5%。

②凡以干燥品计算，操作同时取供试品测定水分含量，计算时扣除水分的量。除另有规定外，凡未规定水分检查的制剂，浸出物含量可不以干燥品计算。

③浸出物含量较高的供试品，水浴上蒸发时，应先蒸至近干，再旋转蒸发皿使之均匀平铺于蒸发皿中，最后再蒸干。

④玻璃蒸发皿较陶瓷蒸发皿更加容易恒重，建议试验中使用玻璃蒸发皿。

⑤仪器应干净、干燥。

⑥锥形瓶的选用应与加入水的体积相对应。

⑦称定浸出物要迅速。

4. 记录与计算

（1）记录

记录精密加水体积，冷浸、加热回流时间，精密量取续滤液体积，干燥温度、时间，蒸发皿恒重的数据，供试品称量的数据（平行试验 2 份），干燥后及干燥至恒重的数据等。

（2）含量计算

$$水溶性浸出物含量 = \frac{W}{W_s} \times 100\% \qquad (8-13)$$

$$水溶性浸出物含量 = \frac{W}{W_s \cdot (1-\alpha)} \times 100\% \qquad (8-14)$$

式中：W——水溶性浸出物重量，g；

W_s——供试品重量，g；

α——供试品含水量。

5. 结果判定

计算结果按有效数字修约规则修约，使与标准中规定限度有效数位一致，其数值大于或等于限度时，判为符合规定。

6. 应用实例：暑症片中浸出物的测定

（1）检验依据

[处方] 猪牙皂 80 g、细辛 80 g、薄荷 69 g、广藿香 69 g、木香 46 g、白芷 23 g、防风 46 g、陈皮 46 g、清半夏 46 g、桔梗 46 g、甘草 46 g、贯众 46 g、枯矾 23 g、雄黄 57 g、朱砂 57 g。

[浸出物] 取本品，依法测定，不得少于 25.0%。

（2）测定

①测定方法

称取本品细粉约 4 g，精密称定两份，置于 250 ml 的锥形瓶中，精密加入水 100 ml，密塞，冷浸，前 6 h 内时时振摇，再静置 18 h，用干燥滤器迅速滤过，精密量取续滤液 20 ml，置于已干燥至恒重的蒸发皿中，在水浴蒸干后，于 105℃ 干燥 3 h，置于干燥器中冷却 30 min，迅速精密称定重量，计算，即得。

②计算

实验数据见表 8-7。

表 8-7　暑症片浸出物的实验数据

类别	蒸发皿重量（g）	供试品重量（g）	浸出物和蒸发皿重量（g）
第一份	31.4212	4.0133	31.6423
第二份	30.8852	4.0229	31.1087

（二）醇溶性浸出物测定法

照水溶性浸出物测定法，除另有规定外，以各品种项下规定浓度的乙醇代替水为溶剂。相关品种及其含量见表 8-8。

表 8-8　测定醇溶性浸出物的有关品种及其含量

品名	溶剂	方法	含量
七厘散	乙醇	热浸法	60%
女珍颗粒	乙醇	热浸法	10.0%
无烟灸条	70%乙醇	冷浸法	2.0%
代温灸膏	无水乙醇	冷浸法	0.2 g/100cm²
妇科止带片	60%乙醇	热浸法	30%
刺五加片	甲醇	热浸法	80 mg/片
复方益肝丸	70%乙醇	热浸法	0.38 g/g
复方消食茶	乙醇	热浸法	16.0%
复脉定胶囊	85%乙醇	热浸法	52.0%
消炎利胆片	无水乙醇	热浸法	36%
消络痛片	乙醇	热浸法	30 mg/片
消络痛胶囊	乙醇	热浸法	60 mg/粒
消眩止晕片	乙醇	热浸法	42 mg/片
培元通脑胶囊	乙醇	热浸法	20%
痔宁片	无水乙醇	热浸法	45 mg/片
猴耳环消炎	乙醇	热浸法	50.0 mg/片
猴耳环胶囊	乙醇	热浸法	50.0 mg/粒；100 mg/粒
感冒清热胶囊	乙醇	热浸法	11.0%
消瘀康片	正丁醇	冷浸法	6.0%
消瘀康胶囊	正丁醇	冷浸法	6.0%
儿康宁糖浆	正丁醇		3.0%
化积口服液	正丁醇		0.60%
安神宝颗粒	正丁醇		90 mg/袋
复方阿胶浆	正丁醇		0.80%
治咳川贝枇杷露	正丁醇		60 mg/100 ml
感冒清热口服液	正丁醇		1.5%

部分有关品种溶剂为甲醇或正丁醇。

1. 仪器与用具

分液漏斗、分析天平（分度值 0.1 mg）、药筛（2 号筛）、锥形瓶（100~

250 ml、250～300 ml）、移液管（20 ml、25 ml、50 ml、100 ml）、蒸发皿（50 ml）、回流装置、干燥器（直径约 30 cm）、电热恒温干燥箱（温度 50℃～300℃）、水浴锅（可调温）等。

2. 试液与试药

按各品种项下的规定准备相应的试液与试药。

3. 操作方法

（1）测定方法

①甲、乙醇浸出物测定法

照水溶性浸出物测定法，以各品种项下规定浓度的乙醇为溶剂测定。

②正丁醇浸出物测定法

正丁醇提取物的测定按各品种项下规定的方法测定。

A. 水溶液制剂

直接用水饱和的正丁醇提取数次，合并提取液后，置于已干燥恒重的蒸发皿中，蒸干，置于 105℃ 干燥 3 h，移置干燥器中，冷却 30 min，迅速精密称定重量，计算供试品中正丁醇浸出物的含量（%）。

B. 固体制剂

可先加水溶解，移至分液漏斗中，用水饱和的正丁醇提取数次，合并提取液，照上述方法蒸干，干燥，称定浸出物重量，计算出制剂中供试品中正丁醇浸出物的含量（%）。

（2）注意事项

①回流提取须在水浴上加热。

②蒸发皿中蒸干醇提液，应在水浴上并在通风橱中进行。

③有机试剂作为浸出溶剂时，过滤时动作要迅速。

④其他注意事项同水溶性浸出物测定法。

4. 记录与计算

（1）记录

记录精密加醇体积，加热回流时间，精密量取续滤液体积，干燥温度、时间，蒸发皿的数据，供试品称量的数据（平行试验 2 份），干燥后及干燥至恒重的数据等。

(2) 计算

①固体制剂

同水溶性浸出物测定法，见公式（8-13）或（8-14）。

②水溶液制剂

$$醇溶性浸出物含量 = \frac{W}{V} \times 100\% \qquad (8-15)$$

式中：W——醇溶性浸出物重量，g；

V——供试品的体积，ml。

5. 结果判定

计算结果按有效数字修约规则修约，使与标准中规定限度有效数位一致，其数值大于或等于限度时，判为符合规定。

6. 实例

(1) 七厘散中浸出物的测定

［处方］血竭 500 g、乳香（制）75 g、没药（制）75 g、红花 75 g、儿茶 120 g、冰片 6 g、人工麝香 6 g、朱砂 60 g。

［浸出物］取本品约 2 g，称定重量，用乙醇作为溶剂，照浸出物测定法测定。

本品含醇溶性浸出物不得少于 60%。

［规格］每瓶装（1）1.5 g；（2）3 g。

取本品约 2 g，精密称定两份，分别置于 250 ml 的锥形瓶中，精密加入乙醇 100 ml，密塞，称定重量，静置 1 h 后，连接回流冷凝管，加热至沸腾，并保持微沸 1 h。放冷后，取下锥形瓶，密塞，再称定重量，用乙醇补足减失的重量，摇匀，用干燥滤器过滤，精密量取续滤液 25 ml，置于干燥至恒重的蒸发皿中，在水浴上蒸干后，于 105℃干燥 3 h，置于干燥器中冷却 30 min，迅速精密称定重量，以干燥品计算，即得。

(2) 化积口服液中浸出物的测定

［处方］茯苓（去皮）58.5 g、海螵蛸 28.8 g、炒鸡内金 14.9 g、醋三棱 14.9 g、醋莪术 14.9 g、红花 8.4 g、槟榔 14.9 g、雷丸 14.9 g、鹤虱 14.9 g、使君子仁 14.9 g。

［正丁醇提取物］精密量取本品 50 ml，用水饱和的正丁醇振摇提取 5 次，每次 20 ml，合并正丁醇提取液，置于已干燥至恒重的蒸发皿中，蒸干，于 105℃干

燥 3 h，移置干燥器中，冷却 30 min，迅速精密称定重量，计算，即得。

本品含正丁醇提取物不得少于 0.60%。

（三）挥发性醚浸出物测定法

本方法系以乙醚为溶剂对制剂中挥发性醚溶性成分进行提取并测定，专属性较强。供试品须过 4 号筛。有关品种及其含量见表 8-9。

表 8-9　测定醚溶性浸出物的有关品种及其含量

品名	溶剂	含量（不得少于）
九味羌活丸	乙醚	0.30%
安中片	乙醚	0.35 mg/片；0.80 mg/片
男康片	乙醚	0.25%
龟龄集	乙醚	0.25%
沉香化气丸	乙醚	0.40%

1. 仪器与用具

索氏提取器、药筛（4 号筛）、剪刀、分析天平（分度值 0.1 mg）、蒸发皿（50 ml）、回流装置、干燥器（直径约 30 cm）、电热恒温干燥箱（温度 50℃ ~ 300℃）、水浴锅（可调温）等。

2. 试液与试药

按各品种项下的规定准备相应的试液与试药。

3. 操作方法

（1）测定方法

取供试品（过 4 号筛）2 ~ 5 g，精密称定，置于五氧化二磷干燥器中干燥 12 h，置于索氏提取器中，加乙醚适量，除另有规定外，加热回流 8 h，取乙醚液，置于干燥至恒重的蒸发皿中，放置，挥去乙醚，残渣置五氧化二磷干燥器中，干燥 18 h，精密称定，缓缓加热至 105℃，并于 105℃ 干燥至恒重。其减失重量即为挥发性醚浸出物的重量。

（2）注意事项

①回流加热乙醚须在水浴上进行。

②蒸发皿中挥去乙醚须在室温下、通风橱中进行。

③加热挥去浸出物中挥发性成分时，应缓缓加热至105℃。

④蜜丸测定挥发性醚浸出物时，应尽量剪碎，以提高浸出效率。

⑤残渣水分较多应及时更换干燥器中的五氧化二磷干燥剂。

4. 记录与计算

（1）记录

记录精密加水体积，加热回流时间，精密量取续滤液体积，干燥温度、时间，蒸发皿恒重的数据，供试品称量的数据（平行试验2份），干燥后及干燥至恒重的数据等。

（2）计算

$$挥发性醚浸出物含量 = \frac{W}{W_s} \times 100\% \qquad (8-16)$$

式中：W——挥发性醚浸出物重量，g；

W_s——供试品重量，g。

5. 结果判定

计算结果按有效数字修约规则修约，使与标准中规定限度有效数位一致，其数值大于或等于限度时，判为符合规定。

6. 实例：九味羌活丸中挥发性醚浸出物测定

（1）检验依据

［处方］羌活150 g、防风150 g、苍术150 g、细辛50 g、川芎100 g、白芷100 g、黄芩100 g、甘草100 g、地黄100 g。

［浸出物］取本品粗粉2 g，用乙醚作为溶剂，照浸出物测定法测定。

本品含挥发性醚浸出物不得少于0.30%。

（2）测定方法

取供试品适量，剪碎（过4号筛），混合均匀，取2 g，精密称定，置于五氧化二磷干燥器中干燥12 h，置于索氏提取器中，加乙醚适量，除另有规定外，加热回流8 h，取乙醚液，置于干燥至恒重的蒸发皿中，放置，挥去乙醚，残渣置于五氧化二磷干燥器中，干燥18 h，精密称定，缓缓加热至105℃，并于105℃干燥至恒重。其减失重量即为挥发性醚浸出物的重量。

三、其他分析法

（一）挥发油测定法

挥发油又称芳香油或精油，是广泛存在于植物中的一类可随水蒸气蒸馏，但与水不相混溶的油状液体的总称。挥发油在常温下挥发，大部分具有香气，是中药及中药制剂中的一类重要有效成分，因此，测定挥发油总含量对于控制药品质量具有重要意义。

1. 测定法

（1）甲法

适用于测定相对密度在 1.0 以下的挥发油。取供试品适量（约相当于含挥发油 0.5~1.0 ml），称定重量（准确至 0.01 g），置于烧瓶中，加水 300~500 ml（或适量）与玻璃珠数粒，振摇混合后，连接挥发油测定器与回流冷凝管。自冷凝管上端加水使充满挥发油测定器的刻度部分，并溢流入烧瓶时为止。置于电热套中或用其他适宜方法缓缓加热至沸，并保持微沸约 5 h，至测定器中油量不再增加，停止加热，放置片刻，开启测定器下端的活塞，将水缓缓放出，至油层上端到达刻度 0 线上面 5 mm 处为止。放置 1 h 以上，再开启活塞使油层下降至其上端恰与刻度 0 线平齐，读取挥发油量，并计算供试品中挥发油的含量（%）。

（2）乙法

适用于测定相对密度在 1.0 以上的挥发油。取水约 300 ml 与玻璃珠数粒，置于烧瓶中，连接挥发油测定器。自测定器上端加水使充满刻度部分，并溢流入烧瓶时为止，再用移液管加入二甲苯 1 ml，然后连接回流冷凝管。将烧瓶内容物加热至沸腾，并继续蒸馏，其速度以保持冷凝管的中部呈冷却状态为度。30 min 后，停止加热，放置 15 min 以上，读取二甲苯的容积。然后照甲法自"取供试品适量"起，依法测定，自油层中减去二甲苯量，即为挥发油量，再计算供试品中挥发油的含量（%）。

2. 实例：满山红油胶丸中满山红油测定

（1）检验依据

[处方] 满山红油 50 g。

[含量测定] 满山红油：取本品 40 粒，照挥发油测定法测定，所得挥发油量按相对密度为 0.940 计算，即得。

本品每粒含满山红油应为标示量的 90.0%~110.0%。

[规格] ①每丸含满山红油 0.05 g；②每丸含满山红油 0.1 g。

（2）测定方法

取本品（规格为每丸含满山红油 0.05 g）40 粒，取出内容物，置于 500 ml 烧瓶中，依法测定，读取挥发油量，即得。平行操作 2 份。

（二）氮测定法

氮测定法系依据含氮有机物经硫酸消化后，使有机氮转化为硫酸铵，生成的硫酸铵被氢氧化钠分解释放出氨，氨随水蒸气被蒸馏入硼酸液中生成硼酸铵，最后用强酸滴定，依据强酸消耗量可计算出供试品的氮含量。

有第一法（常量法）、第二法（半微量法）和第三法（定氮仪法）三种方法。常量法适用于含氮量在 25~30 mg 的供试品，半微量法适用于含氮量在 1.0~2.0 mg 的供试品，定氮仪法适用于常量法和半微量法。

1. 第一法（常量法）

取供试品适量（相当于含氮量 25~30 mg），精密称定，供试品如为固体或半固体，可用滤纸称取，并连同滤纸置于干燥的 500 ml 凯氏烧瓶中；然后依次加入硫酸钾（或无水硫酸钠）10 g 和硫酸铜粉末 0.5 g，再沿瓶壁缓缓加入硫酸 20 ml；在凯氏烧瓶口放一小漏斗并使凯氏烧瓶成 45° 斜置，用直火缓缓加热，使溶液的温度保持在沸点以下，等泡沸停止，强热至沸腾，待溶液成澄明的绿色后，除另有规定外，继续加热 30 min，放冷。沿瓶壁缓缓加水 250 ml，振摇使混合，放冷后，加 40% 氢氧化钠溶液 75 ml，注意使沿瓶壁流至瓶底，自成一液层，加锌粒数粒，用氮气球将凯氏烧瓶与冷凝管连接；另取 2% 硼酸溶液 50 ml，置于 500 ml 锥形瓶中，加甲基红–溴甲酚绿混合指示液 10 滴；将冷凝管的下端插入硼酸溶液的液面下，轻轻摆动凯氏烧瓶，使溶液混合均匀，加热蒸馏，至接收液的总体积约为 250 ml 时，将冷凝管尖端提出液面，使用蒸汽冲洗约 1 min，用水淋洗尖端后停止蒸馏；蒸馏出液用硫酸滴定液（0.05 mol/L）滴定至溶液由蓝绿色变为灰紫色，并将滴定的结果用空白试验校正。每 1 ml 的硫酸滴定液（0.05 mol/L）相当于 1.401 mg 的 N。

2. 第二法（半微量法）

取供试品适量（相当于含氮量 1.0~2.0 mg），精密称定，置于干燥的 30~50 ml 凯氏烧瓶中，加硫酸钾（或无水硫酸钠）0.3 g 与 30% 硫酸铜溶液 5 滴，再沿瓶壁滴加硫酸 2.0 ml；在凯氏烧瓶口放一小漏斗，并使烧瓶成 45°斜置，用小火缓缓加热使溶液保持在沸点以下，等泡沸停止，逐步加大火力，沸腾至溶液成澄明的绿色后，除另有规定外，继续加热 10 min，放冷，加水 2 ml。

取 2% 硼酸溶液 10 ml，置于 100 ml 锥形瓶中，加甲基红-溴甲酚绿混合指示液 5 滴，将冷凝管尖端插入液面下。然后，将凯氏烧瓶中内容物经由 D 漏斗转入 C 蒸馏瓶中，用水少量淋洗凯氏烧瓶及漏斗数次，再加入 40% 氢氧化钠溶液 10 ml，用少量水再冲洗漏斗数次，关 G 夹，加热 A 瓶进行蒸汽蒸馏，至硼酸液开始由酒红色变为蓝绿色时起，继续蒸馏约 10 min 后，将冷凝管尖端提出液面，使蒸汽继续冲洗约 1 min，用水淋洗尖端后停止蒸馏。

馏出液用硫酸滴定液（0.005 mol/L）滴定至溶液由蓝绿色变为灰紫色，并将滴定的结果用空白（空白和供试品所得馏出液的容积应基本相同，70~75 ml）试验校正。每 1 ml 的硫酸滴定液（0.005 mol/L）相当于 0.1401 mg 的 N。

3. 第三法（定氮仪法）

本方法适用于常量及半微量法测定含氮化合物中氮的含量。半自动定氮仪由消化仪和自动蒸馏仪组成，全自动定氮仪由消化仪、自动蒸馏仪和滴定仪组成。

根据供试品的含氮量参考常量法（第一法）或半微量法（第二法）称取样品置于消化管中，依次加入适量硫酸钾、硫酸铜和硫酸，把消化管放入消化仪中，按照仪器说明书的方法开始消解［通常 150℃，5 min（去除水分）；350℃，5 min（接近硫酸沸点）；400℃，60~80 min］至溶液成澄明的绿色，再继续消化 10 min，取出，冷却。

将配制好的碱液、吸收液和适宜的滴定液分别置于自动蒸馏仪相应的瓶中，按照仪器说明书的要求将已冷却的消化管装入正确位置，关上安全门，连接水源，设定好加入试剂的量、时间、清洗条件及其他仪器参数等，如为全自动定氮仪，即开始自动蒸馏和滴定；如为半自动定氮仪，则取馏出液照第一法或第二法滴定，测定氮的含量。

4. 实例：清开灵注射液中总氮测定

（1）检验依据

［处方］胆酸 3.25 g、珍珠母（粉）50.5 g、猪去氧胆酸 3.75 g、栀子 25.0 g、水牛角（粉）25.0 g、板蓝根 200.0 g、黄芩苷 5.0 g、金银花 60.0 g。

［含量测定］总氮量：精密量取本品 0.5 ml，照氮测定法测定，即得。

本品每 1 ml 含总氮（N）应为 2.2~3.0 mg。

[规格] ①每支装 2 ml；②每支装 10 ml。

（2）测定

①供试品溶液的制备

取规格为每支装 2 ml 的本品 5 支，倒入干净、干燥的烧杯中，混匀，精密量取 0.5 ml，置于干燥的 50 ml 凯氏烧瓶中，依法操作，即得。

②空白溶液的制备

不加样品，照供试品溶液的制备方法制备空白溶液，即得。

③测定方法

供试品溶液及空白溶液用硫酸滴定液（0.005 mol/L）滴定至溶液由蓝绿色变为灰紫色，记录数据，即得。每 1 ml 的硫酸滴定液（0.005 mol/L）相当于 0.1401 mg 的 N。

四、有效成分的含量测定方法

中药生长过程中，为适应环境的变化而产生的特殊成分生物碱类、黄酮类、蒽醌类、香豆素类、萜类、挥发油、皂苷、有机酸类等，是中药及其制剂防病治病的物质基础。为保证中药及其制剂的质量，有必要对这些成分含量进行测定。中药及其制剂的含量测定方法有物理分析法、化学分析法和仪器分析法等，主要介绍生物碱类、黄酮类、香豆素类、皂苷等几类成分的常用含量测定方法。

（一）生物碱类成分

生物碱是生物界除生物体必需的含氮化合物（如氨基酸、蛋白质和 B 族维生素等）外的所有含氮有机化合物，大多具有碱性。

用于中药制剂中生物碱成分含量测定的方法较多，包括重量法、容量分析法、分光光度法、薄层扫描法、高效液相色谱法等分析方法，现在多采用高效液相色谱法。

1. 化学分析法

（1）重量法

实例：昆明山海棠片

[处方] 昆明山海棠 2500 g。

[含量测定] 取本品 60 片，除去包衣，精密称定，研细，取约 7 g，精密称定，置于 200 ml 锥形瓶中，加硅藻土 1.4 g，混匀，加乙醇 70 ml，加热回流

40 min，放冷，过滤，滤渣加乙醇 50 ml，加热回流 30 min，放冷，过滤，滤液合并，置水浴上蒸干，残渣加盐酸溶液（1→100）300 ml，置于水浴上搅拌使溶解，放冷，过滤，残渣再用盐酸溶液（1→200）同法提取 3 次（20 ml、15 ml、15 ml），合并滤液于分液漏斗中，加氨试液使溶液呈碱性，用乙醚振摇提取 4 次（40 ml、30 ml、25 ml、20 ml），合并乙醚液，用水振摇洗涤 2 次，每次 10 ml，乙醚液滤过，滤液置于已在 100℃干燥至恒重的蒸发皿中，在低温水浴上蒸去乙醚，残渣在 100℃干燥至恒重，称定重量，计算，即得。

本品每片含总生物碱不得少于 1.0 mg。

（2）容量分析法

采用本方法测定的有北豆根片（胶囊）、止喘灵注射液等。

2. 紫外-可见分光光度法

实例：小儿宝泰康颗粒

[处方] 连翘 416 g、地黄 416 g、滇柴胡 416 g、玄参 208 g、桑叶 208 g、浙贝母 208 g、蒲公英 208 g、南板蓝根 416 g、滇紫草 208 g、桔梗 416 g、莱菔子 416 g、甘草 208 g。

[含量测定]

（1）对照品溶液的制备

取贝母素甲对照品 14mg，精密称定，置于 50 ml 量瓶中，加 0.1 mol/L 盐酸溶液 5 ml 和水 4 ml 使溶解，加水至刻度，摇匀，即得（每 1 ml 含贝母素甲 0.28 mg）。

（2）标准曲线的制备

精密量取对照品溶液 0.1 ml、0.3 ml、0.5 ml、0.7 ml、0.9 ml，分别置于分液漏斗中，加水至 2 ml，各加溴甲酚绿溶液（取溴甲酚绿 50mg 与邻苯二甲酸氢钾 1.021 g，加 0.2 mol/L 氢氧化钠溶液 6 ml 使溶解，再加水稀释至 100 ml）2 ml，摇匀，再精密加入三氯甲烷 10 ml，剧烈振摇约 2 min，静置，分取三氯甲烷液，用干燥滤纸过滤，量取续滤液。另取水 2 ml，同法操作，以三氯甲烷液为空白。照紫外-可见分光光度法，在 411nm 波长处测定吸光度，以吸光度为纵坐标，浓度为横坐标，绘制标准曲线。

（3）测定法

取装量差异项下的本品，混匀，取适量，研细，取约 8 g，精密称定，加水 30 ml，搅拌使溶解，用氨试液调节 pH 值至 11，用乙醚振摇提取 4 次，每次

30 ml，合并乙醚液，挥干，残渣加 0.1 mol/L 盐酸溶液 0.5 ml 和水 2 ml，搅拌使溶解，转移至 25 ml 量瓶中，加水至刻度，摇匀，过滤，量取续滤液 2 ml，置于分液漏斗中，照标准曲线的制备项下的方法，自"加溴甲酚绿溶液 2 ml"起，依法测定吸光度，从标准曲线上读出供试品溶液中贝母素甲的量，计算，即得。

3. 色谱法

（1）薄层扫描法

采用本方法测定的有九分散、马钱子散、清胃黄连丸（大蜜丸）、心脑欣胶囊、芎菊上清丸（水丸）、益母草口服液等。

（2）高效液相色谱法

采用本法测定的有大补阴丸、小儿肺热平胶囊、牛黄千金散、乌梅丸、四妙丸、坤泰胶囊等。

实例：三黄片

[处方] 大黄 300 g、盐酸小檗碱 5 g、黄芩浸膏 21 g。

[含量测定] 盐酸小檗碱：照高效液相色谱法测定。

①色谱条件与系统适用性试验

以十八烷基硅烷键合硅胶为填充剂，以乙腈-水（1:1）（每 1000 ml 中加入磷酸二氢钾 3.4 g 和十二烷基硫酸钠 1.7 g）为流动相，检测波长为 265 nm。理论板数按盐酸小檗碱峰计算应不低于 3000。

②对照品溶液的制备

取盐酸小檗碱对照品适量，精密称定，加甲醇制成每 1 ml 含 0.1 mg 的溶液，即得。

③供试品溶液的制备

取本品 10 片，除去包衣，精密称定，研细，取约 0.1 g，精密称定，置于具塞锥形瓶中，精密加入甲醇-盐酸（500:1）的混合溶液 20 ml，密塞，称定重量，超声处理（功率 160 W，频率 40 kHz）30 min，放冷，再称定重量，用甲醇补足减失的重量，摇匀，过滤，取续滤液，即得。

④测定法

分别精密吸取对照品溶液 5~10 μl、供试品溶液 10 μl，注入液相色谱仪，测定，即得。

本品每片含盐酸小檗碱，小片应为 4.0~5.8 mg，大片应为 8.0~11.5 mg。

（二）黄酮类成分

黄酮类化合物的母核为 2-苯基色原酮，是由中间的三个碳原子连接两个苯环（A 环和 B 环）组成的一系列 C_6-C_3-C_6。在植物体内大部分与糖结合成苷，部分以游离形式存在。

黄酮类化合物的含量测定可采用紫外-可见分光光度法、薄层扫描法和高效液相色谱法等。

1. 紫外-可见分光光度法（标准曲线法）

采用本方法测定的有小儿七星茶口服液、汉桃叶片、夏枯草口服液、独一味胶囊（片）、垂盆草颗粒、消咳喘糖浆（口服液）、诺迪康胶囊、抗骨髓炎片、排石颗粒等。

2. 色谱法

（1）薄层扫描法

采用本方法测定的有枳实导滞丸等。

实例：枳实导滞丸

[处方] 枳实（炒）100 g、大黄 200 g、黄连（姜汁炙）60 g、黄芩 60 g、六神曲（炒）100 g、白术（炒）100 g、茯苓 60 g、泽泻 40 g。

[含量测定] 取本品适量，研细，取约 0.5 g，精密称定，置于索氏提取器中，加甲醇 90 ml，加热回流 4 h，趁热过滤至 100 ml 量瓶中，用少量甲醇洗涤容器，洗液与滤液合并，放冷，加甲醇至刻度，摇匀，精密量取 5 ml，置于 25 ml 量瓶中，加甲醇至刻度，摇匀，作为供试品溶液。另取橙皮苷对照品适量，精密称定，加甲醇制成每 1 ml 含 50 μg 的溶液，作为对照品溶液。照薄层色谱法试验，精密吸取供试品溶液 5 μl、对照品溶液 2 μl 与 5 μl 分别点于同一聚酰胺薄膜上，以甲醇为展开剂，展开，展距约 3 cm，取出，晾干，喷以 1% 三氯化铝的甲醇溶液，放置 3 h，置于紫外光灯（365 nm）下定位，照薄层色谱法进行荧光扫描。激发波长：$\lambda = 300$ nm，线性扫描，测量供试品荧光强度的积分值与对照品荧光强度的积分值，计算，即得。

本品每 1 g 含枳实以橙皮苷（$C_{28}H_{34}O_{15}$）计，不得少于 20.0 mg。

（2）高效液相色谱法

采用本方法测定的部分中药制剂见表 8-10。

表 8-10　高效液相色谱法测定黄酮类成分含量的部分中药制剂

测定成分	应用品种
黄芩苷	一清胶囊、二母宁嗽丸、柴黄片、防风通圣丸、健儿消食口服液、三黄片、儿童清肺丸、九味羌活口服液（丸、颗粒）、三九胃泰颗粒等
葛根素	障眼明片、心可舒片、心舒宁片、消渴丸、冠脉宁胶囊、脂脉康胶囊、脑得生胶囊、益气聪明丸、清音丸等
橙皮苷	二陈丸、胆乐胶囊、健胃消食片、健脾糖浆、小儿肺咳颗粒、胃立康片、咳喘顺丸、香砂六君丸、香砂和中丸、香砂枳术丸、香砂胃苓丸等
柚皮苷	六合定中丸、胃苏颗粒、胃复春片、骨仙片、通幽润燥丸等
淫羊藿苷	骨疏康胶囊、骨疏康颗粒、健脑安神片、益气养血口服液、益肾灵颗粒、强阳保肾丸、活力苏口服液等

（三）蒽醌类成分

醌类化合物是一类具有醌式结构的化学成分，按结构可分为苯醌、萘醌、菲醌和蒽醌四种类型，其中以蒽醌及其衍生物最为多见。含蒽醌类中药中多同时含有游离蒽醌和结合蒽醌。中药制剂多采用高效液相色谱法测定蒽醌类成分，包括一捻金、一清胶囊、十一味能消丸、维血宁合剂（颗粒）、新清宁片、碟石滚痰丸、分清五淋丸、清宁丸、麻仁丸、麻仁润肠丸、麻仁滋脾丸、比拜克胶囊、止血复脉合剂、牛黄上清软胶囊、小儿化食口服液、六味安消散等。

（四）香豆素类成分

香豆素类成分是一类具有苯并 α-吡喃酮环结构的化合物，从结构上可看作由顺式邻羟基桂皮酸脱水缩合而成的内酯。中药制剂多采用高效液相色谱法测定香豆素类成分的含量，采用本方法测定的部分中药制剂见表 8-11。

表 8-11　高效液相色谱法测定香豆素类成分含量的部分中药制剂

测定成分	应用品种
欧前胡素（白芷）	都梁丸（软胶囊、滴丸）、元胡止痛片（滴丸）、前列欣胶囊、复方羊角片、通窍鼻炎片（胶囊、颗粒）、清眩丸（片）、伤痛宁片等

续表

测定成分	应用品种
补骨脂素、异补骨脂素（补骨脂）	补白颗粒、白蚀丸、补肾益脑丸（片）、补脾益肠丸、青娥丸、固本咳喘片、固肾定喘丸、茴香橘核丸等
秦皮乙素（紫花地丁）	尿感宁颗粒、二丁颗粒、消炎退热颗粒、复方瓜子金颗粒等
蛇床子素（独活）	天麻丸、独活寄生丸、寄生追风酒等

实例：元胡止痛片

［处方］醋延胡索 445 g、白芷 223 g。

［含量测定］白芷：照高效液相色谱法测定。

1. 色谱条件与系统适用性试验

以十八烷基硅烷键合硅胶为填充剂，以乙腈－水（47∶53）为流动相，检测波长为 300 nm。理论板数按欧前胡素峰计算应不低于 6000。

2. 对照品溶液的制备

取欧前胡素对照品适量，精密称定，加甲醇制成每 1 ml 含 40 μg 的溶液，即得。

3. 供试品溶液的制备

取本品 20 片，除去包衣，研细，取约 1 g，精密称定，置于具塞锥形瓶中，精密加入甲醇 50 ml，称定重量，超声处理（功率 250 W，频率 40 kHz）30 min，放冷，再称定重量，用甲醇补足减失的重量，摇匀过滤，取续滤液 25 ml，蒸干，残渣加甲醇溶解，转移至 5 ml 量瓶中，用甲醇稀释至刻度，摇匀，过滤，取续滤液，即得。

4. 测定法

分别精密吸取对照品溶液和供试品溶液各 10 μl，注入液相色谱仪，测定，即得。

本品每片含白芷以欧前胡素计，不得少于 50 μg。

（五）挥发性成分

挥发性成分是指中药中一类具有芳香气并易挥发的成分，主要包括挥发油类成分和其他分子量较小、易挥发的化合物。

挥发性成分中的总挥发油的含量测定可以采用挥发油测定器，用蒸馏法测定，而挥发性单体成分的含量测定主要采用气相色谱法。此外，也用到高效液相色谱法等。

1. 蒸馏法

采用本方法测定的有满山红油胶丸、正骨水、红色正金软膏、牡荆油胶丸、云香祛风止痛酊等。

2. 色谱法

（1）气相色谱法

①内标法

采用本法测定的部分中药制剂见表8-12。

表8-12　气相色谱法（内标法）测定挥发性成分含量的部分中药制剂

测定成分	应用品种
冰片	牛黄上清胶囊、化痔栓、冰硼散、西瓜霜润喉片、麝香舒活搽剂、冠心苏合丸、祛伤消肿酊、通络祛痛膏、京万红软膏、骨痛灵酊、复方熊胆滴眼液、保妇康栓、活血止痛软胶囊、冠心苏合丸、桂林西瓜霜、速效救心丸、致康胶囊、脑立清丸、烫伤油、康妇软膏、紫花烧伤软膏、熊胆痔灵栓等
薄荷脑	云香祛风止痛酊、活血止痛膏、消肿止痛酊、金正油软膏、川贝枇杷糖浆、麝香舒活搽剂、祛伤消肿酊、通络祛痛膏、治咳川贝枇杷滴丸、治咳川贝枇杷露、活血止痛软胶囊等
樟脑	十滴水、云香祛风止痛酊、活血止痛膏、消肿止痛酊、金正油软膏、麝香舒活搽剂、祛伤消肿酊、关节止痛膏、克伤痛搽剂、通络祛痛膏、筋痛消酊、活血止痛软胶囊等
丁香酚	苏合香丸、克伤痛搽剂、丁香罗勒油等
桉油精	十滴水、红色正金软膏等
麝香酮	障翳散、片仔癀等
β-丁香烯	牡荆油胶丸等

②外标法

采用本法测定的部分中药制剂见表8-13。

表 8-13　气相色谱法（外标法）测定挥发性成分含量的部分中药制剂

测定成分	应用品种
冰片	冠心舒通胶囊、复方牛黄清胃丸、复方珍珠散、活血止痛软胶囊、清咽丸等
丁香酚	神香苏合丸、十六味冬青丸、冠心舒通胶囊、按摩软膏等
桉油精	十滴水、红色正金软膏等
麝香酮（麝香）	麝香风湿胶囊、小金丸（片、胶囊）、万灵五香膏等
薄荷脑	疏痛安涂膜剂等
莪术二酮（莪术油）	保妇康栓等
桂皮醛（肉桂）	按摩软膏等
牻牛儿酮（满山红油）	满山红油胶丸等
甲基正壬酮（鱼腥草）	鱼腥草滴眼液等
土木香内酯（土木香）	冠心苏合丸（胶囊）等
百秋李醇（广藿香）	小儿感冒口服液等

实例：神香苏合丸

[处方] 人工麝香 50 g、冰片 50 g、水牛角浓缩粉 400 g、乳香（制）100 g、安息香 100 g、白术 200 g、香附 200 g、木香 200 g、沉香 200 g、丁香 200 g、苏合香 200 g。

[含量测定] 照气相色谱法测定。

聚乙二醇 20000（PEG-20M）弹性石英毛细管柱（柱长为 30 m，柱内径为 0.25 mm 或 0.32 mm，膜厚度为 0.25 μm）；柱温为程序升温，初始温度为 80℃，以每分钟 8℃的速率升至 180℃，保持 2 min，再以每分钟 10℃的速率升至 200℃，保持 5 min，最后以每分钟 50℃的速率升至 250℃，保持 5 min；分流比为 3∶1。理论板数按丁香酚峰计算应不低于 20000。

取丁香酚对照品适量，精密称定，加环己烷制成每 1 ml 含 0.18mg 的溶液，即得。

取本品适量，研细，取约 0.8 g，精密称定，置于具塞锥形瓶中，精密加入环己烷 25 ml，密塞，称定重量，加热回流 2 h，放冷，再称定重量，用环己烷补足减失的重量，摇匀，过滤，取续滤液，即得。

分别精密吸取对照品溶液与供试品溶液各 2 μl，注入气相色谱仪，测定，即得。

本品每 1 g 含丁香以丁香酚 （$C_{10}H_{12}O_2$） 计，不得少于 4.5 mg。

（2）高效液相色谱法

采用本方法测定挥发性成分含量的部分中药制剂见表 8-14。

表 8-14　高效液相色谱测定挥发性成分含量的部分中药制剂

测定成分	应用品种
丹皮酚（牡丹皮）	六味地黄丸、风湿定片、正骨水、归芍地黄丸、血美安胶囊、骨刺丸、杞菊地黄胶囊、骨刺消痛片等
桂皮醛（肉桂）	桂附理中丸、五苓胶囊、五苓散、桂枝茯苓丸等
桉油精（桉油）	十滴水、红色正金软膏等
丁香酚（丁香）	十香返生丸、化癫回生片等
α-香附酮（香附）	良附丸等

实例：杞菊地黄胶囊

[处方] 枸杞子 36.7 g、菊花 36.7 g、熟地黄 146.8 g、酒萸肉 73.4 g、牡丹皮 55 g、山药 73.4 g、茯苓 55 g、盐泽泻 55 g。

[含量测定] 牡丹皮：照高效液相色谱法测定。

①色谱条件与系统适用性试验

以十八烷基硅烷键合硅胶为填充剂，以甲醇-水（70∶30）为流动相，检测波长为 274 nm。理论板数按丹皮酚峰计算应不低于 5000。

②对照品溶液的制备

取丹皮酚对照品适量，精密称定，加甲醇制成每 1 ml 含 25 μg 的溶液，即得。

③供试品溶液的制备

取装量差异项下的本品内容物，混匀，取约 0.5 g，精密称定，置于具塞锥形瓶中，精密加入甲醇 50 ml，称定重量，超声处理（功率 250 W，频率 40 kHz）30 min，放冷，再称定重量，用甲醇补足减失的重量，摇匀，过滤，取续滤液，即得。

④测定法

分别精密吸取对照品溶液与供试品溶液各 10 μl，注入液相色谱仪，测定，即得。

本品每粒含牡丹皮以丹皮酚（$C_9H_{10}O_3$）计，不得少于 0.51 mg。

（六）其他成分

1. 皂苷

皂苷是存在于植物界中的一类结构较为复杂的苷类化合物，多为螺甾烷类或三萜类化合物的低聚糖苷。

皂苷的含量测定可采用薄层扫描法和高效液相色谱法。

（1）薄层扫描法

主要是熊果酸成分。采用本方法测定的有大山楂丸、山楂化滞丸、血脂宁丸、六味地黄胶囊等。

（2）高效液相色谱法

采用本方法测定的部分中药制剂见表8-15。

表8-15　高效液相色谱法测定皂苷类成分含量的部分中药制剂

测定成分	应用品种
人参皂苷	肾炎舒片、定坤丹（红参、三七）、参芍片（胶囊）（人参茎叶）、参芪降糖片（胶囊）、参松养心胶囊、参桂胶囊（红参）、胃康胶囊（三七）、活血止痛胶囊（三七）、二十七味定坤丸（西洋参）、十一味参芪片（胶囊）、三七片（三七）、骨刺宁胶囊（三七）等
甘草酸	附子理中片、参苓白术丸、珍珠胃安丸、胃脘舒颗粒、止咳喘颗粒、溃疡散胶囊、蒲元和胃胶囊、腰痛宁胶囊、痰饮丸、镇咳宁口服液（颗粒、糖浆）、七味葡萄散、八味檀香散、儿感退热宁口服液、川芎茶调丸（浓缩丸）、川芎茶调颗粒、小儿七星茶口服液（颗粒）等
熊果酸	小儿消食片（山楂）、降脂灵颗粒（山楂）、养正消积胶囊（女贞子）等
齐墩果酸	养正消积胶囊（女贞子）、喉咽清口服液（土牛膝）等
伪原薯蓣皂苷	地奥心血康胶囊等

实例：止咳喘颗粒

[处方] 满山红556 g、桔梗167 g、炙甘草194 g。

[含量测定] 照高效液相色谱法测定。

①色谱条件与系统适用性试验

以十八烷基硅烷键合硅胶为填充剂，以乙腈-2.5%冰醋酸（35∶65）为流动相，检测波长为 255 nm。理论板数按甘草酸峰计算应不低于 3000。

②对照品溶液的制备

取甘草酸铵对照品适量，精密称定，加 50% 甲醇制成每 1 ml 含 40 μg 的溶液，即得（甘草酸重量 = 甘草酸铵重量/1.0207）。

③供试品溶液的制备

取装量差异项下的本品适量，研细，取约 1 g，精密称定，置于具塞锥形瓶中，精密加入 50% 甲醇 25 ml，密塞，称定重量，浸泡 1 h 后，超声处理（功率 250 W，频率 33 kHz）40 min，放冷，再称定重量，用甲醇补足减失的重量，摇匀，过滤，取续滤液，即得。

④测定法

分别精密吸取对照品溶液与供试品溶液各 10 μl，注入液相色谱仪，测定，即得。

本品每袋含炙甘草以甘草酸（$C_{42}H_{62}O_{16}$）计，不得少于 5.0 mg。

2. 有机酸类成分

有机酸类是指一些具有酸性的有机化合物。最常见的有机酸是羧酸。有机酸广泛存在于植物的叶、花、茎、果、种子、根等各部分，如中药木瓜、山楂、乌梅、川芎、五倍子、肿节风、当归等。有机酸单体成分的含量测定主要采用高效液相色谱法。采用高效液相色谱法测定的部分中药制剂见表 8-16。

表 8-16　采用高效液相色谱法测定有机酸含量的部分中药制剂

测定成分	应用品种
没食子酸	肠炎宁片［（糖浆）（含地锦草、金毛耳草）］、和胃止泻胶囊（铁苋菜、石榴皮）、洁白丸（诃子）、祛风止痛丸（老鹳草）、西青果茶（西青果）、消痔软膏（地榆）、肛泰软膏（地榆炭、五倍子）等
阿魏酸	调经止痛片（川芎、当归）、妇科调经片（川芎、当归）、脑安胶囊（川芎、当归）、四物颗粒（川芎、当归）、川芎茶调片［（散、颗粒）（川芎、羌活）］、天舒片［（胶囊）（川芎）］、血栓心脉宁片（川芎）、活血止痛散（当归）、速效救心丸（川芎）等
绿原酸	小儿咽扁颗粒（金银花）、苦甘颗粒（金银花）、双黄连口服液（金银花）、风热清口服液（山银花）、全杜仲胶囊（杜仲）、抗骨髓炎片（金银花、蒲公英）、金嗓开音丸（金银花、菊花）等

实例：双黄连口服液

[处方] 金银花 375 g、黄芩 375 g、连翘 750 g。

[含量测定] 金银花照高效液相色谱法测定。

（1）色谱条件与系统适用性试验

以十八烷基硅烷键合硅胶为填充剂，以甲醇-水-冰醋酸（20∶80∶1）为流动相，检测波长为 324 nm。理论板数按绿原酸峰计算，应不低于 6000。

（2）对照品溶液的制备

取绿原酸对照品适量，精密称定，置于棕色量瓶中，加水制成每 1 ml 含 40 μg 的溶液，即得。

（3）供试品溶液的制备

精密量取本品 2 ml，置于 50 ml 棕色量瓶中，加水稀释至刻度，摇匀，即得。

（4）测定法

分别精密吸取对照品溶液 10 μl 与供试品溶液 10~20 μl，注入液相色谱仪，测定，即得。

本品每 1 ml 含金银花以绿原酸（$C_{16}H_{18}O_9$）计，不得少于 0.60 mg 或 1.20 mg。

第九章 典型药物分析

第一节 芳香胺类药物的分析

一、芳胺类药物分析

芳胺类药物结构有两类：一类为芳伯氨基未被取代，而在芳环对位有取代的对氨基苯甲酸酯类，代表药物有盐酸普鲁卡因、苯佐卡因等局麻药；另一类则为芳伯氨基被酰化，并在芳环对位有取代的酰胺类药物，代表药物有对乙酰氨基酚、盐酸利多卡因等。

（一）对氨基苯甲酸酯类药物的基本结构与主要化学性质

1. 典型药物

本类药物主要包括盐酸普鲁卡因、苯佐卡因、盐酸丁卡因、盐酸普鲁卡因胺等局部麻醉药。

2. 主要化学性质

（1）具有芳伯氨基，显芳伯氨基特性

本类药物的结构中具有芳伯氨基（除盐酸丁卡因外），故显重氮化-偶合反应，与芳醛缩合成 Schiff 碱反应，易氧化变色等。分子结构中均含芳香氨基，在酸性溶液中易水解为芳伯氨基化合物，并显芳伯氨基特性反应。其水解反应的速度，对乙酰氨基酚相对比较快。盐酸利多卡因、盐酸布比卡因、盐酸罗哌卡因和盐酸妥卡尼在酰氨基邻位存在两个甲基，由于空间位阻影响，较难水解，所以其盐的水溶液比较稳定。

（2）水解特性

具有酯键（或酰胺键），易水解，尤其受碱或光、热的影响能促使水解，而影响药品质量，所以必须对水解产物的限量加以控制。

（3）具有脂烃胺侧链（苯佐卡因除外）

对氨基苯甲酸酯类药物和酰苯胺类药物分子结构中脂烃胺侧链为叔胺氮原子（除苯佐卡因外），故具有弱碱性。能与生物碱沉淀剂发生沉淀反应；在水溶液中不能用标准酸直接滴定，只能在非水溶剂体系中滴定。

（4）其他特性

对氨基苯甲酸酯类药物和酰苯胺类药物因苯环上具有芳伯氨基或同时具有脂烃胺侧链，其游离碱多为碱性油状液体或低熔点固体，难溶于水，可溶于有机溶剂。其盐酸盐均系白色结晶性粉末，具有一定的熔点，易溶于水和乙醇，难溶于有机溶剂。

（二）酰胺类药物的基本结构与主要化学性质

1. 典型药物

本类药物包括对乙酰氨基酚等解热镇痛药，盐酸利多卡因、盐酸布比卡因等局部麻醉药，抗麻风药醋氨苯砜等。

2. 主要化学性质

（1）具有酰氨基结构

本类药物的共同性，可水解为芳伯氨基有重氮化-偶合反应，水解反应的速度与分子结构有关，如在酰氨基邻位存在两个甲基的药物（利多卡因、布比卡因），由于空间位阻影响，较难水解。因此，它们水解的快慢顺序依次为：对乙酰氨基酚>利多卡因>布比卡因。

（2）水解产物易酯化

对乙酰氨基酚水解后产生醋酸，与乙醇反应生成醋酸乙酯（有香味）。

（3）具有酚羟基或水解后能产生酚羟基

可与三氯化铁作用呈色，可与分子结构中无酚羟基的药物区别。

（4）具有脂烃胺侧链，显弱碱性

本类药物利多卡因和布比卡因的脂烃胺侧链叔胺氮原子，显碱性，可以成盐；盐酸利多卡因、盐酸布比卡因和盐酸妥卡尼能与生物碱沉淀剂发生沉淀反应，其中与三硝基苯酚试液反应生成的沉淀具有一定的熔点。对乙酰氨基酚和醋氨苯砜不具有此侧链，亦无此类反应，可以与之区别。

（5）与重金属离子发生沉淀反应

盐酸利多卡因、盐酸布比卡因分子结构中酰胺基上的氮可在水溶液中与铜离子或钴离子络合，生成有色的配位化合物沉淀。此沉淀可溶于三氯甲烷等有机溶剂后显色。

（三）鉴别试验

1. 重氮化–偶合反应

（1）凡具芳伯氨基的药物

如苯佐卡因、盐酸普鲁卡因等，均可在酸性溶液中直接与亚硝酸钠试液作用，生成重氮盐，再与碱性β–萘酚偶合产生红色偶氮化合物；对乙酰氨基酚和醋氨苯砜在盐酸中加热水解后，也可与亚硝酸钠进行重氮化–偶合反应。

（2）特殊药物

盐酸丁卡因分子结构中不具有芳伯氨基，不发生重氮化–偶合反应，但其分子结构中的芳香仲胺在酸性溶液中与亚硝酸钠反应，生成乳白色的N–亚硝基化合物沉淀，可与具有芳伯氨基的同类药物区别。

（3）潜在氨基

对乙酰氨基酚和醋氨苯砜等含有潜在氨基，在盐酸或硫酸中加热水解后，也可以与亚硝酸钠发生重氮化–偶合反应。

2. 三氯化铁反应

对乙氨基酚及苯乙胺的结构中具有酚羟基，与三氯化铁试液作用，即显蓝紫色。

3. 与重金属离子反应

（1）与铜和钴离子反应

分子结构中具有芳酰胺的盐酸利多卡因，在碳酸钠试液中，与硫酸铜反应生成深蓝紫色配位化合物，溶于氯仿显黄色，水层显紫色。而其在酸性溶液中与氯化钴试液反应，生成亮绿色细小钴盐沉淀。

（2）羟肟酸铁盐反应

盐酸普鲁卡因胺具芳酰胺结构，其水溶液加三氯化铁试液与30%过氧化氢溶液，加热先被氧化成羟肟酸，再与三氯化铁反应生成羟肟酸铁显紫红色，随即变为暗棕色至棕黑色。

（3）与汞离子反应

盐酸利多卡因的水溶液加硝酸酸化后，加硝酸汞试液，煮沸，显黄色；对氨基苯甲酸酯类药物显红色或橙黄色，可以与之区别。

4. 水解产物反应

（1）盐酸普鲁卡因的鉴别方法

鉴别：取本品约 0.1 g，加水 2 ml 溶解后，加 10% 氢氧化钠溶液 1 ml，即生成白色沉淀（普鲁卡因）；加热，变为油状物（普鲁卡因）；继续加热，产生的蒸气（二乙氨基乙醇），能使湿润的红色石蕊试纸变为蓝色；热至油状物消失（生成可溶于水的对氨基苯甲酸钠）后，放冷，加盐酸酸化，即析出白色沉淀（对氨基苯甲酸）。此沉淀可溶于过量地盐酸。

（2）苯佐卡因的鉴别试验

鉴别：取本品约 0.1 g，加氢氧化钠试液 5 ml，煮沸，即有乙醇生成；加碘试液，加热，即生成黄色沉淀，并产生碘仿的臭气。

5. 制备衍生物测熔点

（1）测三硝基苯酚衍生物的熔点

以盐酸利多卡因的鉴别为例。

测定方法：取本品 2 g，加水 20 ml 溶解后，取溶液 10 ml，加三硝基苯酚试液 10 ml，即生成沉淀；过滤，沉淀用水洗涤后，于 105℃ 干燥，熔点为 228℃~232℃，熔融同时分解。

盐酸布比卡因与三硝基苯酚反应生成三硝基苯酚布比卡因衍生物，其熔点为 194℃。

（2）测硫氰酸盐衍生物的熔点

以盐酸丁卡因的鉴别为例。

测定方法：取本品约 0.1 g，加 5% 醋酸钠溶液 10 ml 溶解后，加 25% 硫氰酸铵溶液 1 ml，即析出白色结晶；过滤，结晶用水洗涤，在 80℃ 干燥，依法测定，熔点约为 131℃。

6. 紫外吸收光谱

结构中均具有苯环，具有紫外吸收光谱特征。

（1）在 λ_{max} 波长处测定供试液的吸光度

例如盐酸布比卡因在 0.01 mol/L 盐酸中，于 λ_{max} = 263 nm 和 λ_{max} = 271 nm 测定最大吸收，其吸光度分别为 0.53~0.58 与 0.43~0.48。

（2）在规定的浓度测定 λ_{max}

例如醋氨苯砜 5 $\mu g \cdot ml^{-1}$，在 λ_{max} = 256 nm、284 nm 波长处有最大吸收。

7. 红外吸收光谱

红外吸收光谱具有特征性强、专属性好的特点，国内外药典均把红外吸收光谱作为一种鉴别方法。

（四）特殊杂质检查

1. 对乙酰氨基酚的杂质检查

本品是以对硝基氯苯为原料，水解制得对硝基酚，经还原为对氨基酚后，再乙酰化得对乙酰氨基酚；或以酚为原料，经亚硝化及还原反应得氨基酚，再经乙酰化得本品。生产过程中可能带入杂质、中间体及副产品等。

（1）乙醇溶液的澄清度与颜色

本品外观应为白色结晶或结晶性粉末，易溶于乙醇。

因其生产工艺用铁粉做还原剂，因此铁粉可能带入成品中，致使乙醇溶液产生混浊，中间体对氨基酚易氧化产生有色氧化产物，在乙醇溶液中显橙红色或棕色。

检查方法：配制 $0.1\ g \cdot mL^{-1}$ 本品乙醇溶液，溶液应澄清，无色；如显混浊，与 1 号浊度标准液比较，不得更浓；如显色，与棕红色 2 号或橙红色 2 号标准液比较，不得更深。

（2）有关物质

由于本品用对硝基氯苯为原料，可能引入对氯乙酰苯胺。药典对此项杂质采用薄层色谱法检查，采用硅胶 GF_{254}／氯仿-丙酮-甲苯（13：5：2）系统分离进行限度检查。

检查方法：取本品的细粉 $1.0\ g$，置于具塞离心管或试管中，加乙醚 5 ml，立即密塞，振摇 30 min，离心或放置澄清，取上清液作为供试品溶液；另取含对氯苯乙酰胺 $1.0\ mg \cdot mL^{-1}$ 的乙醇溶液适量，用乙醚稀释成含 $50\ \mu g \cdot mL^{-1}$ 的溶液作为对照溶液。照薄层色谱法试验，吸取供试品溶液 200 μl 与对照溶液 40 μl，分别点样于同一硅胶 GF_{254} 薄层板上。以三氯甲烷-丙酮-甲苯（13：5：2）为展开剂，展开，晾干，置于紫外光灯（254 nm）下检视，供试品溶液如显杂质斑点，与对照溶液的主斑点比较，不得更深。

（3）对氨基酚

本品在制备过程中乙酰化不完全或贮存不当发生水解，均可引入对氨基酚，使本品产生色泽并对人体有毒性，应严格控制其限量。利用对氨酚在碱性条件下可与亚硝基铁氰化钠生成蓝色配位化合物，而对乙酰氨基酚无此反应的特点，与对照品比较，进行限量检查（目视比色法）。

检查方法：对照法。

取本品1.0 g，加甲醇溶液（1→2）20 ml溶解后，加碱性亚硝基铁氰化钠试液1 ml，摇匀，放置30 min；如显色，与对乙酰氨基酚对照品1.0 g加对氨基酚50 g用同一方法制成的对照液比较，不得更深（0.005%）。

$$L = \frac{允许杂质存在的最大量}{供试品量} \times 100\% \tag{9-1}$$

$$= \frac{50 \times 10^{-6}}{1.0} \times 100\% = 0.005\%$$

2. 盐酸普鲁卡因注射液中对氨基苯甲酸的检查

杂质来源：水解产生、脱羧、氧化；采用TLC法中的杂质对照品法进行检查。

$$L = \frac{允许杂质存在的最大量}{供试品量} \times 100\% \tag{9-2}$$

$$= \frac{30 \times 10^{-3} \times 10}{2.5 \times 10} \times 100\% = 1.2\%$$

精密量取本品，加乙醇稀释使成为每1 ml中含盐酸普鲁卡因2.5 mg的溶液，作为供试品溶液。取对氨基苯甲酸对照品，加乙醇制成每1 ml中含30 μg的溶液，作为对照品溶液。取上述两种溶液各10 μl，分别点样于含有羧甲基纤维素钠为黏合剂的硅胶H薄层板上，用苯-冰醋酸-丙酮-甲醇（14:1:1:4）为展开剂，展开后，取出晾干，用对二甲氨基苯甲醛溶液（2%对二甲氨基苯甲醛乙醇溶液100 ml，加冰醋酸5 ml制成）喷雾显色。

供试品溶液如显与对照品溶液相应的杂质斑点，其颜色与对照品溶液主斑点比较，不得更深。

（五）含量测定

1. 亚硝酸钠滴定法

本类药物分子结构中具有芳伯氨基或水解后具有芳伯氨基，在酸性溶液中可与亚硝酸钠反应，可用亚硝酸钠滴定法测定含量。由于本方法适用范围广，常被国内外药典采用。

$Ar-NH_2$、$Ar-NHCOR$、$Ar-NO_2$均可采用此方法。即具游离芳伯氨基的药物可用本方法直接测定。具潜在芳伯氨基的药物，如具酰胺基药物（对乙酰氨基酚等）经水解，芳香族硝基化合物（如棕榈氯霉素）经还原，也可用本方法测定。

（1）原理

分子结构中具有芳伯氨基或水解后生成芳伯氨基的药物在酸性溶液中与亚硝酸钠定量反应，生成重氮盐，用永停法或外指示剂法指示反应终点。

（2）测定的主要条件

重氮化反应的速度受多种因素的影响，亚硝酸钠滴定液及反应生成的重氮盐也不够稳定。因此，在测定中应注意以下主要条件。

①加入适量溴化钾加快反应速度

在盐酸存在下，重氮化反应的历程加快。即游离芳伯氨基多，重氮化反应速度就快。在测定中一般向供试溶液中加入适量溴化钾，使重氮化反应速度加快。

②加过量盐酸加速反应

胺类药物的盐酸盐较其硫酸盐的溶解度大，反应速率也较快，所以多采用盐酸。

加过量的盐酸有利于：重氮化反应速度加快，重氮盐在酸性溶液中稳定，防止生成偶氮氨基化合物而影响测定结果。

③室温（10℃～30℃）条件下滴定

通常温度高，重氮化反应速度较慢，故滴定不宜过快。

重氮化反应的速度与温度成正比，但是生成的重氮盐又随温度升高而加速分解。一般地说，温度每升高10℃，重氮化反应速度加快2.5倍，但同时重氮盐分解的速度亦相应地加速2倍，所以滴定一般在低温下进行。由于低温时反应太慢，经试验，可在室温（10℃～30℃）下进行，其中15℃以下结果较准确。

④滴定速度

重氮化反应速度相对较慢，故滴定速度不宜太快。为了避免滴定过程中亚硝酸挥发和分解，滴定时宜将滴定管尖端插入液面下约2/3处，一次将大部分亚硝酸钠滴定液在搅拌条件下迅速加入，使其尽快反应。然后将滴定管尖端提出液面，用少量水淋洗尖端，再缓缓滴定。尤其是在临近终点时，因尚未反应的芳伯氨基药物的浓度极稀，须在最后一滴加入后，搅拌1～5 min，再确定终点是否真正到达。这样可以缩短滴定时间，也不影响结果。

（3）指示终点的方法

指示终点的方法主要有永停滴定法、电位法、外指示剂法和内指示剂法等。

药品标准中多采用永停滴定法或外指示剂法指示终点。

用作重氮化法的终点指示时，调节 R_1 使加于电极上的电压约为 50 mV。取供试品适量，精密称定，置于烧杯中，除另有规定外，可加水 40 mL 与盐酸溶液（1→2）15 ml，而后置于电磁搅拌器上，搅拌使溶解，再加溴化钾 2 g，插入铂-铂电极后，将滴定管的尖端插入液面下约 2/3 处，用亚硝酸钠滴定液（0.1 mol·L⁻¹ 或 0.05 mol·L⁻¹）迅速滴定，随滴随搅拌，至近终点时，将滴定管的尖端提出液面，用少量水淋洗尖端，洗液并入溶液中，继续缓缓滴定，至电流计指针突然偏转，并不再回复，即为滴定终点。

2. 非水溶液滴定法

基于盐酸丁卡因、盐酸利多卡因和盐酸布比卡因侧链叔胺氮具有弱碱性，因此采用非水溶液滴定法测含量；在滴定盐酸丁卡因时，因其在冰醋酸中碱性弱，加醋酐可增加其碱性。因醋酐合乙酰氧离子比醋酸和质子的酸性强，可增加碱性。

本类药物中的盐酸布比卡因分子结构含有弱碱性氮原子，故采用非水滴定法测定其含量。测定时，将供试品溶解在冰醋酸与醋酐溶液中，用高氯酸（0.1 mol·L⁻¹）滴定至终点。其中加入适量醋酐的作用是，在冰醋酸和醋酐溶液中，醋酐解离生成的醋酐合乙酰阳离子比醋酸合质子的酸性还强，有利于布比卡因碱性的增强，使滴定突跃敏锐。

盐酸布比卡因的含量测定：取本品约 0.2 g，精密称定，加冰醋酸 20 ml 与醋酐 20 ml 溶解后，照电位滴定法，用高氯酸滴定液（0.1 mol·L⁻¹）滴定，并将滴定的结果用空白试验校正。每 1 ml 高氯酸滴定液（0.1 mol·L⁻¹）相当于 32.49 mg 的 $C_{18}H_{28}N_2O·HCl$。

3. 分光光度法

（1）对乙酰氨基酚原料的含量测定

对乙酰氨基酚在 0.4% 氢氧化钠溶液中，于 257 nm 波长处有最大吸收，其紫外吸收光谱特征，可用于其原料及其制剂的含量测定。该方法较亚硝酸钠滴定法灵敏度高，操作简便，因此被国内外药典收载。

取本品约 40 mg，精密称定，置于 25 ml 量瓶中，加 0.4% 氢氧化钠溶液 50 ml 溶解后，加水至刻度，摇匀，精密量取 5 ml，置于 100 ml 量瓶中，加 0.4% 氢氧化钠溶液 10 ml，加水至刻度，摇匀，在 257 nm 波长处测定吸收度，按 $C_8H_9NO_2$ 的吸收系数为 715 计算，即得。

本品按干燥品计算，含对乙酰氨基酚的量在 98.0%～102.0% 为合格。

（2）对乙酰氨基酚片溶出度测定

由于对乙酰氨基酚在水中的溶解度较小，对其片剂要进行溶出度的检查。

测定方法：取本品，照溶出度测定法，以稀盐酸 24 ml 加水至 1000 ml 为溶出介质，转速为 100 r·min^{-1}，依法操作，经 30 min，取溶液 5ml，过滤，精密量取续滤液 1 ml，加 0.04% 氢氧化钠溶液稀释至 50 ml，摇匀，照紫外-可见分光光度法，在波长 257 nm 处测定吸光度，按 $C_8H_9NO_2$ 的吸收系数（$E_{1\,cm}^{1\%}$）为 715 计算每片的溶出量。

限度为标示量的 80%，应符合规定。

4. 高效液相色谱法

用高效液相色谱法，以苯甲酸为内标，可以同时测定盐酸普鲁卡因注射中的普鲁卡因及其降解产物对氨基苯甲酸（PABA），无须分离提取，方法准确简便。

盐酸利多卡因注射液的含量测定方法如下。

色谱条件与系统适用性试验：用十八烷基硅烷键合硅胶为填充剂，以磷酸盐缓冲液（取 1 mol·L^{-1}磷酸二氢钠溶液 1.3 ml 和 0.5 mol·L^{-1}磷酸氢二钠溶液 32.5 ml，置于 1000 ml 量瓶中，加水稀释至刻度，摇匀）-乙腈（50∶50）用磷酸调节 pH 值至 8.0 为流动相，检测波长为 254 nm。理论板数按利多卡因峰计算不低于 2000。

测定方法：精密量取本品适量（约相当于盐酸利多卡因 100 mg）置于 50 ml 量瓶中，用流动相稀释至刻度，摇匀，精密量取 20 μL 注入液相色谱仪，记录色谱图；另取利多卡因对照品约 85 mg，精密称定，置于 50 mL 量瓶中，加 1.0 mol·L^{-1} 盐酸溶液 0.5 ml 使溶解，用流动相稀释至刻度，摇匀，同法测定。按外标法以峰面积计算，并乘以 1.156，即得。

二、苯乙胺类药物的分析

（一）基本结构与主要化学性质

1. 典型药物

本类药物主要包括肾上腺素、重酒石酸去甲肾上腺素、盐酸去氧肾上腺素及盐酸异丙肾上腺素等。

2. 主要化学性质

（1）弱碱性

本类药物结构中有烃氨基侧链，为仲胺氮显弱碱性；可采用非水溶液法测定其含量。

（2）酚羟基特性

本类药物结构中有酚羟基（或邻苯二酚）结构，可与三氯化铁或重金属离子配位呈色，露置在空气中或遇光、热易发生氧化反应变色；在碱性溶液中更易变色；酚羟基邻对位上的氢易被溴取代，可用溴量法测定含量。

（3）光学活性

多数药物结构中有手性碳原子，具有旋光性。

（4）溶解性

多数本类药物其游离体难溶于水，易溶于有机溶剂，其盐可溶于水。

（二）鉴别试验

1. 与三氯化铁反应

本类药物分子结构中若含酚羟基，可与 Fe^{3+} 配位显色，加入碱性溶液，随即被铁离子氧化而显紫色或紫红色等。

2. 甲醛–硫酸反应

在此试剂中形成醌式结构而显色。

3. 氧化反应

本类药物具有 Ar-OH，易被氧化剂 I_2、H_2O_2、$K_3Fe（CN）$ 氧化而显色。例如肾上腺素在中性或酸性条件下，被 I_2、H_2O_2 氧化后，生成肾上腺素红。

肾上腺素在酸性条件下，被过氧化氢氧化后，生成肾上腺素红显血红色，放置可变为棕色多聚体；盐酸异丙肾上腺素在酸性条件下，被 I_2 氧化，生成异丙肾上腺素红，加硫代酸钠使碘的棕色消退，溶液显淡红色。

4. 紫外特征吸收与红外吸收光

例如盐酸异丙肾上腺素 $0.05\ mg \cdot ml^{-1}$ 在 $\lambda = 280\ nm$，$A = 0.50$，这一类药物均可采用红外吸收光谱进行鉴别。

5. 与亚硝基铁氰化钠（Rimini 试验）

重酒石酸间羟胺分子中具有脂肪伯胺，选取脂肪伯胺的专属反应，亚硝基铁氰化钠的反应。

方法：取本品 5 mg，加水 0.5 ml 使溶解，加亚硝基铁氰化钠试剂 2 滴、丙酮 2 滴和碳酸氢钠 0.2 g，在 60℃的水浴中加热 1 min 即显红紫色。

注意：试验中所用的丙酮必须不含甲醛，易乙酰化。

6. 双缩脲反应

鉴别芳环氨基醇的特殊反应；用于盐酸麻黄碱、盐酸伪麻黄碱及盐酸去氧肾上腺素的鉴别。

（三）特殊杂质检查

1. 酮体检查

本类药物在生产过程中多采用酮体氢化还原制得，若氢化不完全，易引入酮体杂质。

采用紫外法检查：利用酮体在 310 nm 波长有最大吸收，而药物本身无吸收。

例如肾上腺素本项检查：配 2.0 mg·ml^{-1}　$\lambda = 310$ nm　$A < 0.05$；

盐酸去氧肾上腺素：配 2.0 mg·ml^{-1}　$\lambda = 310$ nm　$A < 0.20$；

盐酸异丙肾上腺素：配 2.0 mg·ml^{-1}　$\lambda = 310$ nm　$A < 0.15$。

2. 有关物质的检查

盐酸去氧肾上腺素、硫酸沙丁胺醇、盐酸苯乙双胍、盐酸氨溴素等药物，采用 TLC 法中的高低浓度对比法进行检查。

检查方法：避光操作，取本品 0.25 g，加水 1 ml 溶解后，加乙醇制成约含 25 mg·ml^{-1} 的溶液，作为供试品溶液；精密量取适量，加乙醇稀释成约含 0.125 mg·ml^{-1} 的溶液，作为对照溶液。照薄层色谱法试验，吸取上述两种溶液各 20 μl，分别点样于同一硅胶 G 薄层板上，以无醛甲醇-水-浓氨溶液（90：10：1.5）为展开剂，展开，晾干，喷以高锰酸钾试液使显色，供试品溶液如显杂质斑点，与对照溶液的主斑点比较，不得更深（0.5%）。

3. 盐酸苯乙双胍中有关双胍的检查

采用 PC 法中的杂质对照法进行检查。首先，纸色谱法（PC）分离后，洗脱，照分光光度法于 232 nm 波长处测定吸收度，不得超过 0.48；其次，控制吸收度以控制有关双胍的量。

（四）含量测定

1. 非水溶液滴定法

本类药物的原料药多采用此方法。

（1）重酒石酸去甲肾上腺素的测定

相当于［B］的有机酸盐可直接滴定。

（2）盐酸克仑特罗的测定

相当于［B］的 HX 酸盐不能直接滴定，须加 Hg（Ac）$_2$处理后滴定。

（3）硫酸沙丁醇的测定

相当于［B］的 H$_2$SO$_4$盐可直接滴定，也可处理后滴定。

2. 溴量法

重酒石酸间羟胺、盐酸去氧肾上腺素原料药及其注射液用此法其分子中的苯酚结构，在酸性溶液中酚羟基的邻、对位活泼氢能与过量的溴定量地发生溴代反应，再以碘量法测定剩余的溴，根据消耗的硫代硫酸钠滴定液的量，即可计算供试品的含量。

操作要点：

（1）操作过程中必须严防逸失。

（2）溴液不能太过量：过量溴代反应中会引起酚羟基的氧化或溴化，一般加入的溴液以过量2%为宜。

（3）进行空白试验：校正操作过程中溴及碘的可能逸失。

3. 比色法

利用药物分子结构中的 Ar–OH 与 Fe^{3+}络合显色，进行比色测定；也可利用药物分子结构中的 Ar–NH$_2$重氮化偶合显色，进行比色。

例如盐酸克仑特罗栓的含量测定：具芳伯氨基，可发生重氮化-偶合反应。

4. 紫外–可见分光光度法

利用药物分子结构中的芳伯氨基进行重氮化-偶合反应，以及分子结构中的 Ar–OH 与 Fe^{3+}络合显色，进行比色测定。

药物分子结构中的苯乙胺结构采用紫外法测定；药物分子结构中的酚羟基可与铁离子络合显色；药物分子结构中的芳伯氨基进行重氮化反应，其显色特性可用于制剂的含量测定。

盐酸甲氧明注射液的含量测定方法：精密量取本品适量（相当于盐酸甲氧明 100 mg），置于 250 ml 量瓶中，加水稀释至刻度，摇匀，精密量取 10 ml，置于 100 ml 量瓶中，加水稀释至刻度，摇匀，在 290 nm 波长处测定吸光值，按 $C_1H_7NO_3 \cdot HCL$ 的吸收系数为 137 计算，即得。

5. 高效液相色谱法

硫酸沙丁胺醇片的高效液相色谱法测定如下：

色谱条件与系统适应性实验：以十八烷基硅烷键合硅胶为填充剂，以 0.08 $mol \cdot L^l$磷酸二氢钠溶液（用磷酸调节 pH 值至 3.10±0.05）–甲醇（85：15）为流动相，检测波长为 276 nm。理论板数按硫酸沙丁胺醇峰计算不低于 3000。

测定法：取本品 20 片，精密称定，研细，精密称取适量（约相当于硫酸沙丁胺醇 4 mg）置于 50 ml 量瓶中，用流动相适量振摇使硫酸沙丁胺醇溶解，用流动相稀释至刻度，摇匀，滤过，精密量取滤液 20 μl 注入液相色谱仪，记录色谱图；另取硫酸沙丁胺醇对照品适量，精密称定，用流动相配制成每 ml 约含 96 μg 的溶液，同法测定。按外标法以峰面积计算，并将测定结果乘以 0.8299，即得。

三、芳氧丙醇胺类药物的分析

（一）主要性质

1. 弱碱性

侧链脂肪胺具弱碱性。

2. 紫外吸收和红外吸收特性

结构中含有苯环、羟基、氨基。

（二）鉴别试验

1. 化学鉴别反应

（1）盐酸卡替洛尔的鉴别试验

取本品约 0.1 mg，加水 5 ml 使溶解，加硫氰酸铬铵试液 5 滴，即生成淡红色沉淀。

（2）氧烯洛尔的鉴别试验

取本品约 0.1 g，加乙醇 2 ml 溶解后，滴加 0.1 $mol \cdot L^{-1}$高锰酸钾溶液 1 ml，振摇数分钟，高锰酸钾颜色褪去，并产生棕色沉淀。

2. 紫外吸收特性

（1）盐酸卡替洛尔水溶液（8 μg·ml^{-1}），在 215 nm 与 252 nm 的波长处有最大吸收。

（2）氧烯洛尔乙醇溶液（40 μg·ml^{-1}），在 275 nm 的波长处有最大吸收。

（三）特殊杂质的检查

1. 游离萘酚的检查

（1）原理

利用重氮盐与 α–萘酚生成偶氮染料。

（2）检查方法

取本品 20 mg，加乙醇与 10％氢氧化钠溶液各 2 ml，振摇使溶解，加重氮苯磺酸试液 1 ml，摇匀，放置 3 min；如显色，与 α–萘酚的乙醇溶液（1 ml 中含 α–萘酚 20 μg）0.30 ml，用同一方法制成的对照液比较，不得更深（0.03％）。

2. 盐酸卡替洛尔中有关杂质的检查

（1）原理

本品中有关物质的检查，采用薄层色谱法的高低浓度对比法进行。

（2）检查方法

取本品 0.20 g，加甲醇 10 ml 使溶解，作为供试品溶液；精密量取 2 ml，置放于 100 ml 容量瓶中，用甲醇稀释至刻度，摇匀，精密量取 1 ml，置放于 10 ml 容量瓶中，用甲醇稀释至刻度，摇匀，作为对照品溶液。吸取上述两种溶液各 10 μl，分别点样于同一硅胶 GF$_{254}$ 薄层板上，以氯仿–甲醇–浓氨溶液（50∶20∶1）为展开剂，展开后，晾干，置于紫外灯（254 nm）下检视。供试品溶液如显杂质斑点，与对照品溶液的主斑点比较，不得更深（1％）。

（四）含量测定

1. 盐酸卡替洛尔原料药含量测定方法

取本品约 0.5 g，精密称定，加冰醋酸 30 ml，在水浴上加热溶解，放冷，加醋酐 70 ml，照电位法，用高氯酸滴定液（0.1 mol·L^{-1}）滴定，并将滴定的结果用空白试验校正。1 ml 高氯酸滴定液（0.1 mol·L^{-1}）相当于 32.88 mg 的 $C_{16}H_{24}N_2O_3·HCl$。

2. 盐酸卡替洛尔滴眼膏含量测定方法

精密量取本品适量，用水定量稀释成约含盐酸卡替洛尔 16 μg·ml⁻¹的溶液，照紫外-可见分光光度法，在波长 252 nm 处测定吸光度；另取盐酸卡替洛尔对照品适量，精密称定，加水溶解，定量稀释制成约含盐酸卡替洛尔 16 μg·ml⁻¹的溶液，同法测定，计算，即得。

第二节　杂环类药物的分析

一、吡啶类药物

（一）基本结构与化学性质

1. 典型药物的结构

吡啶类药物主要包括异烟肼（Isoniazid）、尼可刹米（Nikethamide）、托吡卡胺等。

2. 主要化学性质

（1）性状

异烟肼为无色结晶，白色或类白色结晶性粉末，无臭，味微甜后苦，遇光渐变质。尼可刹米为无色至淡黄色的澄清油状液体，放冷处即成结晶，有轻微臭味，味苦，有引湿性。托吡卡胺为白色结晶性粉末，无臭。

（2）溶解性

异烟肼在水中易溶，在乙醇中微溶，在乙醚中极微溶解。尼可刹米能与水、乙醇、三氯甲烷或乙醚任意混合。托吡卡胺在乙醇或三氯甲烷中易溶，在水中微溶，在稀盐酸或稀硫酸中易溶。

（3）弱碱性

本类药物含有吡啶环，吡啶环在水中的 pH 为 8.8，所以本类药物具有弱碱性。尼可刹米分子中，除吡啶环上氮原子外，吡啶环 β 位被酰胺基取代，酰胺基遇碱水解后释放具有碱性的乙二胺，可用于鉴别。

（4）吡啶环的特性

本类药物结构中含有 β 或 γ 位被烷基或羧基衍生物取代的吡啶环，可发生开环反应，异烟肼和尼可刹米结构中的吡啶环是 β 或 γ 位被羧基衍生物取代，托吡卡胺是 γ 位被烷基衍生物取代。

（5）还原性

异烟肼的分子结构中，吡啶环 γ 位上被酰肼取代，酰肼基具有较强的还原性，可被不同的氧化剂氧化，也可与某些含羰基的试剂发生缩合反应。

（二）鉴别试验

1. 酰肼基团的反应

（1）还原反应

①原理

异烟肼具有酰肼基，酰肼基的还原性较强，当与氨制硝酸银试液作用时，即被氧化成异烟酸铵，并生成金属银黑色混浊气泡（氮气），在玻璃试管壁上产生银镜。

②方法

取异烟肼约 10 mg，置于试管中，加水 2 ml 溶解后，加氨制硝酸银试液 1 ml，即发生气泡与黑色混浊，并在试管壁上生成银镜。

（2）缩合反应

①原理

异烟肼具有末端的酰肼基，可与芳醛进行缩合反应形成腙，析出结晶，可测定其熔点用于鉴别。首先最常用的芳醛首先为香草醛，其次是对二甲氨基苯甲醛、水杨醛等，与 1，2-萘醌-4-磺酸在碱性介质中可缩合显红色，凡具有—NH$_2$ 或活性—CH$_2$—基者均有此反应。

②方法

取本品约 0.1 g，加水 5 ml 溶解后，加 10%香草醛的乙醇溶液 1 ml，摇匀，微热，放冷，即析出黄色结晶，过滤，用稀乙醇重结晶，在 105℃干燥后，测定熔点，其熔点为 228℃～231℃，熔融同时分解。

2. 吡啶环的开环反应

（1）戊烯二醛反应（Koning 反应）

①原理

戊烯二醛反应是指当溴化氰与芳香第一胺作用于吡啶环，可形成戊烯二醛的有色西夫氏碱类（聚甲炔染料）。这一反应不能由吡啶环单独发生，而是在溴化氰加到吡啶环，使环上氮原子由 3 价转变成 5 价时，吡啶环水解，形成戊烯二醛后再与芳香第一胺缩合而成。

②方法

取本品 1 滴，加水 50 ml，摇匀，分取 2 ml，加溴化氰试液 2 ml 与 2.5%苯胺溶液 3 ml，摇匀，溶液渐显黄色。

用于异烟肼鉴别时，应先用高锰酸钾或溴水氧化为异烟酸，再与溴化氰作用，然后再与芳香第一胺缩合形成有色的戊烯二醛衍生物。戊烯二醛衍生物的颜色随所用芳香第一胺不同而有所不同，如与苯胺缩合形成黄至黄棕色，与联苯胺则形成淡红至红色。

（2）二硝基氯苯反应（Vongerichten 反应）

①原理

在无水条件下，将吡啶及其某些衍生物与 2，4-二硝基氯苯混合，加热或使其热至熔融，冷却后，加醇制氢氧化钾溶液将残渣溶解，溶液呈紫红色。

尼可刹米、异烟肼和异烟腙等，须经适当处理，即将酰肼氧化成羧基或将酰胺水解为羧基后才有此反应。

用于异烟肼鉴别时，可取其乙醇溶液加入硼砂及 5%的 2，4-二硝基氯苯乙醇溶液，蒸干，继续加热 10 min，残渣加甲醇搅拌后，即显紫红色。

若异烟肼不经处理，则其酰肼基在乙醇溶液中，亦可与 2，4-二硝基氯苯反应，生成 2，4-二硝基苯肼衍生物，在碱性溶液中呈紫红色。

②方法

取异烟肼约 5 mg，加乙醇 1 ml，加 2，4-二硝基氯苯 0.1 g，置于水浴上加热 5 min，放冷，加氢氧化钠-乙醇溶液（1→100）1 ml，溶液即显紫红色。

3. 形成沉淀的反应

（1）原理

本类药物具有吡啶环的结构，可与重金属盐类（如氯化汞、硫酸铜）及苦味酸等试剂形成沉淀。如尼可刹米可与硫酸铜及硫氰酸铵作用生成草绿色配位化合物沉淀。

（2）方法

取尼可刹米 2 滴，加水 1 ml，摇匀，加硫酸铜试液 2 滴与硫氰酸铵试液 3 滴，即生成草绿色沉淀。

4. 分解产物的反应

（1）与氢氧化钠试液共热

原理：尼可刹米与氢氧化钠试液加热，酰胺键水解，生成二乙胺臭味，并使红色石蕊试纸变蓝；采用此方法可鉴别尼可刹米。

（2）与无水碳酸钠或氢氧化钙共热

原理：异烟肼、尼可刹米等与无水碳酸钠或氢氧化钙共热，可发生脱羧降解，并有吡啶臭味逸出。

5. 紫外-可见分光光度法与红外分光光度法

本类药物的分子结构中均含有芳杂环，在紫外光区有特征吸收，其最大、最小吸收波长及百分吸收系数可供鉴别；本类药物的紫外特征吸收鉴别方法如表9-1所示。

表 9-1 典型吡啶类药物的紫外特征吸收特征

药物	溶剂	λ_{max}（nm）	$E_{1\,cm}^{1\%}$
异烟肼	HCl（0.01 mol·L^{-1}）	265	约420
	H$_2$O	266	378
尼可刹米	HCl（0.01 mol·L^{-1}）	263	285
	NaOH（0.1 mol·L^{-1}）	255/260	840/860

利用紫外-可见分光光度法对托吡卡胺进行鉴别，方法为：取本品，加0.1 mol·L^{-1}硫酸溶液制成每1 ml中约含25 μg的溶液。照紫外-可见分光光度法测定，在波长220~350 mm内，仅在254 nm波长处有最大吸收。

红外吸收光谱特征性强，能专属性地反映分子结构中的官能团信息，常用于原料药的鉴别。

（三）硝苯地平中有关物质的检查

硝苯地平属于二氢吡啶类药物，遇光极不稳定，分子内部发生光化学歧化作用，降解为硝苯吡啶衍生物（A）和（或）亚硝苯吡啶衍生物（B），在生产和贮藏过程中都有可能引入包括降解产物在内的有关物质。

（1）异烟肼中游离肼的检查

对异烟肼原料和注射用异烟肼中游离肼的检查均采用薄层色谱法。

检查方法：取本品，加丙酮-水（1∶1）溶解并稀释制成每1 ml中含

100 mg 的溶液，作为供试品溶液。另取硫酸肼加丙酮-水（1：1）溶解并稀释制成每 1 ml 中含 0.08 mg 的溶液（相当于游离肼 20 μg），作为对照溶液。取异烟肼和硫酸肼各适量，加丙酮-水（1：1）溶解并稀释制成每 1 ml 中分别含异烟肼 100 mg 及硫酸肼 0.08 mg 的混合溶液，作为系统适用性试验溶液。照薄层色谱法试验，吸取上述 3 种溶液各 5 μl，分别点样于同一硅胶薄层板上，以异丙醇-丙酮（3：2）为展开剂，展开后，晾干，喷以乙醇制成的对二甲氨基苯甲醛试液，15 min 后检视。系统适用性试验溶液所显游离肼与异烟肼的斑点应完全分离，游离肼的 R_f 值约为 0.75，异烟肼的 R_f 值约为 0.56。在供试品溶液主斑点前方与对照品溶液主斑点的位置上，不得显黄色斑点。

（2）异烟肼中有关物质的检查

取本品，加水溶解并稀释制成每 1 ml 中约含 0.5 mg 的溶液，作为供试品溶液；精密量取 1 ml，置于 100 ml 量瓶中，用水稀释至刻度，摇匀，作为对照溶液。照含量测定项下的色谱条件，取对照溶液 10 μl，注入液相色谱仪，调节检测灵敏度，使主成分色谱峰的峰高约为满量程的 20%；再精密量取供试品溶液与对照溶液各 10 μl，分别注入液相色谱仪，记录色谱图至主成分峰保留时间的 3.5 倍。供试品溶液的色谱图中如有杂质峰，单个杂质峰面积不得大于对照溶液主峰面积的 0.35 倍（0.35%），各杂质峰面积的和不得大于对照溶液主峰面积（1.0%）。

二、喹啉类药物

喹啉类药物具有吡啶环与苯环稠合而成的喹啉杂环，环上杂原子的反应特征基本与吡啶环相同。

（一）基本结构与化学性质

1. 典型药物

本类药物主要包括硫酸奎宁、硫酸奎尼丁和盐酸环丙沙星等。

2. 主要化学性质

（1）碱性

奎宁为二元生物碱，奎宁环上的脂环氮原子的碱性较强（pH 值 8.8），与强酸形成稳定的盐，而喹啉环上的芳环氮原子碱性较弱（pH 值 4.2），不能与强酸成盐。硫酸奎宁丁为二元生物碱，磷酸氯喹和磷酸伯氨喹为三元生物碱，磷酸咯萘啶为五元生物碱，磷酸哌喹为六元生物碱。

氮原子有碱性，与强酸成稳定的盐。

喹核碱：含脂环氮，碱性强，与硫酸成盐；喹啉环：芳环氮，碱性弱，不能与硫酸成盐。

（2）旋光性

酸奎宁为左旋体，$20\ mg \cdot L^{-1}$的硫酸奎宁的 0.1%的盐酸溶液的比旋度为 −237 至−244；二盐酸奎宁为左旋体，$30\ mg \cdot L^{-1}$的二盐酸奎宁的 0.1%的盐酸溶液的比旋度为−223 至−229；硫酸奎尼丁为右旋体，其比旋度为+275 至+290；而盐酸环丙沙星无旋光性。

（3）荧光特性

硫酸奎宁和硫酸奎尼丁在稀硫酸溶液中均显蓝色荧光，而盐酸环丙沙星则无荧光。

（4）紫外吸收特性

喹啉类化合物含有的喹啉环具有共轭结构，呈现特征的紫外吸收特性。

（二）鉴别试验

1. 绿奎宁反应

奎宁和奎尼丁为 6 位含氧喹啉衍生物，可以发生绿奎宁反应。以 6-羟基喹啉为例，经氯水的氯化反应，再以氨水处理，生成绿色的二醌基亚胺的铵盐，即为绿奎宁反应的基本机制。

（1）硫酸奎宁

鉴别：

①取本品约 20 mg，加水 20 ml 溶解后，分取溶液 10 ml，加稀硫酸使成酸性，即显蓝色荧光。

②取鉴别①项剩余的溶液 5 ml，加溴试液 3 滴与氨试液 1 ml，即显翠绿色。

（2）硫酸奎尼丁

鉴别：

①取本品约 20 mg，加水 20 ml 溶解后，分取溶液 10 ml，加稀硫酸使成酸性，即显蓝色荧光，加几滴盐酸，荧光即消失。

②取上述溶液 5 ml，加溴试液 1~2 滴后，加氨试液 1 ml，即显翠绿色。

2. 光谱特征

（1）紫外吸收光谱特征

采用本方法鉴别盐酸环丙沙星。

鉴别：取本品，加 0.1 mg·L^{-1}盐酸溶液制成每 1 ml 中含 8 μg 的溶液，照分光光度法测定，在 277 nm 与 315 nm 的波长处有最大吸收。

（2）荧光光谱特征

利用硫酸奎宁和硫酸奎尼丁，在稀硫酸溶液中均显蓝色荧光，而盐酸环丙沙星则无荧光的特性，可用于本类药物的鉴别或区别。

鉴别：取本品约 20 mg，加水 20 ml 溶解后，分取溶液 10 ml，加稀硫酸使呈酸性，即显蓝色荧光。

（3）红外吸收光谱特征

硫酸奎宁和盐酸环丙沙星在中国药典中均采用红外光谱的方法进行鉴别，而硫酸奎尼丁未采用此法。红外分光光度法（IR）专属性很强，应用于固体、液体和气体。

3. 硫酸盐的鉴别反应

（1）原理

硫酸奎宁和硫酸奎尼丁含硫酸根，利用硫酸盐的鉴别反应进行鉴别。鉴别反应如下。

①取供试品试液，滴加氯化钡试液，即生成白色沉淀；分离，沉淀在盐酸或硝酸中均不溶解。

②取供试品试液，滴加醋酸铅试液，即生成白色沉淀；分离，沉淀在醋酸铵试液或氢氧化钠试液中均不溶解。

③取供试品试液，滴加盐酸，不生成白色沉淀（与硫代硫酸盐区别）。

（2）方法

硫酸奎宁和硫酸奎尼丁的鉴别：本品的水溶液显硫酸盐的鉴别反应。

4. 氯化物的鉴别反应

（1）原理

二盐酸奎宁含盐酸根，利用氯化物的鉴别反应进行鉴别。鉴别反应如下。

①取供试品试液，加稀硝酸使呈酸性后，滴加硝酸银试液，即生成白色凝乳状沉淀；分离，沉淀加氨试液即溶解，再加稀硝酸酸化后，沉淀复生成。如供试

品为生物碱或其他有机碱的盐酸盐，须加入氨试液使呈碱性，将析出的沉淀滤除去，取滤液进行试验。

②取供试品少量，置于试管中，加等量的二氧化锰，混匀，加硫酸润湿，缓缓加热，即产生氯气，能使水润湿的碘化钾淀粉试纸显蓝色。

（2）方法

二盐酸奎宁的氯化物的鉴别：本品的水溶液显氯化物的鉴别反应。

5. 磷酸盐的鉴别反应

（1）原理

磷酸伯氨喹、磷酸哌喹、磷酸咯萘啶和磷酸氯喹都含有磷酸根，利用磷酸盐的鉴别反应进行鉴别。鉴别反应如下。

①取供试品试液，滴加硝酸银试液，即生成浅黄色沉淀；分离，沉淀在氨试液或稀硝酸中均易溶解。

②取供试品试液，滴加氯化铵镁试液，即生成白色结晶性沉淀。

③取供试品试液，滴加钼酸铵试液与硝酸后，加热即生成黄色沉淀；分离，沉淀在氨试液中溶解。

（2）方法

磷酸伯氨喹的磷酸盐的鉴别：取本品约 50 mg，加水 5 ml 溶解后，加氢氧化钠试液 2 ml，摇匀，过滤，滤液用稀硝酸中和后，显磷酸盐的鉴别反应。

（三）特殊杂质检查

1. 硫酸奎宁中特殊杂质检查

根据硫酸奎宁的合成工艺，产品中的特殊杂质主要是合成中产生的中间体及副反应产物，通过检查酸度、氯仿-乙醇中不溶物和其他金鸡纳碱等加以控制。来源为：中间体、副反应产物。

（1）酸度

控制酸性杂质。

取本品 0.20 g，加水 20 ml 溶解后，依法测定，pH 应为 5.7~6.6。

（2）三氯甲烷-乙醇中不溶物

控制醇中不溶性杂质或无机盐类。

取本品 2.0 g，加三氯甲烷-无乙醇（2∶1）的混合溶液 15 ml，在 50℃ 加热 10 min 后，用称定重量的垂熔坩埚过滤，滤渣用上述混合液分 5 次洗涤，每次

10 ml，在 105℃ 干燥至恒重，遗留残渣不得超过 2 mg。

（3）其他金鸡纳碱

采用高低浓度对比法控制其他生物碱。

取本品，用稀乙醇制成每 1 ml 约含 10 mg 的溶液，作为供试品溶液，精密量取适量，用稀乙醇稀释制成每 1 ml 中约含 50 μg 的溶液，作为对照溶液。照薄层色谱法试验，吸取上述溶液各 5 μl，分别点样于同一硅胶 G 薄层板上，以三氯甲烷-丙酮-二乙胺（5：4：1.25）为展开剂，展开，微热使展开剂挥散，喷以碘铂酸钾试液使显色。供试品溶液如显杂质斑点，与对照溶液的主斑点比较，不得更深。

2. 盐酸环丙沙星中特殊杂质的检查

盐酸环丙沙星在生产和贮藏过程中引入的特殊杂质，通过酸度、溶液的澄清度与颜色、有关物质等项目的检查进行控制。来源：生产、贮藏过程中引入。

（1）酸度

控制酸性杂质。

（2）溶液的澄清度与颜色

控制水中不溶性物质和有色杂质。

（3）有关物质

采用 HPLC 法中归一化法控制引入的结构不明的有关杂质。

三、托烷类药物

本类药物是由莨菪烷衍生的氨基醇与不同的有机酸缩合酯的生物碱，即双环-1（R）、5（S）-托品烷系和有机酸，两者多在 3 位结合成酯。常见的有颠茄生物碱和古柯生物碱。

（一）基本结构与化学性质

1. 典型药物

此类常见药物如硫酸阿托品、氢溴酸东莨菪碱等。

2. 主要化学性质

（1）水解性

阿托品和东莨菪碱分子结构中，具有酯的结构，易水解。以阿托品为例，水解生成莨菪醇（Ⅰ）和莨菪酸（Ⅱ）。

（2）碱性

阿托品、东莨菪碱、后马托品和山莨菪碱的分子结构中，五元脂环上含有叔胺氮原子，因此，具有较强的碱性，易与酸成盐。如阿托品的 pK_{b1} 为 4.35。

（3）旋光性

氢溴酸东莨菪碱为左旋体，50 mg·ml^{-1} 的氢溴酸东莨菪碱的水溶液的比旋度为 $-24°$ 至 $-27°$。氢溴酸山莨菪碱为左旋体，0.1 mg·ml^{-1} 的氢溴酸山莨菪碱的水溶液的比旋度为 $-9.0°$ 至 $-11.5°$。丁溴东莨菪碱为左旋体，0.1 mg·ml^{-1} 的丁溴东莨菪碱的水溶液的比旋度为 $-18°$ 至 $-20°$。阿托品中虽然也含有不对称碳原子，但为外消旋体，无旋光性。

（二）鉴别试验

1. 托烷生物碱一般鉴别试验

本类药物为酯类生物碱，水解后生成的莨菪酸经发烟硝酸加热处理，转变为三硝基衍生物，再与氢氧化钾醇溶液和固体氢氧化钾作用，则转成有色的醌型产物，开始呈深紫色。

鉴别方法：取供试品约 10 mg，加发烟硝酸 5 滴，置于水浴上蒸干，得黄色的残渣，放冷，加乙醇 2~3 滴湿润，加固体氢氧化钠一小粒，即显深紫色。

2. 氧化反应

本类药物水解后，生成的莨菪酸可与硫酸和重铬酸钾在加热的条件下，发生氧化反应，生成苯甲醛，而逸出类似苦杏仁的臭味。

3. 沉淀反应

本类药物具有碱性，可与生物碱沉淀剂生成沉淀。如阿托品与氯化汞醇试液反应，则生成黄色沉淀，而东莨菪碱与氯化汞醇试液反应，则生成白色复盐沉淀。

4. 硫酸盐与溴化物反应

硫酸阿托品的水溶液，加氯化钡试液，即生成白色沉淀，沉淀在盐酸或硝酸中均不溶解；加醋酸铅试液，也生成白色沉淀，但沉淀在醋酸铵或氢氧化钠试液中溶解。

氢溴酸东莨菪碱的水溶液加硝酸银试液，即生成淡黄色凝乳沉淀，沉淀能在氨试液中微溶，但在硝酸中几乎不溶；滴加氯试液，溴即游离，加氯仿振摇，氯仿层显黄色或红棕色。

5. 紫外-可见分光光度法

托烷类药物含有苯环，具有特征紫外吸收。采用紫外-可见分光光度法对丁溴东莨菪碱原料药及胶囊进行鉴别。

6. 红外分光光度法

红外分光光度法具有特征性强、测定快速、不破坏样品、试样用量少、操作简便、能分析各种状态的试样、分析灵敏度高等优势，对托烷类原料药均采用红外分光光度法鉴别。规定：本品的红外吸收图谱与对照品图谱一致。

7. 色谱法

生物碱一般用色谱法进行鉴别，包括薄层色谱（TLC）、高效液相色谱法（HPLC）、气相色谱法（GC）、纸色谱（PC）。其中，TLC 最常用。

（三）杂质检查

1. 氢溴酸东莨菪中特殊杂质检查

氢溴酸东莨菪碱是从茄科植物颠茄、白曼陀罗、莨菪等中提取得到的莨菪碱的氢溴酸盐。我国是从茄科植物白曼陀罗的干燥品（洋金花）中提取东莨菪碱，然后制成氢溴酸盐。根据制备工艺，在生产和贮藏过程中可能引入的特殊杂质，通过酸度、其他生物碱和易氧化物检查进行控制。

（1）酸度

强酸弱碱盐，5%水溶液，pH 值=4.0~5.5。

（2）其他生物碱

①加氨试液，不得发生混浊。否则，有阿朴阿托品、颠茄碱等其他生物碱。

②加氢氧化钾试液，发生瞬即消失的类白色混浊。（因加氢氧化钾试液后，有东莨菪碱析出显混浊。但东莨菪碱在碱性条件下水解，生成异东莨菪碱醇和莨菪酸，前者在水中易溶；后者生成碱式盐在水中也能溶解，故可使瞬即发生的混浊消失）。

（3）易氧化物

检查阿朴阿托品及其他含不饱和双键的有机物质等杂质。使高锰酸钾溶液褪色。

2. 硫酸阿托品中特殊杂质检查

（1）原理

硫酸阿托品为硫酸盐，硫酸阿托品为消旋体，无旋光性，而莨菪碱为左旋体，采用旋光度法对莨菪碱杂质进行检查。高效液相色谱法专属性强，采用高效液相色谱法检查硫酸阿托品的有关物质。

（2）方法

①酸度

取本品 0.50 g，加水 10 ml 溶解后，加甲基红指示液 1 滴，如显红色，加氢氧化钠滴定液（0.02 mol·L^{-1}）0.15 ml，应变为黄色。

②莨菪碱

取本品，按干燥品计算，加水溶解并制成每 1 ml 中含 50 mg 的溶液，照旋光度测定法测定，旋光度不得过 -0.40°。

③有关物质

取本品，加水溶解并稀释制成每 1 ml 中含 0.5 mg 的溶液，作为供试品溶液；精密量取 1 ml，置于 100 ml 量瓶中，用水稀释至刻度线，摇匀，作为对照溶液。照高效液相色谱法试验：以十八烷基硅烷键合硅胶为填充剂，以 0.05 mol·L^{-1} 磷酸二氢钾溶液（0.0025 mol·L^{-1} 庚烷磺酸钠）-乙腈（84∶16）（用磷酸或氢氧化钠试液调节 pH 至 5.0）为流动相，检测波长为 225 nm，阿托品峰与相邻杂质峰的分离度应符合要求。精密量取对照溶液与供试品溶液各 20 μl，分别注入液相色谱仪，记录色谱图至主成分峰保留时间的 2 倍。供试品溶液色谱图中如有杂质峰，扣除相对保留时间 0.17 之前的色谱峰，各杂质峰面积的和不得大于对照溶液主峰面积（1.0%）。

四、吩噻嗪类药物的分析

（一）基本结构与化学性质

1. 典型药物

临床上使用多为其盐酸盐，常用的吩噻嗪类典型药物有盐酸异丙嗪、盐酸氯丙嗪、奋乃静等。

2. 主要化学性质

（1）具有紫外和红外吸收光谱特征

本类药物的紫外特征吸收，主要由母核三环的 π 系统所产生。一般具有 3 个峰值，即在 204～209 nm（205 nm 附近）、250～265 nm（254 nm 附近）、300～325 nm（300 nm 附近）。最强峰多在 250～265 nm（ε 为 2.5×10^4～3×10^4），两个最小吸收峰则在 220 nm 及 280 nm 附近。

（2）10 位上的取代基（R′）不同，会引起吸收峰发生位移

例如 2 位上卤素的取代（—Cl 及—CF_3）可使吸收峰向红移 2～4 nm，同时会使 250～265 nm 区段的峰强度增大。R′引起吸收峰位移，可能是通过对位效应影响三环 π 系统的 S，而间位效应又影响三环 π 系统的 N。因此，利用其紫外特征吸收可进行本类药物的鉴别。

本类药物母核的硫为二价，易氧化，其氧化产物为亚砜及砜，与未取代的吩噻嗪母核的吸收光谱有明显不同，它们具有 4 个峰值。因此，可以利用紫外吸收光谱的这些特征测定药物中杂质氧化物存在的量，同时可在药物含量测定时对氧化产物的干扰进行校正。

（3）易氧化呈色

吩噻嗪类药物遇不同氧化剂如硫酸、硝酸、三氯化铁试液及过氧化氢等，其母核易被氧化成自由基型产物和非离子型产物（砜、亚砜、3-羟基吩噻嗪）等不同产物，随着取代基的不同，而呈不同的颜色。（可用于鉴别）

（4）与金属离子络合呈色

母核中未被氧化的 S 原子，可与金属离子（如 Pd^{2+}）形成有色络合物，其氧化产物砜和亚砜则无此反应。利用此性质可进行鉴别和含量测定，并具有专属性，可排除氧化产物的干扰。

（5）碱性

本类药物含有硫氮杂蒽母核，母核上氮原子由于与芳香环共轭，碱性较弱；但 10 位上的取代基多为脂肪烃氨基，碱性较强，可用于鉴别和含量测定。

（二）鉴别试验

1. 紫外特征吸收和红外吸收光谱

吩噻嗪类药物具有共轭体系，在 205 nm、254 nm、300 nm 波长处有最大紫外吸收。国内外药典根据本类药物紫外吸收光谱中的最大吸收波长、一定浓度的

溶液在最大吸收波长处的吸光度、多个最大吸收波长处吸光度的比值、最大吸收波长处的吸收系数对本类药物及其制剂进行鉴别。本类药物在光照条件下易被氧化，使其紫外吸收光谱发生变化，应避光操作。吩噻嗪类药物由于 2 位和 10 位取代基不同，可通过红外光谱法对原料药进行鉴别。

2. 显色反应

（1）氧化剂氧化显色

吩噻嗪类药物遇到硫酸、硝酸、过氧化氢、三氯化铁等氧化剂时，根据药物取代基及氧化剂的不同，反应产物会呈现不同颜色。对盐酸氯丙嗪原料药及制剂、盐酸异丙嗪原料药及制剂、奋乃静原料药及制剂、盐酸奋乃静原料药及制剂、盐酸三氟拉嗪及制剂、盐酸硫利达嗪原料药及制剂等均采用氧化显色反应进行鉴别。

盐酸异丙嗪的鉴别：取本品约 5 mg，加硫酸 5 ml 溶解后，溶液显樱桃红色；放置后，色渐变深。或者取本品约 0.1 g，加水 3 ml 溶解后，加硝酸 1 ml，即生成红色沉淀；加热，沉淀即溶解，溶液由红色变为橙黄色。

盐酸三氟拉嗪的鉴别：取本品约 20 mg，加水 5 ml 溶解后，加稀硝酸 1 ml，生成微带红色的白色沉淀；放置后，红色变深，加热后变为黄色。或者取重铬酸钾的硫酸溶液（1→100）约 1 ml，置于小试管中，转动试管，溶液应能均匀涂于管壁。然后加本品的细粉能再均匀涂于管壁，而类似油垢存于管壁。

（2）与钯离子络合显色

吩噻嗪类药物分子结构中未被氧化的二价硫能与金属钯离子配位形成有色配合物。采用此方法鉴别癸氟奋乃静。

示例：癸氟奋乃静的鉴别

取本品约 50 mg，加甲醇 2 ml 溶解后，加 0.1% 氯化钯溶液 3 ml，即有沉淀生成，并显红色，再加过量的氯化钯溶液，颜色变深。

（三）特殊杂质检查

除盐酸氟奋乃静未列此项检查外，其余六种原料药与其部分制剂均规定了该项检查。

1. 杂质的来源

中间体 Ⅱ（1-二甲氨基-2-氯丙烷）在强碱性条件下，能形成中间体季铵离子，由于亲核性进攻，转位成 2-二甲氨基碳正离子，水解为 2-二甲基-1-丙醇。

异构体盐酸盐在丙酮中溶解度大，多留存在母液中，虽经丙酮精制步骤的处理，但也难以除掉，加上吩噻嗪母体，均可带入成品药物中。此外，异丙嗪不太稳定、易氧化，因其贮存不当或存放时间过长，可能会产生分解产物。

因此，采用薄层色谱法高低浓度对比法检查，上述异构体、吩噻嗪母体及分解产物等杂质均能检出，检出灵敏度为 0.5 μg。

2. 检查方法

取本品，加二氯甲烷制成每 1 ml 中含 10 mg 的溶液，作为供试品溶液；精密量取适量，加二氯甲烷制成每 1 ml 中含 0.15 mg 和 0.05 mg 的溶液，作为对照溶液（1）和（2）。吸取上述三种溶液各 10 μl，分别点样于同一硅胶 GF_2S_4 薄层板上，以己烷-丙酮-二乙胺（8.5∶1∶0.5）为展开剂，展开后，晾干，置于紫外光灯（254 nm）下检视，供试品溶液如显杂质斑点，不得多于 3 个；其杂质斑点与对照溶液（2）的主斑点比较，不得更深；如有一点超过，应不得深于对照溶液（1）的主斑点。

注意：①异丙嗪遇光不稳定，上述检查应避光操作；②溶液临用时配制，否则杂质斑点增多。

盐酸氯丙嗪原料药及其片剂、注射剂均须检查有关物质。

盐酸氯丙嗪原料药的有关物质检查：避光操作。取本品 20 mg，置于 50 ml 量瓶中，加流动相溶解稀释至刻度，摇匀，作为供试品溶液；精密量取适量，用流动相定量稀释制成每 1 ml 中含 2 μg 的溶液，作为对照溶液。照高效液相色谱法试验，用辛烷基硅烷键合硅胶作为填充剂，以乙腈-0.5%三氟醋酸（用四甲基乙二胺调节 pH 至 5.3）（50∶50）为流动相，检测波长为 254 nm。取对照溶液 10 μl 注入液相色谱仪，调节检测灵敏度，使主成分色谱峰的峰高为满量程的 20%。精密量取供试品和对照溶液各 10 μl，分别注入液相色谱仪，记录色谱图至主成分峰保留时间的 4 倍。供试品溶液的色谱图中如有杂质峰，单个杂质峰面积不得大于对照溶液主峰面积（0.5%），各杂质峰面积的和不得大于对照溶液主峰面积的 2 倍（1.0%）。

盐酸氯丙嗪片的有关物质检查：避光操作。取本品细粉适量（约相当于盐酸氯丙嗪 20 mg）置于 50 ml 量瓶中，加流动相使盐酸氯丙嗪溶解并稀释至刻度，摇匀，过滤，取续滤液作为供试品溶液；精密量取适量，用流动相定量稀释制成每 1 ml 含 2 μg 的溶液，作为对照溶液。照盐酸氯丙嗪有关物质项下的方法测定，供试品溶液的色谱图中如有杂质峰，单个杂质峰面积不得大于对照溶液主峰面积

（0.5%）。

盐酸氯丙嗪注射液的有关物质检查：避光操作。精密量取本品适量，用流动相稀释制成每 1 mol 中含盐酸氯丙嗪 0.4 mg 的溶液，作为供试品溶液；精密量取适量，用流动相定量稀释制成每 1 ml 含 2 μg 的溶液，作为对照溶液。照盐酸氯丙嗪有关物质项下的方法测定，供试品溶液的色谱图中如有杂质峰，大于对照溶液主峰面积（0.5%）且小于对照溶液主峰面积 10 倍（5%）的杂质峰不得多于一个。其他单个杂质峰面积均不得大于对照溶液主峰面积（0.5%）。

五、苯并二氮杂䓬类药物

（一）基本结构与化学性质

苯并二氮杂䓬类药物为含氮杂原子、六元环和七元环合并而成的有机化合物，其中 1，4-苯并二氮杂䓬类药物是目前临床应用最广泛的镇静剂。

（二）鉴别试验

1. 化学反应

（1）沉淀反应

苯并二氮杂䓬类药物具有生物碱的性质，可以和一些生物碱沉淀试剂发生沉淀反应。对地西泮注射液、氯硝西泮及注射液、氯氮草及片剂、阿普唑仑及片剂等采用沉淀反应进行鉴别。

地西泮注射液的鉴别：取本品 2 ml，滴加稀碘化铋钾试液，即生成橙红色沉淀。

氯硝西泮的鉴别：取本品约 10 mg，加稀盐酸 1 ml 使之溶解，滴加稀碘化铋钾试液，即生成橙红色沉淀，放置后，沉淀颜色变深。

阿普唑仑的鉴别：取本品约 5 mg，加稀盐酸（9→1000）2 ml 溶解后，分为两份：一份加硅钨酸试液，即生成白色沉淀；另一份加稀碘化铋钾试液，即生成橙红色沉淀。

（2）水解后呈芳伯胺反应（重氮化-偶合反应）

氯氮草、艾司唑仑和奥沙西泮的盐酸溶液（1→2），缓缓加热煮沸，放冷，加亚硝酸钠和碱性 β-萘酚试液，生成橙红沉淀，而后者放置色渐变暗。

地西泮的 1 位氮原子上有甲基取代，属于叔酰胺，水解产物无芳伯氨基，不能发生重氮化-偶合反应。

氯氮草的芳伯胺反应鉴别：取本品约 15 ml，加盐酸（1→2）15 ml，缓缓煮沸，置于冰水中冷却，加亚硝酸钠试液 4 ml，用水稀释成 20 ml，再置于冰浴中，10 min 后，滴加碱性 β-萘酚试液，即生成橙红沉淀，放置色渐变暗。

（3）硫酸-荧光反应

1，4-苯并二氮杂草类药物溶于硫酸后，在紫外光（365 nm）下，呈现不同颜色的荧光。如地西泮为黄绿色、氯氮草为黄色、艾司唑仑呈现亮绿色、硝西泮则显淡蓝色。若在稀硫酸中反应，其荧光颜色略有差别。

地西泮的硫酸-荧光反应鉴别：取地西泮约 10 mg，加硫酸 3 ml，振摇使溶解，紫外灯（365 nm）下检视，呈黄绿色荧光。

（4）分解产物的反应

本类药物均为有机氯化合物，用氧瓶燃烧法破坏，生成氯化氢，以 5%氢氧化钠溶液吸收，加硝酸酸化，显氯化物反应。

地西泮的氯化物反应鉴别：取本品约 20 mg，用氧瓶燃烧法进行有机破坏，以 5%氢氧化钠试液 5 ml 吸收，燃烧完全后，用稀硝酸酸化，并缓缓煮沸 2 min，溶液显氯化物的鉴别反应。

2. 紫外和红外吸收光谱

红外吸收光谱用于地西泮、阿普唑仑、艾司唑仑、盐酸氟西泮、氯硝西泮和奥沙西泮的鉴别。

3. 薄层色谱法

苯并二氮杂草类药物发展很快，目前临床应用的品种不断增多。由于本类药物结构相似，不易分离、鉴别，因此，薄层色谱法常被用于本类药物的系统鉴别。

（1）直接使用薄层色谱法

常用的五种苯并二氮杂草类药物，用稀硫酸喷雾，紫外灯下检视荧光。

（2）酸水解产物的薄层色谱法

此类药物有的经酸水解可产生二苯甲酮衍生物，有的不产生，可用于鉴别。

（三）特殊杂质检查

苯并二氮杂草类药物由于生产工艺过程或贮藏期间出现分解，致使药物中存在中间体、副产物等杂质（有关物质）和降解产物。目前，国内外药典多采用薄层色谱法进行有关物质和降解产物的检查。而用高效液相色谱法检查本类药物质量的报道，也在逐年增多。

1. 有关物质检查

（1）地西泮中有关物质检查

来源：合成过程中的副反应。

杂质：N–去甲基苯二氯氮䓬及化学结构不明的有关物质。

方法：TLC，高低浓度对比法。

有关物质：取本品，加丙酮制成每 1 ml 中含 100 mg 的溶液，作为供试品溶液；精密量取适量，加丙酮稀释成每 1 ml 中含 0.3 mg 的溶液，作为对照溶液。照薄层色谱法试验，吸取上述两种溶液各 5 μg，分别点样于同一硅胶 GF$_{254}$ 薄层板上，以醋酸乙酯–己烷（1：1）为展开剂，展开后，晾干，置于紫外光灯（254 nm）下检视。供试品溶液如显杂质斑点，与对照溶液的主斑点比较，不得更深。

（2）氯氮䓬中有关物质检查

避光操作，临用新制。

取本品适量，精密称定，加流动相溶解并稀释制成每 1 ml 中约含 0.2 mg 的溶液，作为供试品溶液；另取 2–氨基–5–氯二苯酮液；精密量取供试品溶液 0.2 ml 与对照品溶液 1 ml，置于同一 100 ml 量瓶中，用流动相稀释至刻度，摇匀，作为对照液。照高效液相色谱法测定：以十八烷基硅烷键合硅胶为填充剂，以乙腈–水（50：50）为流动相，检测波长为 254 nm。称取氯氮䓬对照品约 20 mg，加流动相 5 ml 振摇使溶解，加 1 mol·L^{-1}盐酸 5 ml，室温放置约 20 h，加 1 mol·L^{-1}盐酸 5 ml，再用流动相稀释至 100 ml，摇匀，作为系统适用性溶液，量取 10 μl 注入液相色谱仪，记录色谱图。出峰顺序依次为 7–氯–5–苯基–1，3–二氢–1，4–苯并二氮䓬–2–酮–4–氧化物与氯氮䓬，杂质 7–氯–5–苯基–13–二氢–1，4–苯并二氮䓬–2–酮–4–氧化物的相对保留时间约为 0.7，两者分离度应大于 5.0。

精密量取对照液与供试品溶液各 10 μl，分别注入液相色谱仪，记录色谱图至主成分峰保留时间的 5 倍。供试品溶液色谱图中如有与 2–氨基–5 氯二苯酮保留时间一致的色谱峰，按外标法以峰面积计算，不超过 0.1%，如有与 7–氯–5–苯基–1，3–二氢–1，4–苯并二氮䓬–2–酮–4–氧化物的保留时间一致的色谱峰，其面积不得大于对照溶液中氯氮䓬面积（0.2%），其他单个杂质峰面积不得大于对照溶液中氯氮草峰面积的 0.5 倍（0.1%），各杂质峰面积的和不得大于对照溶液中氯氮草峰面积的 2.5 倍（0.5%）。供试品溶液色谱图中小于对照溶液中氯氮草面积 0.25 倍的色谱峰忽略不计。

溶液的澄清度：取本品 0.50 g，加盐酸溶液（9→200）25 ml，振摇使溶解，溶液应澄清；如发生混浊，与对照液（取标准铅溶液 10 ml，加 5%碳酸氢钠溶液 1 ml，混匀，再加水 14 ml）比较，不得更浓。

2. 降解产物的检查

地西泮注射液列入此项检查。

杂质来源：贮藏过程中分解产物 2-甲氨基-5-氯-二苯甲酮。

分解产物：取本品，加甲醇分别制成每 1 ml 中含 1 mg 的供试品溶液和每 1 ml 中含 5 mg 的对照溶液。照含量测定项下的色谱条件进行试验，取对照溶液 10 μl 注入液相色谱仪，调节检测灵敏度，使主成分色谱峰的峰高约为记录仪满量程的 10%；再准确量取上述两种溶液各 10 μl 分别进样，记录色谱图至主成分峰保留时间的 4 倍。供试品溶液的色谱图中主成分峰后如显示杂质峰，量取各杂质峰面积的和，不得大于对照溶液主成分峰的峰面积。

六、含量测定

（一）非水溶液滴定法

1. 机理

非水溶液滴定法是指在非水溶剂（有机溶剂与不含水的无机溶剂）中进行滴定分析的方法。

以非水溶剂作为滴定介质，不仅能增大有机化合物的溶解度，而且能改变物质的化学性质（如酸碱度及其强度），使在水中不能进行完全的滴定反应也能够顺利进行，从而扩大了滴定分析的应用范围。

杂环类药物分子中的吡啶环具有碱性，在水溶液中用标准酸直接滴定没有明显的突跃，终点难以观测，常不能获得满意的测定结果。只要在水溶液中的 K_b 值大于 10^{-10}，都能被冰醋酸均化到溶剂 AC 水平，碱强度显著增强。因此可在非水溶剂中与高氯酸定量生成高氯酸盐。大多数采用以冰醋酸为溶剂，结晶紫为指示剂，用高氯酸的冰醋酸标准液进行滴定测定含量。

因此，酸性溶剂是碱的均化性溶剂，在水中不能滴定的某些弱碱，选用酸性溶剂（如 HAC）使碱性均化到溶剂阴离子的强度水平后，可用标准酸溶液（如高氯酸）进行滴定。

2. 一般方法

取样量：以消耗标准液约 8 ml 为度。

溶剂：冰醋酸 10~30 ml。

试剂：5%Hg（Ac）3~5 ml 氢卤酸盐时加入结晶紫指示剂。

（二）铈量法

利用药物具有还原性，在酸性介质中可以用硫酸铈滴定液直接滴定。

1. 硝苯地平的含量测定

硝苯地平用邻二氮菲指示剂指示终点；终点时，微过量的 Ce^+ 将指示剂中的 Fe^{2+} 氧化成 Fe^{3+}，使橙红色配合物离子呈淡蓝色或无色配位化合物离子，以指示终点的到达。

2. 吩噻嗪类药物的测定

利用吩噻嗪类药物被硫酸铈滴定时，先先去一个电子形成一种红色的自由离子，达到化学计量点，溶液中的吩噻嗪类药物均失去两个电子，而红色褪去，借以指示终点。因此，以吩噻嗪类药物自身的颜色变化指示终点，或采用电位法或永停法指示终点。

滴定剂的选择：硫酸铈、溴酸钾、N-溴琥珀酰胺等。

硫酸铈的优点：有较高的氧化电位，且为一价还原，同时不存在对环取代基的副反应。

如盐酸氯丙嗪及其片剂的测定。

（三）比色法

1. 酸性染料比色法

方法：利用某些酸性染料，如磺酸酞类指示剂，在一定 pH 值条件下，可与碱性药物结合呈色，然后采用比色法测定其含量。

应用：适于少量供试品，小剂量药物及其制剂，或生物体内碱性药物的定量分析。

（1）基本原理

在适当的介质中，碱性药物（B）可与氢离子结合成阳离子（BH+），而一些酸性染料，如溴百里酚蓝、溴酚蓝、溴甲酚紫和溴甲酚绿等，可解离成阴离子（In⁻）。上述阳离子与阴离子定量地结合成有色络合物（BH⁺In⁻）离子对，可以定量地被有机溶剂提取，在一定波长处测定该溶液有色离子对的吸收度，即可计算出碱性药物的含量。

（2）影响因素

①酸性染料及其浓度选择

a. 与有机碱药物定量结合，生成的离子对在有机相中溶解度大。

b. 染料在有机溶剂中不溶或很少溶解。

c. 生成的离子对，于其最大吸收波长处有较高的吸收度。

常用酸性染料：溴麝香草酚蓝、甲基橙、溴甲酚绿；托烷类含量测定，选溴甲酚绿（Ch. P）。

浓度：不能太高，否则易产生乳化层，影响测定结果。

②有机溶剂的选择

选择要求：提取率高，不与水混溶，或能与离子对形成氢键。

常用：氯仿（三氯甲烷）、二氯甲烷、苯、四氯化碳等。

③水分的影响

水相中有过量的酸性染料，影响测定结果；水分的混入使氯仿混浊，影响比色测定。在提取过程中，严防水分混入有机溶剂中。控制水分方法：脱水剂，或经滤纸过滤。

酸性染料中杂质的去除：用所选用的有机溶剂提取，以除去杂质。

2. 钯离子比色法

利用吩噻嗪类药物，在适当 pH 溶液中可与金属钯离子形成有色络合物，借以进行比色测定。

注：本方法可选择性地用于未被氧化的吩噻嗪类药物的测定。因为钯离子只与未被氧化的硫共价，当硫原子已被氧化为亚砜或砜时，则不与钯离子呈色，因此可利用空白试验对照方法，消除本类药物中的氯化物的干扰，如盐酸氯丙嗪的含量测定。

（四）紫外-可见分光光度法

多采用非水溶液滴定法对此类药物的原药进行含量测定。而对于制剂，为避免辅料对非水溶液滴定法的干扰，采用紫外-可见分光光度法进行含量测定。

1. 直接分光光度法

供试品无须分离，溶于适当的溶剂中即可进行含量测定。

2. 萃取后分光光度法

优点：消除注射液中添加的亚硫酸钠和维生素 C 抗氧剂的干扰。

不足：被测组分两次提取易损失，致使测定精密度不高，准确度较差。

3. 萃取-双波长分光光度法

用于盐酸氯丙嗪注射液含量测定，主要用来校正样品中氧化物对测定的干扰。

优点：消除注射液中添加的亚硫酸钠和维生素 C 抗氧剂的干扰。

不足：被测组分两次提取易损失，使测定精密度不高，准确度较差。

（五）氧化还原滴定法

1. 原理

异烟肼含有酰肼基，具有较强的还原性，可采用氧化还原滴定法测定其含量。

2. 注射用异烟肼的氧化还原测定方法

取装样项下的内容物，混合均匀，精密称取约 0.2 g，置于 100 ml 容量瓶中，加水使溶解并稀释至刻度，摇匀；精密量取 25 ml，加水 50 ml，盐酸 20 ml 与甲基橙指示剂 1 滴，用溴酸钾滴定液（0.01667 mol·L^{-1}）缓慢滴定（温度保持在 18℃~25℃）至粉红色消失。每 1 ml 溴酸钾滴定液（0.01667 mol·L^{-1}）相当于 3.429 mg 的 $C_6H_2N_3O$。

第三节　维生素类药物的分析

维生素（Vitamins）是维持动物机体正常功能所必需的生物活性物质，体内不能正常合成，必须从食物中摄取。维生素主要用于调节和管理机体新陈代谢过程，其本身不能直接供给能量，但是能量的转换和调节所必需的。一旦缺乏或吸收过量，都会破坏其在体内的有效平衡，引起机体的病理变化。

从化学结构上看，维生素并不是同一类有机化合物，多为醇、酯、酸、胺、酚和醛等有机化合物，各自具有不同的理化性质和生理作用。按照其溶解性分为脂溶性维生素（维生素 A、维生素 D、维生素 E、维生素 K 等）和水溶性维生素（维生素 B_1、维生素 B_2、维生素 C、烟酸、泛酸和叶酸等）两大类。

一、维生素 A 的分析

（一）结构与性质

1. 结构

维生素 A 通常指维生素 A_1（视黄醇，Retinol），其结构为具有一个共轭多烯醇侧链的环己烯，具有多种立体异构体；全反式维生素 A 是天然维生素 A 的主要成分。R 不同可形成维生素 A 醇或酯，R 侧链为—H 时，称维生素 A 醇；R 侧链为—$COCH_3$ 时，称维生素 A 的醋酸酯。

此外，鱼肝油中还含有去氢维生素 A（维生素 A_2）、去水维生素 A（维生素 A_3）；鲸醇是维生素 A 醇的二聚体，无生物活性。

2. 性质

（1）性状

维生素 A 为淡黄色油溶液或结晶与油的混合物（加热至 60℃应为澄明溶液），无臭无味，在空气中易氧化。

（2）溶解性

维生素 A 与三氯甲烷、乙醚、环己烷和石油醚能任意混合，在乙醇中微溶，在水中不溶。

（3）不稳定

共轭多烯侧链易被氧化，易被紫外线裂解；在加热或金属离子存在时，更容易氧化变质，生成无生物活性的环氧化物、维生素 A 醛或维生素 A 酸等。维生素 A 对酸不稳定，遇 Lewis 酸或无水氯化氢乙醇液时，易发生脱水反应。

（4）与三氯化锑呈色

在三氯甲烷中与三氯化锑作用，产生不稳定的蓝色，可用于鉴别或用比色法测定含量。

（5）紫外吸收特征

维生素 A 分子中具有共轭多烯的侧链结构，在波长 325～328 nm 内有最大吸收，可用于鉴别和含量测定。

（二）鉴别试验

1. 三氯化锑反应

（1）原理

维生素 A 在三氯甲烷中能与三氯化锑试液中存在的亲电试剂氯化高锑反应，形成不稳定的蓝色碳正离子。

（2）方法

取维生素 A 油溶液 1 滴，加三氯甲烷 10 ml 振摇使溶解，取出两滴加三氯甲烷 2 ml 与 25% 的三氯化锑的三氯甲烷溶液 0.5 ml，即显蓝色，渐变成紫红色。

（3）注意事项

反应条件：无水无醇；水可使三氯化锑水解成氯化氧锑，醇可与碳正离子发生作用，使其正电荷消失，所用仪器和试剂必须干燥无水，三氯甲烷中必须无醇。本反应专属性差，显色极不稳定，应立即比色。

2. 紫外吸收光谱法

（1）原理

维生素 A 的分子结构中存在 5 个共轭双键，故无水乙醇溶液在 326 nm 波长处有最大吸收。在盐酸酸化下加热，则发生脱水反应而生成去水维生素 A。去水维生素 A 比维生素 A 多一个共轭双键，故其最大吸收峰向长波移动（红移），同时在 332 nm 附近有曲折，在 348 nm、367 nm、389 nm 附近有吸收峰。

（2）方法

取约相当于 10 μg 的维生素 A 供试品，加无水乙醇-盐酸（100∶1）溶液溶解，立即用紫外-分光光度计在 300~400 nm 的波长范围内扫描，应在 326 nm 波长处有单一的吸收峰。将溶液在水浴上加热 30 s，迅速冷却，照上方法进行扫描，则应在 348 mm、367 mm、389 nm 波长处有三个吸收峰，在 332 nm 波长处有较低的吸收峰或拐点。

3. 薄层色谱法

（1）BP 鉴别法

以硅胶 G 为吸附剂，环己烷-乙醚（80∶20）为展开剂。分别取供试品与对照品（不同维生素 A 酯类）的环己烷溶液（5 IU/μl）各 2 μl，点样于同一薄层板上，不必挥洒溶剂，立即展开。取出薄层板后，置于空气中挥干，喷以三氯化锑溶液，比较供试品溶液和对照品溶液所显蓝色斑点位置应一致。

（2）USP 鉴别法

以硅胶为吸附剂，环己烷-乙醚（80：20）为展开剂。以维生素 A 的三氯甲烷溶液（约 1500 IU/ml）点样 0.05 ml，展开 10 cm，空气中挥干，以磷钼酸为显色剂显色。维生素 A 醇及其醋酸酯、棕榈酸酯均显蓝绿色，三者的 Rf 值分别为 0.1、0.45 和 0.7。

（三）杂质检查

1. 酸值检查

（1）原理

维生素 A 在制造过程中酯化不完全或在贮藏过程中水解，均可生成醋酸。而酸度大，不利于维生素 A 的稳定。

（2）方法

取乙醇与乙醚各 15 ml，置于锥形瓶中，加酚酞指示液 5 滴，滴加氢氯化钠滴定液（$0.1 \ mol \cdot L^{-1}$）至微红色，再加维生素 A 2.0 g，振摇使其溶解，用氢氯化钠滴定液（$0.1 \ mol \cdot L^{-1}$）滴定至微红色 30 s 不褪，酸值不得超过 2.0。

（3）注意事项

酸值在 10 以下时，须用 10 ml 的半微量滴定管。

2. 氧化值检查

（1）原理

维生素 A 结构中的共轭双键，易被氧化生成过氯化物等杂质，因此用氧化还原滴定法中的碘量法检查。

（2）方法

取本品 1.0 g 加冰醋酸-三氯甲烷（6：4）30 ml，振摇使其溶解，加碘化钾的饱和溶液 1 ml，振摇 1 min，加水 100 ml 与淀粉指示液 1 ml，用硫代硫酸钠滴定液（$0.01 \ mol \cdot L^{-1}$）滴定至紫蓝色消失，并将滴定的结果用空白试验校正。消耗硫代硫酸钠滴定液（$0.01 \ mol \cdot L^{-1}$）不得超过 1.5 ml。

（四）含量测定

维生素 A 及其制剂的含量测定方法较多，最初采用生物学方法测定其生物活性，后采用三氯化锑比色法，该方法专属性差。测定结果受水分和温度影响较大且显色极不稳定，但由于操作简便快捷，目前仍用于食品和饲料中维生素 A 的含量测定。

1. 紫外−可见分光光度法

紫外−可见分光光度法在"维生素 A 测定法"中为第一法，又称三点校正法。利用维生素 A 在 325~328 nm 波长范围内有最大吸收峰而进行含量测定。由于维生素 A 制剂中含有稀释用油，维生素 A 原料中混有其他杂质，而这些杂质在 325~328 nm 波长处可能也有吸收，对维生素 A 的测定有干扰。

（1）原理

三点校正法的原理主要基于以下两点：一是杂质的吸收在 310~340 nm 波长范围内呈一条直线，且随波长的增大吸收度减小；二是物质对光的吸收具有加和性。用三点校正法消除干扰物质吸收所引入的误差，以提高测定结果的准确性。立体异构体、氧化降解产物、合成中间体等可以使用此方法。

（2）波长选择

3 个波长分别选在维生素 A 的最大吸收波长处（328 nm）及该波长的两侧各一点。

直接测定法（等波长差法）：使 $\lambda_3 - \lambda_1 = \lambda_1 - \lambda_2$；测定维生素 A 醋酸酯时，采用的 3 个波长分别是 328 nm、316 mm、340 mm，$\Delta\lambda = 12$ nm。

皂化法（等吸收比法）：测定维生素 A 醇时，使 $A_{\lambda 2} = A_{\lambda 3} = 6/7 A_{\lambda 1}$；3 个波长分别为 310 nm、325 nm、340 nm。

（3）直接测定法（等波长差法）

直接测定法是直接用溶剂溶解供试品后进行含量测定的方法。适用于纯度高、干扰杂质较少的维生素 A 醋酸酯的测定。

测定方法：取供试品适量，精密称定，加环己烷溶解并定量稀释制成每 1 ml 中含 9~15 IU 的溶液，照紫外−可见分光光度法，分别在 300 nm、316 nm、328 nm、340 nm 和 360 nm 5 个波长处测其吸光度，确定最大吸收波长（应为 328 nm）。

（4）皂化法（等吸收比法）

精密称取一定的供试品，加氢氧化钾乙醇溶液，煮沸回流，得到的皂化液再经乙醚提取、洗涤、过滤、浓缩等处理，最后用异丙醇溶解残渣并稀释成每 1 ml 中含有维生素 A 为 9~15 单位的溶液，在 300 nm、310 nm、325 nm、334 nm 波长处测定吸光度，并确定最大吸收波长（应为 325 nm）。

（5）注意事项

①测定前应对仪器的波长及比色池在各测定波长的配对性进行校正，否则会

产生较大误差。

②测定时应在半暗室中尽快进行，所用试药不得含有氧化性物质，以防止维生素 A 被紫外线和氧化剂氧化破坏。

③皂化提取时应缓缓旋动，防止乳化。

④溶剂环己烷中可能含有苯等具紫外吸收的杂质，应按紫外-可见分光光度法检查，如不符合规定，可用发烟硫酸处理后，以少量水及稀氢氯化钠溶液洗至不呈酸性，再用水洗去碱性，分取的有机层用无水氯化钙脱水、蒸馏，也可通过 40~60 目色谱用硅胶处理。

2. 高效液相色谱法

高效液相色谱法在"维生素 A 测定法"中列为第二法，适用于维生素 A 醋酸酯原料药及其制剂中维生素 A 的含量测定。

测定方法如下。

(1) 色谱条件与系统适用性试验

用硅胶为填充剂，以正己烷-异丙醇（997:3）为流动相，检测波长为 325 nm。取系统适用性溶液 10 μl 注入色谱仪，调整色谱系统，维生素 A 醋酸酯峰与其顺式异构体峰的分离度应大于 3.0。精密量取对照品溶液 10 μl 注入色谱仪，连续进样 5 次，主成分峰面积的相对标准偏差不得超过 3.0%。

(2) 系统适用性试验溶液的制备

取维生素 A 对照品适量（约相当于维生素 A 醋酸酯 300 mg），置于烧杯中，加入碘试液 0.2 ml，混匀，放置约 10 min，定量转移至 2 ml 容量瓶中，用正己烷稀释至刻度，摇匀，精密量取 1 ml，置于 100 ml 量液中，用正己烷稀释至刻度，摇匀。

(3) 测定法

精密称取供试品适量（约相当于 15 mg 维生素 A 醋酸酯），置于 100 ml 容量瓶中，用正己烷稀释至刻度，摇匀，精密量取 5 ml，置于 50 容量瓶中，再用正己烷稀释至刻度，摇匀，作为供试品溶液。另精密称取维生素 A 对照品适量，同法制成对照品溶液。精密量取供试品溶液与对照品溶液各 10 μl，分别注入液相色谱仪，记录色谱图，按外标法以峰面积计算，即得。

3. 三氯化锑比色法（标准曲线法）

(1) 原理

维生素 A 在三氯甲烷中能与三氯化锑试液形成不稳定的蓝色碳正离子。此物质在 618~620 nm 处有吸收峰，通过测定吸收峰处的吸光度可测定维生素 A 的含量。

（2）优缺点

优点：简便、快速；缺点：呈色不稳定（5~10 s）、水分干扰（发生水解）、与标准曲线温差≤1℃、专属性差、三氯化锑有腐蚀性等。

二、维生素 B₁ 的分析

维生素 B₁ 又称盐酸硫胺，具有维持糖代谢、神经传导、消化等正常功能的作用，主要用于治疗脚气病、多发性神经炎和胃肠道疾病。它广泛存在于米糠、麦麸和酵母中，也可人工合成。

（一）结构及性质

1. 结构

维生素 B₁ 是由氨基嘧啶环和噻唑环通过亚甲基连接而成的季铵类化合物。噻唑环上季铵及嘧啶环上的氨基为两个碱性中心，可与酸成盐。

化学名称为：氯化-4-甲基-3-［（2-甲基-4-氨基-5-嘧啶基）甲基］-5-（2-羟基乙基）噻唑鎓盐酸盐。

2. 性质

（1）溶解性

维生素 B₁ 在水中易溶，在乙醇中微溶，在乙醚中不溶，水溶液显酸性。

（2）硫色素反应

结构中的噻唑环在碱性介质中可开环，再与嘧啶环上的氨基环结合，经铁氰化钾等氧化剂氧化生成具有荧光的硫色素，溶于正丁醇中显蓝色荧光。该反应是维生素 B₁ 的专属性反应。

（3）与生物碱沉淀试剂反应

维生素 B₁ 结构中的两个杂环可与生物碱沉淀试剂（硅钨酸、碘化汞钾等）反应生成组成恒定的沉淀，可用于鉴别和含量测定。

（4）氯化物的鉴别反应

分子中具有 Cl⁻，且为盐酸盐，其水溶液显氯化物的鉴别反应，用于鉴别。

（5）紫外吸收

本品的 12.5 μg·ml^{-1} 的盐酸溶液（9→1000）在 246 nm 波长处有最大吸收，吸收系数为 406~436。

（二）鉴别试验

1. 硫色素反应

（1）原理

维生素 B$_1$ 在碱性溶液中，可被铁氰化钾氧化生成硫色素，硫色素溶于正丁醇（或异丁醇、异戊醇）中，显蓝色荧光。

（2）维生素 B$_1$ 原料药的鉴别方法

取本品约 5 g，加氢氮化钠试液 2.5 ml 溶解后，加铁氰化钾试液 0.5 ml 与正丁醇 5ml，强力振摇 2min，放置使分层，上层显强烈的蓝色荧光，加酸使成酸性，荧光即消失；再加碱使成碱性，荧光又重现。

2. 沉淀反应

维生素 B$_1$ 结构中具有嘧啶环和氨基，显生物碱的特性，可与多种生物碱沉淀试剂或显色剂发生反应。

3. 氯化物反应

本品的水溶液显氯化物的鉴别反应。

4. 硫元素反应

维生素 B$_1$ 与氢氧化钠共热，分解产生硫化钠，可与硝酸铅反应产生黑色沉淀用作鉴别。

5. 红外分光光度法

鉴别方法：取供试品适量，加水溶解，水浴蒸干，在 105℃ 干燥 2 h 测定，其红外光吸收图谱应与《药品红外光谱集》中的标准对照图谱一致。

（三）杂质检查

1. 酸度

维生素 B$_1$ 在高温时，特别是在高温碱性溶液中，非常容易破坏，并受紫外线破坏。酸性溶液中甚至加热稳定性都较好。

2. 总氯量

维生素 B_1 是盐酸盐，须检查总氯量。采用银量法进行检查。

方法：取本品约 0.2 g，精密称定，加水 20 ml 溶解后，加稀醋酸 2 ml 与溴酚蓝指示剂 8～10 滴，用硝酸银滴定液（0.1 mol·L^{-1}）滴定至显蓝紫色（T = 3.54 mg·ml^{-1} 的 Cl）。按干燥品计算含总氯量应为 20.6%～21.2%。

3. 有关物质

维生素 B_1 在储藏过程中，遇到空气、光照和高温，容易被氧化和受热降解，生成一些与维生素 B_1 结构相似的特殊杂质，即为维生素 B_1 的有关物质。

色谱条件与系统适用性试验：用十八烷基硅烷键合硅胶为填充剂，以甲醇-乙腈-0.02 mol·L^{-1} 庚烷磺酸钠溶液（含 1% 三乙胺，用磷酸调 pH 值至 5.5）（9：9：82）为流动相，检测波长为 254 nm，理论板数按维生素 B_1 计算，不低于 2000，主峰与相邻峰的分离度均应符合要求。

检查方法：精密称取本品约 10 mg，用流动相溶解并稀释制成每 1 ml 中约含 1 mg 的溶液，作为供试品溶液；精密量取 1 ml，置 100 ml 量瓶中，用流动相稀释至刻度，摇匀，作为对照溶液。

照高效液相色谱法试验：精密量取供试品溶液与对照液溶液各 20 ml，分别注入液相色谱仪，记录色谱图至主成分保留时间的 3 倍。供试品溶液色谱图中如有杂质峰（扣除溶剂峰），各杂质峰面积的和不得大于对照溶液主峰面积的 0.5 倍。

（四）含量测定

采用非水溶液滴定法对维生素 B_1 原料药进行含量测定，采用紫外-可见分光光度法对其注射剂、片剂进行含量测定。

1. 非水溶液滴定法

（1）原理

维生素 B_1 分子中含有两个已成盐的伯铵和季铵基团，即嘧啶环上的氨基和噻唑环上的季铵基团，在非水溶液中均可与高氯酸定量反应。根据消耗高氯酸的量即可计算维生素 B_1 的含量。此方法简便、快速、准确。

操作中加入醋酸汞的目的是消除氢卤酸盐对非水滴定的干扰。醋酸汞可与氢卤酸形成难以电离的卤化汞，而维生素 B_1 转变成醋酸盐，然后再用高氯酸滴定。

（2）测定方法

取本品约 0.15 g，精密称定，置于 100 ml 锥形瓶中，加冰醋酸 20 ml 微热使溶解，密塞，放冷至室温，加醋酸汞试液 5 ml 与喹哪啶红-亚甲基蓝混合指示液 2 滴，用高氯酸滴定液（0.1 mol·L^{-1}）滴定至溶液呈天蓝色，振摇 30 s 不褪色，并将滴定的结果用空白试验校正。每 1 ml 高氯酸滴定液（0.1 mol·L^{-1}）相当于 16.86 mg 的 $C_{12}H_{17}Cl^-N_4OS·HCl$。

（3）注意事项

①有机碱的氢卤酸盐，用高氯酸滴定前，须加入醋酸汞溶液，以消除氢卤酸盐对非水溶液滴定法的干扰。

②维生素 B_1 具有两个碱性基团，故与高氯酸反应的摩尔比为 1:2，维生素 B_1 的分子量为 332.27，所以滴定度（T）为 16.86 mg·ml^{-1}。

2. 紫外-可见分光光度法

（1）原理

维生素 B_1 分子中含有共轭双键结构，具有紫外吸收，根据其在 246 nm 波长处有最大吸收峰处，测定吸收峰处的吸光度即可计算含量。

（2）维生素 B_1 片的含量测定

①方法

取维生素 B_1 片 20 片，精密称定，研细，精密称取适量（约相当于维生素 B_1 25 mg），置于 100 ml 量瓶中，加盐酸溶液（9→1000）约 70 ml，振摇 15 min，使维生素 B_1 溶解，加盐酸溶液（9→1000）稀释至刻度，摇匀，用干燥滤纸过滤。精密量取续滤液 5 ml，至另一个 100 ml 量瓶中，再加盐酸溶液（9→1000）稀释至刻度，摇匀，照紫外-可见分光光度法，在 246 nm 的波长处测定吸光值，$C_{12}H_{17}Cl^-N_4OS·HCl$ 的吸收系数为 421 计算，即得。

②计算

含量计算公式为：

$$标示量(\%) = \frac{A \times V \times D \times \overline{W}}{E_{1\,cm}^{1\%} \times 100 \times W \times 标示量} \times 100\% \qquad (9-3)$$

式中：$E_{1\,cm}^{1\%}$——维生素 B_1 在 246 nm 波长处的百分吸收系数，按 421 计算；

A——维生素 B_1 稀释液在 246 nm 波长处测定的吸收度；

D——样品的稀释倍数；

W——维生素 B_1 样品的称取量，g；

$\overline{W}$——平均片重，g；

标示量——片剂"规格"项下的标示量。

3. 硫色素荧光法

（1）原理

维生素 B_1 在碱性溶液中被铁氰化钾氧化生成具有荧光的硫色素，用正丁醇提取后，在紫外光 $\lambda = 365$ nm 照射下显蓝色荧光（$\lambda = 435$ nm），通过与对照品荧光强度比较，即可测得供试品含量。

硫色素荧光反应是维生素 B_1 的专属反应，虽非定量完成，但在一定条件下形成的硫色素与维生素 B_1 的浓度成正比，因此可用于维生素 B_1 及其制剂的含量测定。

（2）方法

测定过程如下：

①氧化试剂的制备。

②对照品溶液的制备。

③供试品溶液的制备。

④测定、计算含量。

（3）特点

①灵敏度高，线性范围宽。

②代谢产物不干扰，适用于体液分析。

三、维生素 C 的分析

维生素 C（Vitamin C）又称抗坏血酸（L-ascorbic acid）。

（一）结构及性质

1. 结构

维生素 C 的化学结构与糖类十分相似，有两个手性碳原子（C_6、C_5），具有旋光性，有 4 种光学异构体，其中以 L 构型右旋体的生物活性最强。维生素 C 具有二烯醇结构，具有内酯环，使维生素 C 性质极为活泼。

2. 性质

（1）性状与溶解性

维生素 C 为白色结晶或结晶性酚末；无臭，味酸；久置色渐变深。在水中易溶，水溶液显酸性反应，在乙醇中略溶，在三氯甲烷或乙醚中不溶。

（2）酸性

维生素 C 分子结构中具有烯二醇结构，由于 C_3-OH 受共轭效应的影响，酸性较强（pH 值 = 4.17），C_2-OH 由于形成分子内氢键而酸性较弱（pH 值 = 11.57），故维生素 C 一般表现为一元酸，可与碳酸氢钠或氢氧化钠溶液反应生成钠盐。

（3）旋光性

分子中有两个手性碳原子（C_4、C_5），有 4 个光学异构体；其中 L（+）-抗坏血酸的活性最强。本品的旋光度为+20.5°至+21.5°。

（4）还原性

维生素 C 分子结构中具有二烯醇基，具有极强还原性，易被氧化为二酮基而生成去氢维生素 C，加氢又可还原为维生素 C。去氢维生素 C 在碱性或强酸性溶液中可进一步水解生成二酮古洛糖酸而失去活性，此反应为不可逆反应。

（5）水解性

维生素 C 和碳酸钠作用可生成钠盐，不发生水解，因为双键使内脂环变得比较稳定；在强碱性条件下，内酯环可水解，生成酮酸盐。

（6）糖类的性质

维生素 C 的化学结构与糖类相似，具有糖类的性质和反应。

（7）紫外吸收特性

维生素 C 分子中具有共轭双键，其稀矿酸溶液在 243 nm 波长处有最大吸收，在中性或碱性条件下，波长则横移至 265 nm 处。

（二）鉴别试验

1. 与硝酸银反应

（1）原理

维生素 C 分子中有烯二酸结构，具有强还原性，可被硝酸银氧化为去氢抗坏血酸，同时生成银的黑色沉淀。

（2）方法

取本品 0.2 g，加水 10 ml 溶解，取该溶液 5 ml，加硝酸银试液 0.5 ml，即生成金属银的黑色沉淀。

2. 与 2，6-二氯靛酚反应

（1）原理

2，6-二氯靛酚是一种染料，它的氧化型在酸性介质中为玫瑰红色，在碱性介质中为蓝色，当与维生素 C 反应后生成无色还原性的酚亚胺。

（2）方法

取本品 0.2 g，加水 10 ml 溶解，量取该溶液 5 ml，加 2，6-二氯靛酚试液 1~2 滴，试液颜色消失。

3. 与其他氧化剂反应

维生素 C 可被亚甲基蓝、高锰酸钾、碱性酒石酸铜试液、磷钼酸等氧化剂氧化生成去氢抗坏血酸，同时抗坏血酸可使其试剂褪色，产生沉淀或呈现颜色。

如与亚甲蓝或高锰酸钾反应使其试剂褪色，与碱性酒石酸铜反应出现砖红色沉淀，与磷钼酸反应产生钼蓝。

4. 具糖的反应

维生素 C 可在三氯醋酸或盐酸存在下水解、脱羧，生成戊糖，再失水，转化为糠醛，加入吡咯，加热至 50℃ 生成蓝色物质。

5. 紫外-可见分光光度法

维生素 C 在 0.01 mol·L^{-1}盐酸溶液中，λ_{max} = 243 nm，利用此特征进行鉴别。规定 $E_{1\,cm}^{1\%}$ 应为 545~585。

6. 红外分光光度法

利用维生素 C 分子有红外吸收，用此方法进行鉴别，要求本品的红外光谱图与对照图谱一致。

（三）杂质检查

下面以维生素 C 原料药为代表，主要介绍其溶液颜色与澄清度检查，以及铁、铜离子的检查。

1. **溶液颜色与澄清度**

（1）原理

维生素 C 及其制剂在贮存期间易变颜色，随着贮存时间的延长，颜色逐渐加深。原因是维生素 C 的水溶液在高于或低于 pH 值 5~6 时，受空气中的氧、紫外线和温度等影响，内酯环水解，进一步发生脱羧生成糠醛聚合而呈色。生成的有色杂质在 420 nm 波长处有紫外吸收，而维生素 C 无吸收。通过控制吸收度的方法可控制有色杂质的量。

（2）检查方法

①原料

取维生素 C 供试品 3.0 g，加水 15 ml，振摇使其溶解，溶液应澄清无色；如显色，将溶液经 4 号垂熔玻璃漏斗过滤，取滤液，照紫外-可见分光光度法，在 420 nm 波长处测定吸收度，不得超过 0.03。

②片剂

取本品细粉适量（相当于维生素 C 1.0 g），加水 20 ml，振摇使其溶解，过滤，滤液照紫外-可见分光光度法，在 440 nm 波长处测定吸收度，不得超过 0.07。

③注射剂

取本品适量，加水稀释成 1 ml 中含有维生素 C 50 mg，照紫外-可见分光光度法，在 420 nm 波长处测定吸收度，不得超过 0.06。

（3）注意事项

①维生素 C 片剂及注射剂在制备过程中均可产生有色杂质，因此，其限量较原料药稍宽些。

②维生素 C 片剂中有色杂质的吸收峰略有不同，片剂的测定波长在 440 nm，而注射液和原料药的测定波长则在 420 nm。

2. **铁、铜离子**

铁、铜及重金属离子可催化维生素 C 的氧化，因此，采用原子吸收分光光度法（第二法，标准加入法）检查维生素 C 原料药中的铜、铁离子。该方法能完全消除仪器因素以外的干扰，准确度高，对于待测元素含量低的试样尤为适宜。

（1）铁离子的检查方法

取本品 5.0 g 两份，精密称定，分别置于 25 ml 容量瓶中，一份中加 0.1 mol·L^{-1} 硝酸溶液溶解并稀释至刻度，摇匀，作为供试品溶液（B）；另一份中加入标准铁溶液（精密称取硫酸铁铵 863 mg，置于 1000 ml 容量瓶中，加 1 mol·L⁻¹ 硫酸溶液 25 ml，加水稀释至刻度，摇匀，精密量取 10 ml，置于 100 ml 量瓶中加水稀释至刻度，摇匀）1.0 ml，加 0.1 mol·L⁻¹ 硝酸溶液溶解并稀释至刻度，摇匀，作为对照溶液（A）。照原子吸收分光光度法，在 248.3 nm 波长处分别测定，应符合规定 [若 A、B 溶液测得的吸光度分别为 a、b，要求 $b < (a-b)$]。

（2）铜离子的检查方法

取本品 2.0 g 两份，精密称定，分别置于 25 ml 量瓶中，一份加 0.1 mol·L⁻¹ 硝酸溶液溶解并稀释至刻度，摇匀，作为供试品溶液（B）；另一份中加入标准铜溶液（精密称取硫酸铜 393 mg，置于 1000 ml 容量瓶中，加水稀释至刻度，摇匀，精密量取 10 ml，置于 100 ml 量瓶中加水稀释至刻度，摇匀）1.0 ml，加 0.1 mol·L⁻¹ 硝酸溶液溶解并稀释至刻度，摇匀，作为对照溶液（A）。照原子吸收分光光度法，在 324.8nm 波长处分别测定，应符合规定 [若 A、B 溶液测得的吸光度分别为 a、b，要求 $b < (a-b)$]。

（四）含量测定

1. 碘量法

维生素 C 含量测定大多基于其具有较强的还原性，可被不同氧化剂定量氧化的性质。滴定分析法因简便快速、结果准确被各国药典采用。

（1）原理

维生素 C 结构中的连二烯醇结构具有较强的还原性，在醋酸条件下可按碘定量氧化。用淀粉为指示剂，终点时溶液显蓝色。根据碘滴定液消耗的体积可计算出维生素 C 的含量。

（2）方法

取本品约 0.2 g，精密称定，加新沸过的冷水 100 ml 与稀醋酸 10 ml 使溶解，加淀粉指示液 1ml，立即用碘滴定液（0.1 mol·L⁻¹）滴定，至溶液显蓝色，在 30 s 内不褪。每 1 ml 碘滴定液（0.1 mol·L⁻¹）相当于 8.806 mg 的 $C_6H_4O_6$。

（3）注意事项及讨论

①滴定在酸性溶液中进行。因在酸性介质中维生素 C 受空气中氧的氧化作用减弱，但是样品溶于稀醋酸后仍然需要立即滴定。

②加新沸过的冷水也是为了减少水中溶解氧对测定的影响。

③对于注射液，测定时要加 2 ml 丙酮，以消除抗氧剂 $NaHSO_3$ 的干扰。

④采用此方法对维生素 C 原料、片剂、泡腾片、颗粒剂和注射剂进行含量测定。为消除附加剂干扰采取了一定的方法，如片剂中存在有滑石粉，溶解后须过滤；注射剂中有抗氧剂亚硫酸氢钠，测定前须加丙酮或甲醛。

2.2, 6-二氯靛酚滴定法

（1）原理

2, 6-二氯靛酚是一种氧化-还原型指示剂染料，氧化型在酸性介质中为玫瑰红色，在碱性介质中为蓝色。当与维生素 C 反应后生成无色还原性的酚亚胺（还原型）。因此，维生素 C 在酸性介质中可以用 2, 6-二氯靛酚滴定，滴定时定量发生氧化还原反应，终点前溶液为无色，终点时 2, 6-二氯靛酚稍过量一滴即可使溶液显玫瑰红色，无须使用指示剂指示终点。

（2）方法

精密量取本品适量（相当于维生素 C 50 mg）置于 100 ml 量瓶中，加偏磷酸-醋酸试液 20 ml，用水稀释至刻度，摇匀。精密量取适量（相当于维生素 C 2 mg）置于 50 ml 锥形瓶中，加偏磷酸-醋酸试液 5 ml，用 2, 6-二氯靛酚滴定至溶液显玫瑰红色，并持续 5 s 不褪色。另取偏磷酸-醋酸试液 5.5 ml，加水 15 ml，用 2, 6-二氯靛酚滴定作为空白试验进行校正。

（3）注意事项及讨论

①酸性环境：利用 HPO_3-HAC 试液，以稳定 ViiC。

②快速滴定：2 min 内，防止其他还原性物质干扰。

③也可以使用剩余比色测定，即在加入维生素 C 后，在很短时间内测定剩余染料的吸收强度。

④缺点：2, 6-二氯靛酚不稳定，贮存时缓慢分解，须经常标定，贮存小于等于一周，氧化力较强，干扰多。

四、维生素 D 的分析

维生素 D（Vitamin D）是一种抗佝偻病维生素的总称。目前已知的维生素 D 有十多种，都是甾醇的衍生物。

（一）性质

1. 性状

维生素 D_2、维生素 D_3 为无色针状结晶或白色结晶性粉末，无臭、无味，遇光或空气易变质。

2. 溶解性

维生素 D_2 在三氯甲烷中极易溶解，在乙醇、丙酮、乙醚中易溶；维生素 D_3 在乙醇、丙酮、乙醚或三氯甲烷中极易溶解；两者均在植物油中略溶，在水中不溶。

3. 不稳定性

维生素 D_2、维生素 D_3 含有多个烯键，非常不稳定，遇光、空气及其他氧化剂可发生氧化而变质，效价降低、毒性增加；对酸也不稳定，注意贮藏条件。

4. 甾类显色反应

维生素 D_2、维生素 D_3 均具有甾类化合物的显色反应，用三氯甲烷溶解后，加醋酐与硫酸，初显黄色，渐变红色，迅速变为紫色，最后变为绿色。

5. 紫外吸收特性

维生素 D_2、维生素 D_3 分子结构中均有共轭体系，在紫外光区均有吸收。用无水乙醇溶解并稀释成 $10\ \mu g \cdot ml^{-1}$ 溶液，照紫外–可见分光光度法，在 265 nm 波长处测定吸光度，维生素 D_2 的吸收系数为 460~490，维生素 D_3 的吸收系数为 465~495。

6. 旋光性

维生素 D_2 有 6 个手性 C 原子，维生素 D_3 有 5 个手性 C 原子，两者均具有旋光性。

（二）鉴别试验

1. 显色反应

（1）与三氯化锑反应

取本品适量（约 1000 IU），加 1，2-二氯乙烷 1 ml 溶解，加三氯化锑试液 4 ml，溶液即显橙红色，逐渐变为粉红色。

（2）与醋酐–硫酸反应

采用此方法进行鉴别，取维生素 D_2、维生素 D_3 约 0.5 mg，加三氯甲烷 5 ml

溶解后，加醋酐 0.3 ml 与硫酸 0.1 ml 振摇，维生素 D_2 初显黄色，渐变红色，迅即变为紫色，最后变为绿色；维生素 D_3 初显黄色，渐变红色，迅即变为紫色、蓝绿色，最后变为绿色。

（3）其他显色反应

维生素 D 与三氯化铁反应呈橙黄色，与二氯丙醇和乙酰氯试剂反应显绿色，均可用于鉴别，但专属性不强。

2. 比旋度测定

取维生素 D_2，精密称定，加无水乙醇溶解并定量稀释制成 40 mg·ml^{-1} 溶液，依法测定，比旋度为 +102.5° 至 +107.5°；取维生素 D_3，精密称定，加无水乙醇溶解并定量稀释制成 5 mg·ml^{-1} 溶液，依法测定，比旋度为 +105° 至 +112°（均应于容器开启后 30 min 内取样，并在溶液配制后 30 min 内测定）。

3. 其他鉴别方法

维生素 D_2、维生素 D_3 可用波层色谱法、红外吸收光谱法及高效液相色谱法进行鉴别，还可以通过 UV、IR 的特征加以鉴别。

4. 维生素 D_2、维生素 D_3 的区别

取维生素 D10 mg，溶于 96% 的乙醇 10 ml 中。取此液 0.1 ml，加乙醇 1 ml 和 85% 硫酸 5 ml。维生素 D_2 显红色，在 570 nm 波长处有最大吸收；维生素 D_3 显黄色，在 495 nm 波长处有最大吸收。

（三）杂质检查

1. 维生素 D_2 中麦角甾醇的检查

取本品 10 mg，加 90% 乙醇 2 ml 溶解后，加洋地黄皂苷溶液（取洋地黄皂苷 20 mg，加 90% 乙醇 2 ml，加热溶解制成）2 ml，混合，放置 18 h，不得发生混浊或沉淀。

2. 有关物质的检查

维生素 D_3 的有关物质检查：取本品约 25 mg，置于 100 ml 棕色量瓶中，加异辛烷 80 ml，避免加热，超声 1 min 使其完全溶解，放冷，用异辛烷稀释至刻度，摇匀，作为供试品溶液。精密量取 1 ml，置于 100 ml 棕色量瓶中，用异辛烷稀释至刻度，摇匀，作为对照溶液。照含量测定项下的色谱条件，精密量取供试品溶液与对照溶液各 100 μL，分别注入液相色谱仪，记录色谱图至维生素 D_2 峰保留时间的 2 倍。

供试品溶液的色谱图中如有杂质峰，除前维生素 D_3 峰外，单个杂质峰面积不得大于对照溶液主峰面积的 0.5 倍（0.5%）。各杂质峰面积的和不得大于溶液主峰面积（1.05%）。

（四）含量测定

维生素 D 的含量测定方法有化学法、色谱法、光谱法和微生物法等，采用高效液相色谱法测定维生素 D（包括维生素 D_2、维生素 D_3）及其制剂，维生素 AD 制剂或鱼肝油中所含维生素 D 及前维生素 D 经折算成维生素 D 的总量，以单位表示，每单位相当于维生素 D 0.025 μg。

因维生素 D 对光敏感，测定应在半暗室中及避免氧化的情况下进行。

五、维生素 E 的分析

维生素 E（Vitamin E）是一种脂溶性维生素，其水解产物是生育酚，是最主要的抗氧化剂之一。维生素 E 又称 α-生育酚。生育酚主要有 α、β、γ、δ 4 种异构体，其中以 α-异构体的活性最强。天然维生素 E 为右旋体，合成品为消旋体，右旋体与消旋体的效价比为 14：10。一般药物为合成品，即消旋体。

（一）性质

1. 性状

维生素 E 为微黄色或黄色透明的黏稠液体，几乎无臭，遇光变颜色。

2. 溶解性

维生素 E 在无水乙醇、丙酮、石油醚、乙醚中易溶，在水中不溶。

3. 水解性

维生素 E 苯环上有乙酰化的酚羟基，易水解（酯键），在酸性或碱性溶液中加热易水解生成游离生育酚，被作为特殊杂质进行检查。

4. 易被氧化

维生素 E 在无氧条件下对热稳定，加热至 200℃ 也不会被破坏；对氧敏感，遇光、空气可以被氧化，生成 α-生育和 α-生育酚二聚体。

水解产物游离生育酚，在有氧或其他氧化剂存在时，进一步氧化成有色的醌型化合物，尤其在碱性条件下更易发生。游离生育酚暴露空气中极易被氧化，应避光保存。

5. 紫外吸收特性

维生素 E 具有苯环结构，有紫外吸收，无水乙醇中 λ 为 284 nm，百分吸收系数为 41~45。

6. 旋光性

维生素 E 分子中有 3 个不对称 C 原子，具有旋光性。

（二）鉴别试验

1. 硝酸反应

（1）原理

维生素 E 在硝酸酸性条件下，水解生成生育酚，生育酚被硝酸氧化为临醌结构的生育红，显橙红色。

（2）方法

取本品约 30 mg，加无水乙醇 10 ml 溶解后，加硝酸 2 ml，摇匀，在 75℃ 加热约 15 min，溶液显橙红色。

2. 三氯化铁反应

（1）原理

维生素 E 在碱性条件下加热，可水解生成游离 α-生育酚，α-生育酚被 $FeCl_3$ 氧化为对-生育醌；同时 Fe^{2+} 被还原为 Fe^{2+}，Fe^{2+} 与联吡啶生成红色的配位离子。

（2）方法

取本品约 10 mg，加乙醇制氢氧化钾试液 2 ml，煮沸 5 min，放冷，加水 4 ml 与乙酸 10 ml，振摇，静止使分层；取乙醚液 2 ml，加 2，2′-联吡啶的乙醇溶液（0.5→100）数滴和三氯化铁的乙醇溶液（0.2→100）数滴，应显血红色。

3. 紫外-可见分光光度法

维生素 E 的 0.01% 无水乙醇溶液，在 284 nm 波长处有最大吸收，百分吸收系数 $E_{1\,cm}^{1\%}$ =41.0~45.5。在 254nm 波长处有最小吸收。将维生素 E 供试品点样于硅胶 G 薄层板上，以环己烷-乙醚（4:1）为展开剂，展开 10~15 min；取出，于空气中晾干，喷硫酸显色剂，105℃ 加热 5 min，α-生育酚、α-生育酚醋酸酯和 α-生育醌的 R 值分别为 0.5、0.7 和 0.9。

4. 薄层色谱法

采用红外光谱法鉴别维生素 E，采用 GC 法对维生素 E 软胶囊和维生素 E 粉进行鉴别，按含量测定项下的方法试验，供试品主峰保留时间与维生素 E 对照品的保留时间一致。

（三）杂质检查

1. 酸度

检查维生素 E 制备过程中引入的游离醋酸，酸碱滴定法控制酸性杂质。

方法：取乙醇和乙醚各 15 ml，加酚酞指示液 0.5 ml，滴加氢氧化钠滴定液至微粉红色。取本品 1.0 g，用上述溶剂溶解后，氢氧化钠滴定液（0.1 mol·L^{-1}）滴定，消耗的氢氧化钠滴定液（0.1 mol·L^{-1}）不得超过 0.5 ml。即每 1 g 中酸性杂质的量不得超过 0.05 mol。

2. 游离生育酚

维生素 E 在合成时乙醚化不完全，可能引入生育酚；在贮存过程中，酯键易水解，也会生成生育酚。采用硫酸铈滴定法检查制备过程中未酯化的生育酚。

（1）原理

利用游离生育酚的还原性，可被硫酸铈定量氧化，在一定条件下以消耗硫酸铈滴定液（0.1 mol·L^{-1}）的体积控制游离生育酚的限量。游离生育酚被氧化成生育醌后失去两个电子，滴定反应摩尔比为 1 : 2，M 生育酚为 430.7，1 mol 硫酸铈相当于 1/2 mol 生育酚。

（2）方法

取本品 0.10 g，加无水乙醇 5 ml 溶解后，加二苯胺试液 1 滴，用硫酸铈液（0.1 mol·L^{-1}）滴定，消耗硫酸铈液（0.1 mol·L^{-1}）不得超过 1.0 ml。

（3）计算

维生素 E 中所含有游离生育酚不得超过 2.15%，1 ml 硫酸铈（0.1 mol·L^{-1}）滴定液相当于 2.154 mg 的游离生育酚。

3. 有关物质（合成型）

维生素 E 以 1，2，4-三甲基苯为原料合成的三甲氢醌与以柠檬酸为原料合成的植醇环合而得。合成步骤较多，会残留 α-生育酚和其他杂质，采用气相色谱法检查。

方法：取本品，用正己烷稀释制成每 1 ml 中约含 2.5 mg 的溶液，作为供试品溶液；精密量取适量，用正己烷定量稀释制成每 1 ml 中含 25 μg 的溶液，作为对照溶液。照含量测定项下的色谱条件，精密量取供试品溶液与对照溶液各 1

μl，分别注入气相色谱仪记录色谱图至主成分峰保留时间的 2 倍。供试品溶液的色谱图中如有杂质峰，α-生育酚（相对保留时间约为 0.87）的峰面积不得大于对照溶液主峰面积（1.0%），其他单个杂质峰面积不得大于对照溶液主峰面积的 1.5 倍（1.5%），各杂质峰面积的和不得大于对照溶液主峰面积的 2.5 倍（2.5%）。

4. 残留溶剂（天然型）

维生素 E 最丰富的来源为植物油，在提取过程中会残留正己烷，正己烷属限制使用的第二类溶剂。

（四）含量测定

维生素 E 的含量测定方法有很多，如铈量法、荧光法、比色法、高效液相色谱法、气相色谱法等。

1. 气相色谱法（内标法）

维生素 E 的沸点高达 350℃，但还可以不经过衍生化直接用气相色谱法测定含量。此方法选择性高，可分离维生素 E 及其异构体，可选择性地测定维生素 E，尤其适用于维生素 E 制剂的含量测定。

色谱条件与系统适用性试验：用硅酮（OV-17）为固定液，涂布浓度为 2% 的填充柱，或用 100% 二甲基聚硅氧烷为固定相的毛细管柱，柱温为 265℃。理论板数按维生素 E 峰计算不低于 500（填充柱）或 5000（毛细管柱），维生素 E 峰与内标物质峰的分离应符合要求。

校正因子的测定：取正三十二烷适量，加正己烷溶解并稀释成每 1 ml 中含 1.0 mg 的溶液，作为内标溶液。另取维生素 E 对照品约 20 mg，精密称定，置于棕色具塞锥形瓶中，精密加内标溶液 10 ml，密塞，振摇使溶解，取 1~3 μl 注入气相色谱仪，计算校正因子。

样品测定：取本品约 20 mg，精密称定，置于棕色具塞锥形瓶中，精密加入内标溶液 10 ml，密塞，振摇使溶解，取 1~3 μl 注入气相色谱仪，测定，计算，即得。

2. 高效液相色谱法（外标法）

日本药局方采用高效液相色谱法测定维生素 E（dl-α-生育酚）含量，以外标法定量。

第十章 现代药物分析技术与方法

第一节 现代药物分析技术与方法概况

色谱分析与光谱分析技术已成为药品质量控制和自主创新药物研制中最重要的分析方法，色谱分析和光谱分析技术相结合的联用技术更是发展迅速，现代药物分析方法与技术为现代药学的研究发展提供了有效的辅佐和动力。

一、现代色谱分析法及其应用

（一）手性药物色谱分析法及其应用

色谱技术具有简便、快捷和分离效果良好的特点，是手性药物分析最常用和最有效的分析方法，常用的有高效液相色谱、气相色谱、超临界流体色谱和毛细管电泳等技术。

1. 手性药物高效液相色谱分析

手性 HPLC 拆分法可分为直接法和间接法两大类。直接法可分为手性固定相（Chiral Stationary Phase，CSP）法和手性流动相（chiral mobile phase，CMP）法；间接法又称手性衍生化试剂（Chiral Derivatization Reagent，CDR）法，是对映体混合物用手性试剂进行柱前衍生，形成一对非对映异构体（Diastereoisomers），然后以常规固定相分离。

（1）柱前手性衍生化法

本方法需要高光学纯度的手性衍生化试剂，在药物对映体分离前进行衍生化反应形成非对映体后采用色谱方法分离测定。手性衍生化试剂及其衍生化反应须满足条件：①手性试剂须具有足够的光学纯度和稳定性；②手性试剂与反应产物在衍生化反应和色谱条件下应稳定；③手性待测物至少有一个官能团供衍生，如氨基、羟基和羧基等；④反应产物具有良好的检测特性，并能进行良好的色谱分离。常用的 CDR 有羧酸衍生物类、胺类、异硫氰酸酯类、异氰酸酯类及光学活性氨基酸类等。

（2）手性流动相拆分法

手性流动相（CMP）拆分法也称手性流动相添加剂法，是将手性试剂加入流动相中，手性流动相添加剂（Chiral Mobile Phase Additives，CMPA）与对映体作用形成非对映配合物，在常规色谱柱上分离。常用的手性添加剂如下。

①配基交换型手性添加剂（CLEC）

在众多的手性添加剂中，该类添加剂的基础理论研究较成熟，应用也较广。在 CLEC 中，手性配基多为光活性氨基酸（AA）或其衍生物。它们和二价金属离子共同加入流动相中，与对映体形成非对映体配合物，在色谱柱上分离。手性配基多为氨基酸及其衍生物，如 L-脯氨酸、L-苯丙氨酸等，二价金属离子常用 Cu^{2+}、Zn^{2+}、Ni^{2+} 和 Cd^{2+} 等。

②环糊精类添加剂

环糊精（CD）是由吡喃葡萄糖通过 $\alpha-1,4-$糖苷键连接构成的环状低聚糖。CD 分子呈截头圆锥体状，边缘排列有许多羟基，内部则是相对疏水的空腔。如果待分析化合物的分子大小与空腔相符合，非极性部分进入空腔内，极性基团与空腔边缘羟基产生强作用时，则可形成 CD 包含物而被分离。CD 主要为 $\beta-CD$、$\gamma-CD$ 和新型改性 CD，其中 $\beta-CD$ 及其衍生物最常用，如羟丙基-β-环糊精、三甲基-β-环糊精、羟甲基-β-环糊精和磺丁基醚-β-环糊精等。

③手性离子对络合剂（CIPC）

手性离子对络合剂也称手性离子对添加剂，荷电药物能与手性离子对通过静电、氢键或疏水性反应生成非对映体离子对，其具有不同的色谱行为而得以分离。采用手性流动相添加剂法时，影响因素包括流动相组成、pH 值、添加剂种类及浓度、流速、温度与色谱柱等，对上述条件的优化可以满足分离要求。常用的手性离子对络合剂有（+）-10-樟脑磺酸、奎宁和奎尼丁等。

（3）手性固定相拆分法

手性固定相拆分法是目前 HPLC 手性分离中最常用和最重要的一种方法，特别适用于制备和分离的规模。其是将手性试剂化学键合到固定相上与样品形成暂时的非对映异构体配合物而达到分离，该方法具有较高手性识别能力，适用于多种结构对映体的分离。

目前市面上售的手性固定相品种很多，根据手性选择剂的结构特征和分离特点，可分为吸附型、模拟酶移植型、电荷转移型和配体交换型等；根据固定相的材料，又可分为 Pirkle 型（"刷型"）手性固定相、蛋白质手性固定相、手性聚合物固定相、环糊精类手性固定相、大环抗生素手性固定相、配体交换手性固定相和冠醚手性固定相等。近几年，一些新型手性固定相，如分子印迹类、环果聚糖类、离子性液体类、杯芳烃类和金属复合物类等固定相也不断发展。下面讨论五类常用的手性固定相。

①多糖类

多糖类固定相主要有纤维素及其衍生物和直链淀粉及其衍生物。纤维素是 D-葡萄糖单元通过 β-1，4-糖苷键连接而成的线状聚合物，是具有高度有序、呈螺旋状空穴结构的光学活性天然高分子。直链淀粉是以 β-1，4-糖苷键连接而形成的螺旋形高聚物，含有 D-葡萄糖单元。纤维素和直链淀粉均含有手性葡萄糖单元，聚合物具有有序的螺旋结构。因此，两者具有一定的手性识别能力，其衍生化后手性识别能力更强。多糖类手性固定相是目前 HPLC 手性分离和制备中应用最广泛的一类，适用于多种结构的手性化合物。

②Pirkle 型手性固定相

Pirkle 实验室早在 20 世纪 70 年代就开始研制手性固定相，先后研制出 π-碱型（π 电子给予）、π-酸型（π 电子接收）及氨基酸类等一系列的 Pirkle 型手性固定相等。其分离原理主要依据对映体和固定相之间的 π-π 电荷转移相互作用，同时存在氢键、偶极-偶极作用、空间位阻和静电作用等相互作用，可用于氨基酸类、氨基醇类、胺类、内酰胺和醇类等药物的分离、测定。一般 Pirkle 柱在正相条件下使用，柱效和柱容量高是其优点。

③蛋白质类手性固定相

蛋白质为高相对分子质量聚合物，其分子中的氨基酸和多糖等结构提供手性识别位点，可与手性药物对映体产生静电、氢键和疏水等相互作用，由于作用力的不同，手性药物获得拆分。目前使用较多的是 α-酸性糖蛋白（α-acid glyco-protein，AGP）、人血清白蛋白（Human Serum Albumin，HSA）、牛血清白蛋白（Bovine Serum Albumin，BSA）和卵类黏蛋白（ovomucoid，OV）。蛋白质类手性固定相是以牛血清白蛋白（BSA）和人血中的主要成分 a_1-酸性糖蛋白（AGP）通过氨基酸键合到微粒硅胶上制成的，商品名为 Resolvosil、Enantio Pac 和 Chiral AGP 等。如 Enantio Pac 色谱柱可以对酸类、β-氨基醇类药物如萘普生、麻黄碱、可卡因、阿托品等几十种药物对映体进行有效的拆分。蛋白质类手性固定相的应用范围较广，拆分效果良好，但色谱柱容量小，上样量仅为 1~2 mmol/L。

④环糊精类

环糊精（CD）是由一定数量的葡萄糖单元通过 α-1, 4-糖苷键连接成的环状分子。根据所含葡萄糖单元的个数不同，可分为 α-CD、β-CD 和 γ-CD。目前商品化的环糊精柱主要是 α、β、γ 三种类型，分别含 6、7、8 个吡喃葡萄糖，其中又以 β-环糊精手性固定相应用范围最广。环糊精分子的空间呈筒状空穴，空穴的孔径随葡萄糖数目的多少而变化。CD 空腔内部含有疏水性的氢原子及糖苷氧原子，空腔端口含有亲水性的羟基，羟基的衍生化可改变亲水性，对 CD 空腔的形状也有很大影响。每个葡萄糖单元又有 5 个手性碳原子，因此，CD 具有手性识别作用。被拆分的手性药物的疏水部分嵌入环糊精空穴中形成可逆包合物，根据稳定性不同实现对映体分离。该种固定相稳定、耐用，主要用于芳香族氨基酸类、烟碱及其类似物、吩噻嗪类等对映体的拆分。

⑤手性聚合物固定相

手性聚合物固定相主要分为两类：一类是天然的多糖衍生物，包括纤维素和直链淀粉；另一类是合成的高分子化合物，包括聚酰胺类、聚氨酯类及聚甲基丙烯酸酯等。纤维素和直链淀粉含有手性的葡萄糖单元，葡萄糖单元的构象差异使得纤维素和淀粉具有不同的手性识别能力，适用于多种手性药物的拆分，尤其是含芳香环的药物，对醇、酸、酮、酯、含 P 或 S 的药物或手性中间体均有良好的手性识别能力。聚酰胺类、聚氨酯类及聚甲基丙烯酸酯等高分子化合物的手性源于聚合物的螺旋形结构。例如具有螺旋链的三苯甲基丁烯酸酯类聚合物，对刚性平面结构的样品有良好的立体选择性，适用于酯、烃类、酰胺等手性药物的拆分。

(4) 三类手性分离方法的比较

CDR 法的优点是应用条件相对简易，只须采用普通 HPLC 的固定相和流动相即可，分离效果好，适用于不宜直接拆分测定的化合物，如手性脂肪胺类、醇类等；缺点是对衍生化手性试剂光学纯度的要求高，衍生化反应的分离时间被延长，衍生化反应对异构体的速率不一，以及操作比较复杂。

CMP 法的优点是不必做柱前衍生化，对固定相也无特殊要求，操作简便，分析过程中较少发生消旋化，样品的非对映异构化络合具有可逆性，而且利于制备；主要缺点是系统平衡时间较长，添加剂消耗较大，以及可拆分的化合物范围有限。

CSP 法的优点是使用方便，可定量分析、可靠性较高，适用于各类化合物，如常规及生物样品的分析测定；主要缺点是价格昂贵、寿命短，以及对样品结构有一定限制。

2. 手性药物超临界流体色谱分析

超临界流体色谱（SFC）是以超临界流体为流动相，以固体吸附剂（如硅胶）或键合到载体（或毛细管壁）上的高聚物为固定相的色谱方法。混合物的分离机制是各化合物在两相间的分配系数不同。由于采用超临界流体为流动相，SFC 具有高效、快速、操作条件易于变换等特点，在手性分离方面较好地弥补了高效液相色谱和气相色谱的不足。

（1）SFC 分析手性药物的优点

①具有高的选择性和分离效能

超临界流体的黏度接近气体，扩散系数在液体和气体之间，传质阻力较小，传质速度较快，柱平衡快，分析时间短，流动相体系简单；可采用细长色谱柱以增加柱效，而且样品前处理简单。

②适于分离难挥发和热稳定性差的物质

超临界流体的密度与液体相似，具有强的溶解能力，可在比气相色谱法操作温度低的条件下进行分离，其选择性比气相色谱法高。在气相色谱法中，手性柱的立体选择性随温度上升而下降。而超临界流体色谱法可在比气相色谱法操作温度低的条件下进行分离，所以其选择性比气相色谱法高很多；另外，低温分离可减少固定相和溶质的热分解及药物的消旋化。

③流动相具有梯度淋洗的特点

组分在柱子中的移动是在流动相和固定相之间平衡分配的结果，可通过改变流动相的密度和极性来改变溶质的保留时间，从而洗脱不同的组分。

④检测器的选择性大，应用范围广

可使用氢火焰离子化检测器、紫外检测器和电子捕获检测器，可与质谱仪、傅里叶变换红外光谱仪和磁共振仪等联用。

（2）分离方式

常用的分离方式是手性固定相法，几乎所有的 HPLC 和 GC 手性固定相都可用于 SFC 进行手性药物分离。由于超临界流体黏度低，可使用细而长、填料粒度小的高效手性柱，也可将不同类型的手性柱串联起来，以获得高的立体选择性和柱效。常用流动相为二氧化碳，而二氧化碳对极性化合物的溶解和洗脱能力比较弱，易造成峰形拖尾，因此，实际工作中常在二氧化碳中加入少量极性溶剂（甲醇或乙醇等）或者添加剂（酸或碱），这样既可覆盖固定相表面的活性部位，又可增加流动相的洗脱强度和选择性。在流动相中加入手性添加剂，也可在非手性柱上分离手性药物。如分离强极性离子型手性药物时，可在流动相中添加手性反离子，离子型化合物与手性反离子形成非离子型的离子对复合物，可被二氧化碳洗脱分离。

3. 手性药物气相色谱分析法

手性药物气相色谱分析法有手性固定相法和手性衍生化试剂法。手性衍生化试剂法只能拆分类型不多的化合物，如氨基酸衍生物、拟除虫菊酯杀虫剂和糖类衍生物等，且样品处理复杂，制备分离较难。手性固定相法较常用，色谱手性柱多为毛细管柱，实践中常将氢键型、包合物型和金属配体型等类型的手性选择物质与聚硅氧烷固定液或毛细管壁进行键合或交联，形成具有多种作用力和多手性中心的复杂型手性固定相。随着具有较好热稳定性的手性柱的开发和毛细管柱技术的发展，气相色谱法作为手性拆分技术被广泛使用。

（二）毛细管电泳分析法及其应用

毛细管电泳（Capillary Electrophoresis，CE）又称高效毛细管电泳（High Performance Capillary Electrophoresis，HPCE），具有高效、高速、样品用量最少（纳升级的进样量）、试验成本低、消耗低、操作简便、仪器操作可自动化等特点。应用于分子生物学、医学、药学、材料学，以及与化学有关的化工、环保、食品、饮料等各个领域，已被美国、中国等国家的药典收录。近年来，毛细管在线富集技术、微芯片毛细管电泳、二维毛细管电泳和阵列毛细管电泳等新技术、新方法不断涌现，使毛细管电泳在各分析领域的应用越来越广泛。

以下重点讨论毛细管电泳的基本原理、主要分离模式及其在药物分析中的应用。

1. 基本原理

当石英毛细管内充满缓冲液（pH 值>3）时，管内壁上的硅羟基（—SiOH）解离释放氢离子成硅羟基负离子（—SiO⁻），使管壁带负电荷，并与缓冲液接触形成双电层，在电场作用下，带正电荷的溶液整体移向负极端，形成电渗流；同时，带电粒子以不同速度向极性相反的方向移动，形成电泳流。带电粒子在毛细管缓冲液中的迁移速度等于电泳速度和电渗速度的矢量和。在多数情况下，电渗流的速度是电泳流速度的 5~7 倍，因此，阳离子和阴离子都会从毛细管的阳极端流向阴极端。

2. CE 的主要分离模式

采用 CE 作为药物分离的手段时，首先需要根据待分离物质的存在状态来选择不同的分离模式。根据分离原理不同，CE 分离基本模式主要有以下八种。

（1）毛细管区带电泳

毛细管区带电泳（Capillary Zone Electrophoresis，CZE）将待分析溶液引入充满缓冲液的石英毛细管进样端，带电粒子在电场作用下，各组分按各自的电泳流与电渗流的矢量和流向毛细管出口端，按阳离子、中性粒子和阴离子及其电荷大小的顺序实现分离。中性组分不带电荷彼此不能分离。CZE 是毛细管电泳中最基本、应用最广泛的一种分离模式，主要适用于以离子状态存在的样品。

（2）胶束电动毛细管色谱胶

胶束电动毛细管色谱（MECC 或 MEKC）的原理是在缓冲液中加入大于其临界胶束浓度的离子型表面活性剂时，形成胶束，胶束内为疏水端，胶束外为亲水端，被分离物质在水和胶束两相间分配，因分配系数不同而被分离。疏水性较强的中性物质，与胶束结合较稳定，在两相之间的分配系数大，随电渗流先流出。因此，中性物质按疏水性的不同而实现分离，MEKC 适用于中性物质的分离分析。常用的离子型表面活性剂有十二烷基硫酸钠（SDS）（阴离子型）、十二烷基甲基氯化铵（DTCA）（阳离子型）、十六烷基三甲基溴化铵（CTAB）（阳离子型）。

在 MECC 的基础上，先后发展了环糊精电动色谱（CDEKC）、离子交换电动色谱（IEEKC）和微乳液毛细管电动色谱（MEEKC），环糊精修饰的胶束电动色谱（CD-MEKC）构成了电动色谱很重要的一个分支。

（3）毛细管凝胶电泳

毛细管凝胶电泳（CGE）是毛细管中装入单体和引发剂引发聚合反应生成凝胶做支持物进行的电泳，如聚丙烯酰胺凝胶、琼脂糖凝胶等，凝胶具有多孔性，起到类似分子筛的作用，使生物大分子按相对分子质量大小进行分离，主要用于蛋白质、DNA 等生物大分子的分析测定。另有采用黏度低的线性聚合物溶液等具有筛分作用的物质，如葡聚糖、聚环氧乙烷或甲基纤维素，装入毛细管中进行分析，称毛细管无胶筛分电泳。有时将它们统称为毛细管筛分电泳，包括凝胶电泳和无胶筛分电泳两类。

（4）毛细管等速电泳

毛细管等速电泳（CITP）采用前导（较高电泳迁移速率）电解质和尾随（低电泳迁移速率）电解质，在毛细管中充入前导电解质后进样，电极槽中换用尾随电解质进行电泳分析，带不同电荷的组分迁移至各个狭窄的区带，然后依次通过检测器。

（5）毛细管等电聚焦电泳

毛细管等电聚焦（CIEF）电泳是将毛细管内壁涂覆聚合物减小电渗流，再将供试品和两性电解质混合进样，两个电极槽中分别加入酸液和碱液，施加电压后毛细管中的操作电解质溶液逐步形成 pH 值梯度，各溶质在毛细管中迁移至各自的等电点（pI）时变为中性，形成聚焦的区带，而后用压力或改变检测器末端电极槽储液的 pH 值的方法使溶质通过检测器，或者采用全柱成像方式进行检测。

（6）毛细管电色谱

毛细管电色谱（CEC）是以内含色谱固定相的毛细管为分离柱，兼具毛细管电泳及高效液相色谱的双重分离机制，采用电渗流驱动、压力驱动或电渗流结合压力驱动的模式进行分离的一种液相色谱法，既可分离带电物质，也可分离中性物质，可分析蛋白、多肽类药物和中药复杂成分。

（7）微芯片毛细管电泳

微芯片毛细管电泳（MEC）技术与常规毛细管电泳的分离原理相同，是将常规的毛细管电泳操作转移到芯片上进行，利用玻璃、石英或各种聚合物材料加工出微米级通道，通常以高压直流电场为驱动力，对样品进行进样、分离及检测。具有微型化、集成化、高通量、高效快速等特点，广泛用于生物大分子样品的分离分析，如蛋白质、多肽、DNA、生物细胞等的分析，用于基因突变、免疫学、疾病快速诊断、病毒感染的早期诊断等。

（8）毛细管阵列电泳

毛细管阵列电泳（CAE）利用一根以上的毛细管进行 CE 操作，采用激光诱导荧光检测，分为扫描式检测和成像式检测两种方式。通常毛细管电泳一次只能分析一个样品，要高通量地分析样品就需要多根毛细管，主要应用于 DNA 的序列分析。

（三）超高效液相色谱及其应用

液相色谱是现代色谱技术中应用最广泛的分析方法之一。随着药物分析、生化分析、环境分析等研究领域的不断深入，样品量小、样品复杂或与质谱等检测技术联用时，对液相色谱的高效快速及高灵敏度分析提出了更高的要求。超高效液相色谱（Ultra Performance Liquid Chromatography，UPLC）是一个新兴的领域，借助 HPLC 的理论及原理，涵盖小颗粒填料、非常低系统体积及快速检测手段等全新技术，增加了分析的通量、灵敏度及色谱峰容量。各仪器公司也陆续开发生产超高效液相色谱仪，逐渐地投入试验研究中。例如 Agilent 公司的高分离度快速液相色谱仪（RRLC）、岛津公司的 Prominenece UFLC、Thermo Fisher 公司的 Accela 高速液相色谱系统（Accela high speed LC）和 Jasco Xtreme-LC。由于成功地采用新型全多孔球形 1.7 μm 反相固定相填料技术，与传统的 HPLC 相比，UPLC 的速度、灵敏度及分离度分别是 HPLC 的 9 倍、3 倍及 1.7 倍，特别是与质谱等高灵敏度、高选择性设备的联用，使其已成为复杂体系痕量分析的重要工具，在农残检测、环境食品分析、药物制剂、中药分析、体内药物分析、代谢组学等领域广泛应用。

1. 基础理论

在高效液相色谱速率理论中，其理论基础是范德姆特（Van Deemter）方程：

$$H = A + B/u + Cu \tag{10-1}$$

式中：H——理论塔板高度；

u——流动相的平均线速度；

A、B、C——常数，分别代表涡流扩散项系数、分子扩散项系数和传质阻力项系数。

如仅考虑固定相粒径（d_p）对 H 的影响，式（10-1）可以表示为：

$$H = A(d_p) + B/u + C(d_p)^2 u \tag{10-2}$$

由式（10-2）可以看出：① d_p 是影响色谱柱性能最重要的因素，d_p 越小，H 越小，柱效越高；②对于每一不同粒径的固定相，都有最佳柱效的流速；③固定相粒径越小，获得最佳柱效的流速范围越宽。

2. UPLC 系统要实现高速高效分离必须满足的条件

（1）解决小粒径填料的耐压性和稳定性，以及解决小粒径填料的装填问题，包括颗粒度的分布、筛板的结构及色谱柱的结构。目前已应用杂化颗粒技术合成了新型全多孔球形反相固定相色谱填料，并采用新型的装填技术，大幅提高色谱柱的柱效。

（2）传统液相色谱系统可以承受的最大压力为 30~40 MPa。而对于小颗粒填料的色谱柱在达到最佳柱效的流速时，其计算的理论柱压大于 100 MPa，UPLC 系统采用了高压流体模型，可以承受的最大压力可达 103.5 MPa。

（3）设计自动进样器，进样速度快，分析时间大大缩短，样品用量减少，进样过程要降低交叉污染。

（4）配备高速检测器和流动池以解决高速检测及扩散问题，要求检测器能高速检测出峰宽只有几秒的色谱峰。

（5）高速的数据采集、管理和仪器控制系统。

（6）完善的系统整体性设计，减少死体积，超高压下仪器部件的耐压及渗漏问题，泵、自动进样器和检测器应均可在超高压下保持稳定的工作性能。

3. UPLC 的特点

（1）分析速度快

Van Deemter 理论表明最佳流速与粒径成反比，粒径越小，最佳流速越大，分析速度越快。颗粒度减小后，柱长可以按比例缩短而保持柱效不变，使用 1.7 μm 颗粒，柱长可以比用 5μm 颗粒时缩短 3 倍而保持柱效不变，流速提高 3 倍，分离过程快了 9 倍而分离度保持不变。

（2）灵敏度高

UPLC 使用小颗粒填料，有效地提高柱效，色谱峰宽变得更窄，信噪比增大，灵敏度更高，对于痕量组分的研究具有重要意义。

（3）分离度高

根据液相色谱分离度（R）方程，R 受理论板数（n）、选择因子（α）和容量因子（k）的控制：

$$R = \frac{\sqrt{n}}{4}\left(\frac{\alpha - 1}{\alpha}\right)\left(\frac{k}{1 + k}\right) \tag{10-3}$$

随着 d_p 的减小，n 增加，则也增加。理论上，1.7 μm 颗粒提供的柱效比 5 μm 颗粒提高了 3 倍。因为分离度与颗粒度的平方根成反比，1.7 μm 颗粒的分离度比 5 μm 颗粒提高了 70%。

（4）易实现 HPLC 与 UPLC 的转换

UPLC 与 HPLC 的分离原理相同，对进样量、流速和梯度条件进行调整，现有 HPLC 方法可以直接转换成 UPLC 方法。目前，转换软件和分析模型的使用可实现两者之间的转换。

（5）UPLC 色谱柱容易堵塞

为防止堵塞，样品前处理通常要求更加严格。目前，一些较为新颖、便捷的样品处理方法如薄膜辅助溶媒萃取法、固相分散基质萃取法等，可以使 UPLC 色谱柱堵塞问题得到改善。

（6）易与质谱串联

UPLC 较 HPLC 流速低，其色谱峰扩散不大，增加了峰浓度，有利于提高离子源的效率，灵敏度提高了至少 3 倍。UPLC 的超强分离能力有助于提高被分析物和与之竞争电离的杂质之间的分离，从而解决了质谱检测器的离子抑制导致灵敏度降低的问题。使用 UPLC 与 TOF 或 Q-TOF 等质谱检测器连接，获得更丰富的质量信息，极大地促进了复杂体系中多组分分析的发展。

二、现代光谱分析法及其应用

（一）荧光光谱分析法及其应用

荧光光谱分析法具有专属性强、灵敏度高、操作简便，以及设备相对较简单和便宜等优点，在药物分析、临床检验、环境监测、食品安全及生命科学研究等各个领域都发挥着重要的作用。当采用荧光光谱分析法对样本中待测物质进行定量分析时，所测得的荧光信号强度与待测物质的浓度成正比。但是因为很少有药物本身能够发射荧光，并且有比较多的药物中某些成分所含的基团能够吸收荧光，从而使荧光减弱甚至消失。除此之外，有很多药物成分的荧光光谱重叠比较严重，导致相互之间产生干扰，从而导致荧光光谱分析法难以对复杂体系（如生物组织和细胞悬液）中的待测荧光物质进行准确定量分析，使常规的荧光光谱分析法在药物分析工作中的应用受到了明显限制。因此，新型的荧光光谱分析技术在药物分析中的应用还待开发。

1. 新型的荧光光谱法

（1）胶束增敏荧光分析法

胶束增敏荧光分析法是将药物放在胶束溶液中进行分析的一种荧光分析法。因为胶束溶液能够将极性相对比较小的弱荧光物质进行增溶，提高荧光物质的荧光发射的灵敏度及稳定性，适用于不发射荧光或者荧光发射比较弱的药物。

（2）化学引导荧光分析方法

化学引导荧光分析方法是通过采用化学反应（比如氧化还原反应、化学衍生化反应、络合反应、光化学反应等方法）改变药物成分分子的荧光性质，使原本不发射荧光的药物产生荧光，或者使荧光发射比较弱的药物的荧光强度增强。

（3）荧光化学生物传感技术

将分子之间的相互作用通过荧光信号传导出来的分子（包括小分子、配合物和它们的纳米颗粒等）被称为荧光化学传感器，包括有机荧光分子传感器和稀土发光配合物荧光传感器。荧光化学生物传感技术及探针开始于 20 世纪 80 年代，并随着光纤技术的发展，荧光化学生物传感技术及探针得到迅猛发展。近几年，荧光化学生物传感器的研究与应用已渗透到了临床医学、生物科学、军事科学、环境科学和食品科学等领域。

①荧光化学生物传感器

荧光化学生物传感器主要由三个部分构成，即识别基团、连接臂和发光基团。识别基团是可以和检测底物特异性结合的基团，发光基团是发出光学信号的信息源，连接臂用以连接识别基团和发光基团。

②荧光传感器的识别原理

经典的有机荧光分子传感器的识别原理主要有光诱导电子转移（PET）、分子内电荷转移（ICT）、荧光共振能量转移（FRET）和激发态分子内质子转移（ESIPT）等。

2. 荧光化学传感技术的应用

（1）离子和小分子的检测与识别

有机配体可与稀土离子形成配合物荧光体系，利用该体系的荧光性质对稀土离子进行检测，研究金属离子的选择性识别，也是稀土配合物荧光传感器的一个重要应用。

（2）生物活性物质检测和细胞成像

荧光传感器与共聚焦荧光显微技术的结合，使荧光传感器在生物活性物质检测和细胞成像方面得到广泛应用，最低可检出活性物质单个分子。

（3）近红外荧光及时间分辨检测

吸收和发射在近红外区的荧光标记物可以避免紫外光导致的光毒性和不必要的自发荧光背景，同时具有良好的生物相容性。此外，稀土发光配合物对外部环境的 pH 值和共存离子（如碱金属离子、卤素离子）等敏感，广泛应用于化学和生物传感器。因为它基于稀土发光配合物的荧光传感器 Stock's 位移大，荧光寿命可达到毫秒级，因此也普遍应用于生物技术及时间分辨荧光检测技术上。常见的 Tb 配合物主要发射峰大约在波长 550 nm 附近，而 Eu 配合物的主要发射峰大约在波长 620 nm 附近。现在，已有很多有机荧光团也用于近红外成像和分析。

（二）近红外光谱分析法及其应用

红外光近红外光谱仪（Near Infrared Spectrum Instrument，NIRS）法是介于可见光谱区与中红外谱区之间，谱区范围为 3959~12820 cm^{-1}（波长为 780~2526 nm），是将近红外光谱仪器、计算机技术、化学计量方法和光导纤维技术相结合，采用漫反射的光学检测方法。由于其绿色、无损的检测特点，近红外光谱分析技术已经广泛应用于农产品、食品、水果、石油化工、烟草、纺织、环保、生物科学和现代医学诊断等领域。

1. 基本原理

NIRS 是由于分子振动的非谐振性使分子振动从基态向高能级跃迁时产生的，记录的主要是有机物及部分无机物分子中的 C—H、N—H、O—H 和 S—H 等含氢基团振动的倍频和合频吸收。通过对化学基团或化学键振动的倍频和合频信息的记录，结合化学计量学光谱软件，从而获得直接与分子的内部结构、官能团及分子状态有关的定量或定性信息并建立相关的模型。对被测物质的各种性质或浓度进行快速的定性或定量分析。NIRS 的辐射源比中红外光谱的能量高得多，样品测定前无须预处理和特殊化学试剂的使用，可直接对固体、颗粒等不透明样品进行测定分析，通过波谱信号得到样品有关微粒尺寸、密度、纤维直径和大分子聚合度等特殊信息。

2. 仪器组成

近红外光谱仪器由光学系统、电子系统、机械系统和计算机系统等部分组成。光学系统是近红外光谱仪器的核心部分，主要由光源、分光系统、载样器、检测器、数据处理及记录仪等部分构成，其中的数据处理由计算机完成。计算机系统通过接口将光学系统和机械系统的电路相连接，主要用来操作和控制仪器的运行，以及负责采集、处理、存储和显示光谱数据等。近红外光谱仪器可分为滤光片型、色散型（光栅和棱镜）、傅里叶变换（FT）型、声光可调滤光器（AOTF）型和固定光路多通道检测型五种类型。

3. 方法特点

（1）分析对象广泛，几乎可用于所有与含氢基团有关的样品的定性、定量分析。

（2）分析快速、简便，在大多数情况下，从分析一个样品到获得结果时间不足 1 min，成本较低，同时，仪器的高度自动化降低了对操作者的技能要求。

（3）近红外光可以穿透玻璃或石英介质，可使用光纤传输，可获取样品内部深处的物质信息，可用于原位分析、过程分析及远程分析。

（4）不破坏样品，不用溶剂，无环境污染。样品有时可直接在玻璃容器中进行测定，不使用其他溶剂，避免样品的转移及不必要的污染。

（5）可获得一系列物理性质的信息，如密度、粒子尺寸、纤维直径、大分子聚合度等特殊信息。

4. 近红外光谱分析的基本流程

（1）收集建立校正模型的训练集样品。

（2）采用标准方法测定样品的物理、化学性质等参数数据。

（3）采集样品近红外光谱，并对光谱预处理和变量筛选。为了解决各种因素如随机噪声、信号本底、光散射等对光谱的干扰，从光谱中充分提取样品信息，应需要光谱分析化学计量学软件进行光谱处理，消除或减小干扰至最小。

（4）建立光谱数据和样品性质参数之间的数学校正模型，并对模型进行修正、优化和验证。常用的数学校正模型化学计量方法有多元线性回归、主成分回归、偏最小二乘法等，有时也采用小波变换、人工神经网络、拓扑等方法。模型是否稳定直接关系到对未知样品预测分析结果的准确性，因此必须通过对验证样品的检测结果与已知的数据比较运算，用残差、相关系数、标准偏差等指标来评价模型。

（5）采集未知样品近红外光谱，通过校正模型得出未知样品性质参数。

由此可见，NIRS 分析技术需要将测定样品光谱信息的硬件技术和化学计量学方法有机结合，方能满足快速分析的技术要求。

5. 影响近红外光谱的主要因素

环境温度，样品的光学性质，多晶型，样品的含水量和溶剂残留量，样品厚度、硬度、光洁度及样品的储存时间等均对样品的近红外光谱有影响。液体样品对环境最敏感，不同晶型的样品通常具有不同的近红外光谱。另外，影响近红外光谱带位置变化的因素较多，如氢键的影响，使光谱带向长波方向移动，液体稀释和温度升高使光谱带向短波方向移动。

6. NIRS 定量分析数学模型的建立

模型的建立是通过光谱分析化学计量学软件来完成的，包括七个环节：收集样品、用标准方法测定样品物化性质、测量光谱、光谱的预处理、用多元校正法建立模型、用验证集样品评价模型、模型的维护。也可以简单地概括为四个步骤：建立与优化样品集、建立与检验数学模型、优化数学模型和修正数学模型。

第二节　现代色谱联用技术与应用

色谱联用技术是采用色谱技术将复杂体系加以分离，再用红外光谱、质谱或磁共振等波谱学技术分别提供其结构信息。色谱联用技术包含多种联用方式和技术，色谱主要包括高效液相色谱、气相色谱和高效毛细管电泳。这几种分离手段同质谱、磁共振、红外光谱和紫外光谱联用组成了色谱联用技术的丰富内涵。

一、气相色谱-质谱联用技术

气相色谱-质谱联用（Gas Chromatography-Mass Spectrometry，GC-MS）技术始于 20 世纪 50 年代后期，随着计算机软件和电子技术的发展，此技术日益成熟，功能日趋完善。GC-MS 集气相色谱法的高速、高分离能力、高灵敏度和质谱的高选择性于一体。GC-MS 技术原理是混合物样品经色谱柱分离后，按其不同保留时间，与载气同时流出色谱柱，经过分子分离器接口，除去载气，各组分分子进入质谱仪离子源，在离子源被电离成离子，离子经质量分析器、检测器之后即成为质谱信号并输入计算机，经分析检测，记录为 MS 图。因此，GC-MS 联用主要包括色谱柱、接口和质谱仪。

（一）接口

GC-MS 仪的接口组件是解决气相色谱和质谱联用的关键组件。理想的接口应能把气相色谱柱流出物中的载气尽可能地除去，保留或浓缩待测物，使近似大气压的气流转变成适合离子化装置的粗真空，并协调色谱仪和质谱仪的工作流量。一般接口分为三类：直接导入型、分流型和喷射式分子分离器接口。

（二）GC-MS 定量分析方法

1. 总离子流色谱法

经色谱分离后的组分分子进入离子源后被电离成离子，与此同时，在离子源内的残余气体和一部分载气分子也被电离成离子，这部分离子构成本底。样品离子和本底离子通过离子源的加速电压加速，射向质量分析器。在离子源内设置一个总离子检测极，收集总离子流的一部分，经放大并扣除本底离子流后，在记录纸上得到该样品的总离子流（Total Ion Current，TIC）色谱图。总离子流色谱峰由峰底到峰顶再下降的过程就是某些组分出现在离子源的过程。GC-MS 联用在获得色谱图的同时可得到对应于每个色谱峰的质谱图。

2. 质量碎片图质谱法

大多数质谱定量分析方法是基于比较样品中待测组分的离子流和内标物的离子流。记录离子流的方法，通常为选择性离子检测（SIM），也称为多离子检测（MID），即质量碎片图谱（mass fragment-graphy）法。此方法是 GC-MS 测定中最重要的方法之一，以保留时间为横坐标，记录一个或若干个特征离子碎片的强度所构成的质量碎片图谱，即进行选择性离子记录。一般此方法可将检测灵敏度提高 2~3 个数量级，达到皮克水平。

测定时选用的信号离子碎片应具有特征性和尽可能强的峰，通过记录多个碎片及其相应的离子强度比，可大大提高它的专属性。

（三）GC-MS 技术在药物分析中的应用

GC-MS 技术最初用于对热稳定、易挥发的小分子物质进行定性、定量分析，经过不断发展革新，该技术已广泛应用于中草药挥发性成分分析、疾病生物标记物发现、生物样品中的毒物分析等领域。

1. 在中药挥发性成分分析中的应用

气质联用（GC-MS）技术将气相色谱高效的在线分离能力与质谱高选择性、高灵敏度的检测能力相结合，可以作为复杂体系分离分析的有效研究手段。由于其是以气体作为流动相，传质速度快，对挥发性复杂组分的分析与鉴定较适合，是挥发油分离分析的首选方法。随着气质联用分析检测技术的日益完善，现已广泛地用于挥发油、生物碱、脂肪酸和脂溶性成分等中药有效成分的研究。

2. 在药物及其代谢中的应用

由于药物及其代谢物样品中含有复杂的生物基质，为了符合气相色谱进样的要求，需要进行复杂烦琐的样品前处理工作，而且气相色谱的进样样品必须具有挥发性，阻碍了气质联用技术在药物及其代谢物研究中的广泛应用。目前，随着固相微萃取等前处理方法及离子捕获、串联质谱技术的发展，GC-MS 技术得到了更广泛的应用，尤其是在生物体液中麻醉剂、违禁药及中枢神经系统兴奋剂等物质的检测和研究中得到了应用。用 GC-MS 技术检测生物体液中的药物，通常需要制备、浓缩样品中相关的分析物。利用选择离子监测（SIM），通过比较样品中待测定成分的离子流和内标物的离子流对所测物质定量。例如人血浆中丙戊酸及其肝毒性代谢物浓度的同时测定，采用气质联用法同时测定了人血浆中丙戊酸及其肝毒性代谢物 2-丙基-4-戊烯酸浓度，色谱柱为 HP-5MS 石英毛细管柱（30 m×0.25 mm，0.25 μm），采用程序升温，分流进样，血浆经磷酸二氢钠缓冲液（pH 值）酸化后用乙酸乙酯萃取，再用衍生化试剂（BSTFA+1%TMCS）衍生后进样，采用全扫描定性，选择离子监测（SIM）内标法定量。

二、液相色谱-质谱联用技术

液相色谱-质谱联用（LC-MS）技术是将液相色谱与质谱串联成为一个整体使用的检测技术。该技术自 20 世纪 70 年代研究以来，经历了长期的实践和研究过程，直到 20 世纪 90 年代初该技术成熟后，各种商品化仪器相继问世，液相色谱-质谱联用技术迅速发展，成为科研和日常分析的有力工具。液相色谱（LC）可分离极性的、不易挥发的和热不稳定的化合物，这使液质联用技术具有广阔的应用前景。同时，液质联用技术弥补了传统液相色谱检测器的不足，质谱作为检测器具有灵敏度高、样品用量少、分析速度快、可得到更多化合物结构信息的优点。LC-MS 技术集液相色谱的高分离能力和质谱的高灵敏度和高选择性于一体，可以用于分析小分子药物及蛋白质、多肽、多糖等大分子药物。

（一）接口技术

使待测化合物从色谱流出物中分离，形成适合于质谱分析的气态分子或离子需要特殊的接口。为减少污染，避免化学噪声和电离抑制，流动相中所含的缓冲盐或添加剂通常应具有挥发性，且用量也有一定的限制。常见的接口技术有下列三种。

1. 粒子束接口

液相色谱的流出物在去溶剂室雾化、脱溶剂后，仅待测化合物的中性分子被引入质谱离子源。粒子束接口适用于分子质量小于 1000 D 的弱极性、热稳定化合物的分析，测得的质谱可以由电子轰击离子化或化学离子化产生。电子轰击离子化质谱常含有丰富的结构信息。

2. 移动带接口

流速为 0.5~1.5 ml/min 的液相色谱流出物，均匀地滴加在移动带上，蒸发、除去溶剂后，待测化合物被引入质谱离子源。移动带接口不适宜于极性大或热不稳定化合物的分析，测得的质谱可以由电子轰击离子化或化学离子化或快原子轰击离子化产生。

3. 大气压离子化接口

大气压离子化接口是目前液相色谱-质谱联用广泛采用的接口技术，离子化在大气压下进行，包括大气压化学离子化接口、大气压光离子化接口和电喷雾离子化接口。

对于大气压化学离子化（APCI），流动相在热及氮气流的作用下雾化成气态，经由带有几千伏高压的放电电极时离子化，产生的试剂气离子与待测化合物分子发生离子-分子反应，形成单电荷离子，正离子通常是（M+H)$^+$，负离子则是（M-H)$^-$。大气压化学离子化（APCI）能在流速高达 2 ml/min 下进行，常用于分析分子质量小于 1500 D 的小分子或弱极性化合物，主要产生的是（M+H)$^+$或（M-H)$^-$离子，很少有碎片离子。

大气压光离子化是利用光子使气相分子离子化。该离子源主要用于非极性物质的分析，是电喷雾离子化、大气压化学离子化的一种补充。大气压光离子化对试验条件比较敏感，掺杂剂、溶剂及缓冲液的组成等均会对测定的选择性、灵敏度产生较大影响。

对于电喷雾离子化接口，待测溶液（如液相色谱流出物）通过一终端加有几千伏高压的毛细管进入离子源，气体辅助雾化，产生的微小液滴去溶剂，形成单电荷或多电荷的气态离子。这些离子再经逐步减压区域，从大气压状态传送到质谱仪的高真空中。电喷雾离子化可在 1 μL/min~1 ml/min 流速下进行，适合极性化合物和分子质量高达 100000 D 的生物大分子研究，是液相色谱-质谱联用最成功的接口技术。

（二）LC-MS 定性定量分析方法

1. 定性分析

复杂供试品中待测成分的鉴定，应采用液相色谱-质谱联用仪。高分辨质谱仪可以测定物质的准确分子质量，产物离子扫描可以用于极性的大分子化合物的鉴别。当采用电子轰击离子化时，可以通过比对待测化合物的质谱与标准谱库谱图的一致性，快速鉴定化合物。未知化合物的结构解析，常常需要综合应用各种质谱技术并结合供试品的来源，必要时还应通过标准品的液质联用分析进行验证。

2. 定量分析

采用选择离子监测（Selected Ion Monitoring，SIM）或选择反应监测（Selected Reaction Monitoring，SRM）或多反应监测（Multiple Reaction Monitoring，MRM），外标法或内标法定量。内标化合物可以是待测化合物的结构类似物或其稳定同位素（如 2H、^{13}C、^{15}N）标记物，使用稳定同位素标记物作为内标时，可以获取更好的分析精密度和准确度。

（三）LC-MS 在药物分析中的应用

1. 药物成分分析

中药成分复杂，分离提纯难度大，液质联用技术不需要进行烦琐和复杂的前处理过程，因此在中药成分分析研究中得到广泛应用，比如对已知成分的定性定量分析。在对未知成分的研究中，质谱检测器可以给出大量的结构信息，结合同类已知结构化合物的裂解规律，或结合其他检测方法，即可对未知成分进行直接分析。许多抗生素品种是由微生物产生的，含有结构相似的组分，常规分析方法难以快速鉴别相关物质，药品质量难以控制。液质联用技术以其强有力的分离和鉴定能力，在这类抗生素药物成分分析和相关物质的鉴定上显示了巨大的优势。

2. 药物代谢研究

药物代谢是研究药物进入人体后，在体液、酶的作用下进行的生化反应过程，包括代谢物的鉴定、代谢途径的追踪、体内体外代谢的比较。LC-MS/MS 技术是药物代谢产物研究的重要工具，应用该技术对药物代谢产物进行分析，一般包括 LC-MS/MS 数据的采集、数据处理、结构鉴定等步骤。液质联用技术在分析各种复杂生物基质中的药物代谢产物时，由于其选择性好、灵敏度高，不仅可以避免复杂、烦琐、耗时的样品前处理工作，而且能分离鉴定以往难以辨识的痕量药物代谢产物，尤其是串联质谱（MS/MS）的应用，通过多反应监测（MRM），可以大大提高分析的专一性和灵敏度。同时，利用碰撞诱导解离可将化合物的分子离子或准分子离子打碎，通过中性丢失扫描、母离子扫描和子离子扫描，并与原形药物结构信息相比较，即可鉴定出代谢产物的结构。

3. 兴奋剂、毒品检测及研究

可卡因和大麻等药物在体内主要以代谢产物形式存在，故兴奋剂/毒品检测主要是测定尿液或血液中的代谢产物，LC-MS/MS 已被证明是一个有力工具。甘油和甘露醇为多羟基化合物，可作为血浆膨胀剂被运动员使用，以达到掩蔽血液制剂和促红素类禁用物质滥用的目的。

4. 保健品、中成药和食品中非法添加化学药物成分的鉴定分析

液相色谱-质谱联用技术以其灵敏度高的优点，越来越多地应用到非法添加药物成分的鉴别中，成为打假治劣的一把利剑。比如对补肾壮阳类中药及中药保健品中非法掺入的化学药物成分——枸橼酸西地那非进行定性鉴定分析，对纯中药降糖药物中非法掺入的化学降糖药格列苯脲进行了鉴定。

5. 残留物分析

残留物分析主要包括农药、重金属、毒性物质和非法掺杂物的检测等。以前这类成分由于含量较低，缺乏适用仪器，检测方法落后而没有引起足够的重视。近年来，先进仪器和方法的引入，以及人类认识、研究水平的提高，使药物及药物制剂中农药、重金属与一些有毒性的物质（包括近期研究才发现具有毒性的化学成分）都受到越来越多的重视。液相色谱-质谱联用技术以其强有力的分离和分析能力，广泛应用于药物残留分析领域。同时，该技术在残留物分析中的广泛应用也大大提高了各种残留物的定性检测与定量测定的准确度、精密度和灵敏度。

6. 生物大分子药物分析

液质联用技术的发展，尤其是电喷雾（ESI）离子化技术的发展，为生物大分子的检测提供了一种强有力的工具。首先，由于 ESI 是一种很温和的电离方法，特别适合分析强极性、难挥发或热不稳定的化合物；其次，ESI 容易形成多电荷离子，因而利用常规质荷比范围的质谱仪即可实现大分子的测定。例如基因重组卡介苗 Aeras-422 与传统卡介苗的主要分泌型抗原 Ag85 复合体成分的分析，分别提取基因重组卡介苗 Aeras-422 与传统卡介苗培养上清中的分泌蛋白，采用反相高效液相色谱（Reversed Phase High Performance Liquid Chromatography，RP-HPLC）进行分离，并将最终得到的目的蛋白峰采用基质辅助激光解吸电离飞行时间质谱仪（MALDI-TOF-MS ReflexⅢ）进行质谱分析鉴定。

三、液相色谱－核磁共振谱联用技术

LC-MS 已成为复杂体系中化合物结构分析的重要方法，但 MS 无法完全解决位置异构、立体异构等化学结构问题。液相色谱－核磁共振谱联用技术（LC-NMR）的尝试始于 20 世纪 70 年代末，但直到 20 世纪 90 年代中后期才发展的较为成熟并且得到推广使用。由于 LC-NMR 一体化联用技术能一次性完成从样品的分离纯化到峰的检测、结构测定和定量分析，提供分子结构和组成的信息，提高了研究效率和灵活性，因此引起人们的广泛关注，现已成为药物杂质鉴定、药物体内外代谢产物的结构鉴定、天然产物化学筛选等研究的一种新型分析手段。

（一）LC-NMR 工作模式

LC 与 NMR 在线联用的方式可以为 LC 与内置样品流动检测池的 NMR 探头直接联用（LC-NMR），还可以为样品从 LC 到全自动固相萃取仪，再到 NMR 探头的在线联结（LC-SPE-NMR）。LC-NMR 在线联用的通用配置有进样器、泵、色谱柱、检测器和核磁共振仪，配置液相探头的 NMR 系统通过接口与常规的 LC 系统联用。

（二）基本操作模式

LC-NMR 主要有三种工作模式，即连续流动操作（on-flow）、停流操作（stop-flow）、环路收集（loop collection）模式。

1. 连续流动操作模式

连续流动操作也称作在流模式，即样品从检测器流入核磁探头后保持流动状态，液相色谱正常工作，流动探头中的检测腔为内径为 2~4 mm 的玻璃管，玻璃管两端连接 LC 导管作为流体的进口和出口。在这种模式下，样品进入 LC 系统，经色谱柱分离后，流经检测器（如紫外、DAD 等），进入核磁探头中，被检测采集信号，再从探头流出，收集或作为废液处理。核磁数据的采集与色谱运行同时开始，连续进行，可得到一系列检测信号。

2. 停流操作模式

停流操作所使用的探头与连续流动模式相同，不同之处在于样品流经检测器进入核磁探头之后，液相色谱流动相停止流动。最早的停流操作模式是一种基于"时间分割"的工作模式：HPLC 先开始运行，起初的流动方向与在线模式的方向相同；当检测器检测到目标组分时，停流延迟计数器被激活，完成等待时间后，流动相停止流动，此时 NMR 被激活，开始采集信号；信号采集完毕后，再开启流动，完成 NMR 信号采集的组分流出探头。下一个组分按同样操作方式采集。在此模式下采集的 NMR 谱与常规 NMR 谱相同。和连续流动模式相比，停留操作测试得到的核磁共振信号更强，改善了连续流动模式中短时采样导致的信噪比差的问题，但由于没有组分的富集过程，对于低浓度的样品组分，需要高的 NMR 检测灵敏度。

3. 环路收集模式

环路收集模式也称为峰存储（peak parking）模式，属于停流操作的一种，分收集和分析两个阶段。首先是收集，在这一阶段，当 HPLC 检测器检测到一个组分峰时，环路延迟计数器被激发，将此组分收集到某一环路中，直至延迟完毕，切换阀将通道切换至下一个环路，收集下一个组分。此操作均可自动和手动进行。其次是环路分析，在液相泵的驱动下，一个环路中的组分流入探头的检测池内，停泵，开始 NMR 采样；采样结束后，重启液流，将下一个环路的组分推入探头分析。这样的好处是将组分分开后分别存储在不同的环路中，没有停流操作带来的色谱峰展宽，并且使 NMR 的检测时间不受到限制，而且检测时，状态稳定，更容易获得高信噪比和高分辨率的谱图，实现一维谱和二维谱检测，大大增加了在复杂样品中发现目标峰的概率。不足之处是样品进入管路之后被管路里的溶液稀释，浓度下降，检测信号变弱。

（三）LC-NMR 在药物分析中的应用

LC-NMR 已广泛应用于药物分析，特别是近年来超低温探头技术、微探头技术、流动相抑制技术、性能优良的 LC-NMR 接口、软件滤波和消噪技术等先进技术的发展，使 LC-NMR 检测灵敏度大大增加，应用领域也更加广泛。

1. 中药及天然产物分析

天然产物分析是 LC-NMR 最重要的应用领域，这是由天然产物的特点和 LC-NMR 分析鉴定能力共同决定的。为了寻找新的化合物，天然植物或动物组织的粗提产品都要经过多步分离过程，采用不同的分离方法提纯组分，以便进行 NMR 的结构鉴定，而天然产物的粗提液中往往含有大量结构相近、很难分离的化合物，传统的分离方法费时费力，而采用 LC-NMR 则大大简化了这个过程。另外，传统的离线分离方法由于缺乏在线监控，容易导致重复，而 LC-NMR 可以在分析的早期就对粗提物进行识别判断，去掉干扰物或已知化合物，分离分析可能出现的新化合物。例如嘉兰种子中糖基化秋水仙碱的分离和鉴定，茅膏中黄酮和鞣花酸衍生物的鉴定与定量分析。

2. 药物杂质及代谢产物分析

例如尿液中的代谢产物4-脱氧苏糖酸的研究，采用 LC-NMR 联用检测出一些低浓度的新代谢产物，使用的色谱柱为 Hypersil Gold AQ Cig（150 mm× 4.6 mm，5 μm），所用的核磁共振仪为 Bruker Avance DRX 500 MHznmR，5 mm TXI 超低温探头，管路储存模式。

第三节　拉曼光谱技术与应用

拉曼光谱（Raman spectroscopy）又称拉曼散射光谱（Raman scattering spectroscopy），是通过拉曼散射效应来研究分析分子振动和转动信息，获得分子结构信息的一种非弹性散射光谱分析技术，由印度科学家拉曼（Chandrasekhara Venkata Raman）于 1928 年发现。

一、拉曼光谱基本理论

（一）拉曼散射效应产生的原因

光散射的理论可以分为宏观理论和微观理论两类，分别以电偶极辐射（电磁理论）和量子力学作为理论基础。拉曼散射作为光散射的一种，可用上述两种理论解释。然而，宏观理论作为一种经典的理论，虽然容易理解，但不足以描述散射过程，仍要引入量子力学的方法。因此，这里着重从量子力学角度对拉曼散射产生原因进行讨论。

微观理论的描述以粒子碰撞模型的电子场理论为基础。在该理论中，整个散射体系都由量子化的粒子构成，光与介质的相互作用，就是光子和介质中的粒子（原子、离子和电子等）、准粒子（或称元激发，如声子和自旋波等）交换能量的过程。粒子的碰撞有弹性和非弹性碰撞两种，光的散射也有弹性和非弹性散射两种。

（二）拉曼光谱分析

由于光子与分子碰撞后发生能量交换，光子将一部分能量传递给样品分子或从样品分子中获得一部分能量，拉曼散射光的频率相对于入射光将发生偏移，两者频率之差即为拉曼位移。作为物质的一种固有性质，拉曼位移只与物质的化学组成及其内部分子的振动能量有关，不会随着激发光波长的改变而变化，可用于该物质内部分子振动能量的度量。在实际检测中，以拉曼位移作为横坐标（单位为 cm^{-1}），拉曼散射强度为纵坐标（无单位，为相对值），绘制得拉曼散射光谱图。

在谱图中，样品的拉曼谱带强度由被分析物质的拉曼散射活性决定。而拉曼散射活性是一种分子特性，由于分子极化率发生变化而产生。极化率可以认为是分子中电子云形状受原子核影响的难易程度；分子振动引起极化率变化的大小，可以定性地用振动通过平衡位置前后的电子云形状差异的程度来估计。差异程度越大，表明电子云相对于骨架移动越大，极化率就越大，表现出的拉曼散射也越强。

需要注意的是，目标分析物的拉曼散射活性与红外活性并不一样。尽管两者都是研究分子振动和转动能级跃迁的分子光谱，但红外吸收通常与分子偶极矩变化有关，只有产生偶极矩变化的振动才是有红外活性的，即红外光谱强度正比于振动中原子通过平衡前后偶极矩的变化。而拉曼光谱活性取决于振动分子的极化率变化，只有极化率发生变化的振动才显示出拉曼活性。归纳起来，拉曼振动活性强的分子振动主要有以下六种类型。

（1）非极性或极性很小的基团，如 C—C、S—S、N—N、C=C、C=C、N=N、C=N、C=S 和 S—H 的伸缩振动产生强的拉曼谱带，而该谱带在红外光谱中为弱带或者强度可变的谱带。C=O 在拉曼光谱中为中等强度谱带，而在红外光谱中是强吸收带。

（2）脂肪族化合物 C—H 伸缩振动产生的拉曼峰为强谱带，而 C—H 变形振动产生的拉曼峰为弱谱带，O—H 和 N—H 则为很弱的谱带。

（3）环状化合物的对称呼吸振动常是最强的拉曼谱带，其振动频率由环的大小和取代基决定。

（4）在拉曼光谱中，X=Y=Z、C=N=C、O=C=O 和 C—O—C 键的对称伸缩振动是强谱带，而不对称伸缩振动为弱谱带。

（5）含有一个或几个重原子（如卤素和重金属）的基团，其拉曼光谱要比红外光谱强。

（6）各种振动的倍频和合频谱带在红外光谱中要比在拉曼光谱中强。

在拉曼光谱分析中，特征拉曼频率的分析是十分有用的。对于任意分子而言，分子振动时其键长和键角将同时发生变形，若把某一个基团的振动看作孤立的振动并且不与邻近的基团发生偶合作用，则这个振动的频率和强度便是该基团的特征。但任何基团的振动不可能是完全孤立的，它必然受化学环境的影响而产生微小的频率位移。频率位移的大小和方向便是基团的化学环境变化的证据，所以可以从特征频率及其位移来判断各种基团的存在与否，以及化学环境的变化情况。

（三）拉曼光谱技术的特点

在众多光谱分析技术中，拉曼光谱分析技术有其独有的特点。具体表现如下。

1. 激发光源选择自由度大

从拉曼散射效应产生的原理可知，拉曼光谱相对于激发光的频率偏移与激发光本身的波长无关。所以在实际检测中，激发光的选择有很大的自由度。为了避免生物体中荧光物质对拉曼信号的干扰，一般选择波长较长的激光作为激发光，如 785 nm 和 1064 nm 等。

2. 无损、非接触检测

在使用拉曼光谱技术对物质进行检测时，拉曼光谱可以从包封在任何对激光透明的介质（如玻璃、塑料）内获得，或者直接通过光纤测量，检测器不会与被测物发生直接接触，不仅保证了被测物的完整性，在进行危险品测试时，也可以在一定程度上保证测试人员的安全。

3. 检测分辨率高，样品用量少

因为激光束的直径在其聚焦部位通常只有 0.2~2 mm，常规拉曼光谱只需要少量样品就可以进行样品测试。同时拉曼显微镜具有较好的共聚焦显微性能，可将激光束进一步聚焦至 20 μm，甚至更小，可分析更小面积的样品并给出样品的精细化学组分分布图像。

4. 检测耗时短

激光照射到被分析物表面即可产生拉曼散射，因此拉曼响应非常快速，一般测定只需几秒钟，同时只要光谱仪接收到物质的拉曼光谱，就可以根据光谱中拉曼特征峰中心位移和物质标准拉曼位移进行对比并定量分析。这样就极大缩短了检测的等待时间，可用于跟踪快速反应的动力学过程及过程研究控制。

5. 光谱信息丰富

拉曼光谱记录的光谱范围通常在 $400 \sim 4000 \ cm^{-1}$，然而，用于不同目的的拉曼光谱仪设定的光谱范围稍有不同，多数台式拉曼光谱仪可采集频率低至 $100 \sim 200 \ cm^{-1}$ 的光谱，特殊设计的拉曼光谱仪的光谱范围低至太赫兹光区（$5 \sim 100 \ cm^{-1}$）。对于大多数常规分析而言，频率在 $100 \ cm^{-1}$ 以上拉曼光谱足以提供充分的信息用于定性、鉴别和表征。然而，频率在 $100 \ cm^{-1}$ 以下仍有一些对完整表征样品非常有意义的特征光谱。在某些情况下，这些低波数特征拉曼光谱是鉴别化合物或晶型的不可或缺的重要信息之一，更适合定量研究、数据库搜索及运用差异分析进行定性研究。

6. 测试方法简单

拉曼光谱用于样品测试时，无须或几乎无须进行样品前处理。同时，由于水的拉曼散射很微弱，拉曼光谱是研究水溶液中的生物样品和化合物的理想工具。

尽管拉曼光谱有上述特点，但在实际应用中，由于拉曼散射强度较弱（一般只有入射光的 $10^{-12} \sim 10^{-6}$），检测过程易受环境中复杂噪声的干扰。这些噪声包括发射噪声、背景光噪声和接收端噪声等，其源于检测仪器或者实验环境，需要利用光学、电子学等多种处理手段进行抑制。此外，荧光干扰作为最主要的背景干扰之一，对光谱质量也产生较大的影响。荧光的存在，将导致光谱处理时，谱峰的基底可能被抬高，拉曼光谱基线发生漂移。某些情况下，荧光光谱强度接近甚至大于拉曼谱峰强度，使有效拉曼谱峰与荧光噪声叠加在一起难以被识别。荧光的来源不仅是待测物质本身，有时，极少量杂质也会产生很强的荧光干扰。同时，荧光的产生也受到激发波长和样品状态等因素的影响。因此，如何抑制荧光干扰，提高有效拉曼信号的相对强度是拉曼光谱技术发展过程中必须面对的重要问题。

总的来说，拉曼光谱技术具有非接触性、非破坏性、检测耗时短、样品所需量小及样品无须制备等特点。作为一种非接触、无损的快速检测技术，能方便地给出物质的结构、组分等指纹信息，并且能从分子层面上识别各类物质及晶型结构，非常适合用于制药过程及药品检测。

二、拉曼光谱在药物分析领域的应用

拉曼光谱是以拉曼散射为基础建立起来的物质分子结构表征技术，相比红外光谱而言，其谱峰清晰尖锐，具有无损测量、无须对样品前处理及水的信号很弱等优点，在药物定性定量检测及假药辨别等方面应用广泛。同时，由于拉曼光谱对药物分子骨架、空间排列等变化极为敏感，也可用于药物固态特征分析，如晶型识别、光学异构体区分等。此外，拉曼光谱分析速度快，且对药物具有指纹性，可以应用于分子结构研究，也可用于药用辅料的质量控制及现场快速检测。以下重点介绍拉曼光谱在药物分析中的应用研究进展。

（一）原料药的化学结构分析

拉曼光谱是研究分子振动和转动能级跃迁的分子光谱，能够给出物质的结构、组分及官能团等信息。作为物质的指纹图谱，可方便地对原料药进行快速分析与核实。

（二）药物晶型鉴定

多晶型是药物中非常常见的现象，它直接影响药物的生物利用度、药效、毒副作用、制剂工艺及稳定性等。因此，晶型的控制是衡量药品质量和效果的一个重要标准。相比晶型研究的常用方法（如 X 射线衍射、红外光谱及热台显微方法等），拉曼光谱技术具有样品用量少、无损、无接触、不需要样品制备、可进行 $1\sim2\ \mu m$ 的微区分析，且精度和光谱分辨率高等特点，适合用于药物晶型的快速分析。目前，拉曼光谱技术已成功应用于多种多晶型药物的晶型定量分析，如甘露醇、对乙酰氨基酚、卡马西平、阿托伐他汀钙、磺胺噻唑和拉米夫定等。

（三）药物含量测定

由于样品分子结构不同，其相应的拉曼图谱也有所不同。同时，拉曼光谱的强度 I_v 与样品的浓度 C 成正比。因此，采用拉曼光谱技术测定样品中目标分析物的相对含量具有一定的可行性。

利用拉曼光谱进行定量分析时，首先要注意采集样品的均匀性，并且保证采集区域能够反映整个样品的情况，对于不均匀样品的检测，要保证所得数据具有代表性。因此，相对于固体样品，拉曼光谱更适合液体样品的定量测定。对于固态药片而言，为达到定量检测的目的，一般需要通过多数据处理方法来减少光谱差异和样品本身干扰。在用于成品药物分析时，拉曼光谱结合多元校正方法，可在不破坏包装的情况下快速测定药物中的有效成分。

（四）药用辅料分析

药用辅料对药品质量起着重要作用，近年来发生的严重药物不良反应，很多与辅料的真假优劣有关。虽然常用辅料已经制定了相应的药用标准，但许多标准仍不完善，如有的控制项目不能全面反映辅料质量，有的鉴别方法缺乏专属性、灵敏性，有的检测方法烦琐、不易操作等；同时，还有相当多的辅料没有药用标准或质量标准存在多样性。特别是许多药用辅料及其类似物，由于结构相似，物理性状和外观极易混淆。此外，其在价格上的差异，也容易导致乱用、错用现象发生，给药品安全带来隐患。因此，加强辅料质量标准研究，建立快速、简便、准确的检测方法非常有意义。由于拉曼光谱可以给出化合物结构的指纹信息，同时不需要样品前处理过程，因此拉曼光谱法可以用于某些主药与药用辅料的区分，以及药用辅料的质量控制。

（五）过程分析与在线控制

在药物生产及储存过程中，药效成分的变化极大地影响着最终产品的质量。对于固体制剂而言，原料药粉碎、混合、压片的过程都有可能引起药物物理和化学性质的变化，尤其是晶型转变。拉曼光谱用于 PAT 的主要目的有三个，分别为制药工艺过程认识（process understanding）、过程最优化（process optimization）和过程监控（process monitoring），其中对过程的深入理解是 PAT 的关键。在药物研发的初级阶段，拉曼光谱主要用于反应监测，包括对反应速率、中间过渡态、产物浓度随时间变化及产物结晶状态的研究，以便于对过程中产生的差异进行管理，从源头实现质量控制。

采用在线拉曼光谱可跟踪阿司匹林合成反应过程，在获得随时间变化的拉曼光谱后，利用小波变化方法除去光谱的噪声干扰，并采用多波长线性回归的方法对试验数据进行实时处理，得到试验中各组分的相对浓度随时间变化的规律，为合成工艺在线分析、过程中间产物产生和杂质引入监测等提供分析依据。此外，在药物结晶过程分析的研究中，拉曼光谱也表现了独特的优势，通过引入光纤探头，可实现在线分析并实时监控结晶过程，寻找和优化产生有效结晶的条件，便于终点控制及杂质晶型的引入分析。

（六）中药有效成分分析及中药材真伪鉴别

中药材中的许多有效成分往往因其官能团和构型的不同而具有不同的药理作用。而拉曼光谱选择性强、分析混合物时无须分离等特点，使其在中药有效成分结构分析和同分异构体鉴定中有一定的优势，并已被广泛应用。此外，由于中药材产地广阔、品种繁多、来源复杂，在中药材的检验和管理等方面，仍面临许多困难。这也导致近年来采用拉曼光谱技术对中药材真伪进行快速、无损鉴别的研究受到越来越多的关注。

（七）药品市场监督

拉曼光谱以其快速、无损、对水和玻璃不敏感、可揭示分子结构信息等特点，近年来已成为快检、打假的重要工具，而便携式拉曼光谱仪的出现，也使药品市场监管的工作效率进一步提高。采用便携式拉曼光谱仪，不仅可以针对以空白辅料冒充药片和以低价药冒充高价药两种假药形式进行判别，也可对真假复方药物进行区分，同时能实现对品牌仿冒药进行检测。

参考文献

[1] 刘哲鹏，聂丽蓉 . 药品检验方法与实践［M］. 上海：复旦大学出版社，2022.

[2] 孟高飞，张丽媛，王芳 . 药品流通管理研究［M］. 延吉：延边大学出版社，2022.

[3] 贾茜，张庆霞，杨青青，等 . 现代药物学基础与实践［M］. 青岛：中国海洋大学出版社，2023.

[4] 李帅 . 药品检验行业 LIMS 电子实验记录本编辑指南［M］. 北京：中国医药科技出版社，中国健康传媒集团，2022.

[5] 丁俊梅 . 药物分析实验指导［M］. 重庆：重庆大学出版社，2022.

[6] 徐非 . 食品药品安全治理理念创新研究［M］. 上海：华东理工大学出版社，2023.

[7] 张文学，董富江，连世新，等 . 药品安全预警信息系统建模研究［M］. 燕山大学出版社，2021.

[8] 董钰明 . 药物分析实验与指导［M］. 兰州：兰州大学出版社，2022.

[9] 林新文 . 药品生产质量管理规范检查概要［M］. 长沙：湖南科学技术出版社，2020.

[10] 白艳红，代永霞，杨玉萍 . 药物分析［M］. 成都：电子科技大学出版社，2020.

[11] 徐晓，马晓英，钟贞 . 临床药学基础与应用［M］. 成都：四川科学技术出版社，2022.

[12] 罗曼，王俊 . 贵州省药品微生物检验方法汇编［M］. 贵阳：贵州科技出版社，2019.

［13］鲁群岷，舒炼．药品物流管理［M］．重庆：重庆大学出版社，2018．

［14］张震，宋桂成，张佩英．食品药品监管信息化工程概论［M］．成都：电子科技大学出版社，2018．

［15］欧绍淑．中药化学基础（供中药、药剂、药品食品检验专业用）［M］．北京：中国中医药出版社，2018．

［16］梁毅．药品安全监管实务［M］．北京：中国医药科技出版社，2017．

［17］薛天乐，贾德文，曾嘉．天然药物化学与药物管理［M］．昆明：云南科技出版社，2020．

［18］徐宁，纪海英．药品质量管理统计技术［M］．北京：中国医药科技出版社，2019．

［19］张庆生，何兰，刘阳，等．氟核磁共振技术在药品质量控制中的应用［M］．2022．

［20］刘华东．药品质量检测技术［M］．郑州：河南科学技术出版社，2017．

［21］李菁．药品质量检验常用方法［M］．成都：西南交通大学出版社，2013．

［22］李玉贤，纪宝玉，王磊．药学、中药学实验基本操作技能［M］．北京：中国中医药出版社，2022．

［23］卓菊，宋金玉，崔海燕，等．中药制剂检测技术（供药品制造类与药学类专业用）［M］．2版．北京：中国医药科技出版社，2017．

［24］杨元娟，张伟．生物药物检测技术（供药品生产技术、药品生物技术专业用）［M］．北京：中国医药科技出版社，2017．

［25］姚金娥．药品经营质量风险管理和检查概要［M］．长沙：湖南科学技术出版社，2020．

［26］郑义，钱明珠，黄陈．药品质量监测技术［M］．北京：中国农业出版社，2020．

［27］杨志军，杨秀娟．中药学研究进展［M］．兰州：兰州大学出版社，2023．

［28］袁锡彬．药品流通"两票制"研究［M］．上海：复旦大学出版社，2020．

［29］张佳佳，王建．药品质量检测技术［M］．北京：中国医药科学技术出版社，2021．

［30］王文洁，张亚红，平欲晖，等．药物检测技术（供药品生产技术专业用）［M］．北京：中国医药科技出版社，2017．

［31］刘玉芹，张海波，高寿婉．药物动力学与药物检验［M］．广州：世界图书出版广东有限公司，2019．

［32］张玉霖，杨亦雯，李春英．药物分析［M］．长春：吉林科学技术出版社，2019．